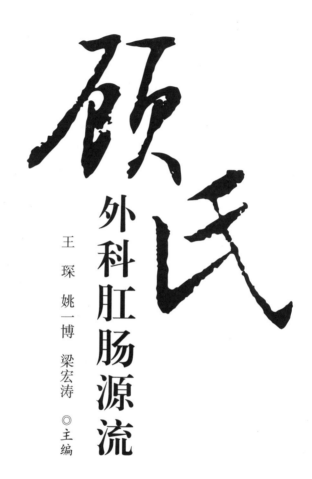

顾氏外科肛肠源流

王琛 姚一博 梁宏涛 ◎主编

U0340398

全国百佳图书出版单位
中国中医药出版社
·北京·

图书在版编目（CIP）数据

顾氏外科肛肠源流 / 王琛 , 姚一博 , 梁宏涛主编 . --
北京 : 中国中医药出版社 , 2024.9
ISBN 978-7-5132-8596-4

Ⅰ . ①顾… Ⅱ . ①王… ②姚… ③梁… Ⅲ . ①肛门疾
病—中医外科学—中医临床—经验—中国—现代②直肠疾
病—中医外科学—中医临床—经验—中国—现代 Ⅳ .
① R266

中国国家版本馆 CIP 数据核字 (2023) 第 231004 号

中国中医药出版社出版

北京经济技术开发区科创十三街 31 号院二区 8 号楼
邮政编码　100176
传真　010-64405721
三河市同力彩印有限公司印刷
各地新华书店经销

开本 710×1000　1/16　印张 20　彩插 1　字数 355 千字
2024 年 9 月第 1 版　2024 年 9 月第 1 次印刷
书号　ISBN 978 - 7 - 5132 - 8596 - 4

定价　89.00 元
网址　www.cptcm.com

服 务 热 线　010-64405510
购 书 热 线　010-89535836
维 权 打 假　010-64405753

微信服务号　zgzyycbs
微商城网址　https://kdt.im/LIdUGr
官 方 微 博　http://e.weibo.com/cptcm
天猫旗舰店网址　https://zgzyycbs.tmall.com

如有印装质量问题请与本社出版部联系（010-64405510）

《顾氏外科肛肠源流》 编委会

季　序

　　"师者，人之模范也。"这是我认识陆金根教授 26 年来的最深感受。金根教授于我亦师亦友。管理上，他是传道重师，施政风格理念一直影响我至今；专业上，他是授业良师，除了对专业孜孜求精，更有在手术室怀抱幼龄患儿哼唱"小燕子，穿花衣"的"普同一等，皆如至亲"的医路精神，感召我至今；生活中，他如邻家大哥，每次出差都会关心家里是否安排妥当，物资是否置办充足，持家之道更是我学习典范。值此癸卯金秋，适逢金根教授从医执教 50 周年，精心编撰《顾氏外科肛肠源流》一书出版，录下随笔，以致敬意。

　　金根教授是上海中医药大学中医外科研究所所长、上海市中医外科临床医学中心主任，长期担任中医外科学国家重点学科带头人，建设了国内学科分化最完整、规模和影响力最大的中医外科临床学科。金根教授学术造诣深厚，专业见解独特。他首次提出了"瘿痈"和"肛疽"两个病名，解决了甲状腺脓肿和会阴部坏死性筋膜炎长期没有中医病名的难题，被《中医外科学》统编教材收录，他还主编了首部行业规划教材《中西医结合肛肠病学》。他首创了"拖线疗法"治疗难治性窦瘘类疾病，开中医微创治疗先河，被国家中医药管理局列为适宜技术。他发明了"痔外静脉丛剥离术"治疗静脉曲张性外痔，远期疗效国际领先。他研发了"复黄片""红萸饮""促愈颗粒""益气开秘方"等多个院内制剂，减少了肛肠术后患者的难以名状的痛苦。他主持了 863 计划、973 计划、国家科技支撑计划、国家自然科学基金等国家级课题，推动了中医外科疗效评价和机制研究的深入。他还培养出了上海市名中医、东方英才、中医药领军人才、优秀学科带头人等优秀人才，为中医外科事业的传承、发展付出了恒心恒力。他在任上海中医药大学附属龙华医院院长期间，创造性提出"名老中医工作室"传承模式，被全国中医院相继仿效，为"十五"以来全国名老中医药专家活态传承提供了示范。

传承创新发展中医药是新时代中国特色社会主义事业的重要特征。作为海派中医流派的杰出代表，编撰《顾氏外科肛肠源流》具有重要史料价值和临床指导作用。著书回顾了顾氏外科肛肠学科的发展历程，总结了金根教授从医执教以来的理论探索、实践感悟和成果精粹，内容丰富，层次鲜明，可读性高，实用性强。文以载道，金根教授其德足以昭其馨香，其志足以旷达自适，所愿唯弟子青出于蓝，所向皆祖国医药鹏程万里。

愿顾氏外科肛肠学科所有后学秉持传承创新使命，走好可持续发展道路，"博汲医源，精勤不倦"，为人民群众提供高质量医疗服务。

上海中医药大学党委副书记、校长

肖　序

　　顾氏外科是海派中医流派的杰出代表，创立160余年来，用独特的中医药技术守护百姓健康，发展至今枝繁叶茂，在新时代焕发着夺目的光彩。全国名老中医药专家陆金根教授是顾氏外科流派最具代表性的传承人之一，也是顾氏外科肛肠学科最杰出的建设者、创新者、推广者。在陆金根教授从医50周年之际，《顾氏外科肛肠源流》一书即将付梓出版。该书不仅展示了顾氏外科肛肠学科的发展历程和诊疗特色，也凝结了陆金根教授以患者为中心，不断攻克复杂疑难性肛肠疾病、持续推动顾氏外科肛肠学科建设的心血和智慧。

　　陆金根教授深得著名中医外科泰斗顾伯华教授亲传，全面继承顾氏外科精髓，并不断发展创新，在中医外科肛肠病的基础研究、治疗方法和疑难手术等方面有很深的造诣。以治疗复杂性肛瘘为例，他首创的"隧道式对口拖线引流法"和"主管拖线法"等，开创了治疗复杂性肛瘘的新模式，不仅显著缩短疗程，提高疗效，更避免了对肛周组织的严重创伤而导致肛门括约功能受损。在陆金根教授学术思想的引领下，龙华医院肛肠团队在传承顾氏外科治疗经验的同时，不断进行创新和改良，联合现代微创技术，秉持"微创化""个体化""快速康复"治疗理念，形成了顾氏外科中医特色综合疗法微创治疗复杂性肛瘘的体系。经过数十年的发展，龙华医院肛肠科也已成为国家临床重点专科、国家中医药管理局重点学科和重点专科，是上海市临床医学中心、上海市中医肛肠临床基地和上海市中医肛肠质控中心等，复杂性肛瘘、克罗恩病肛瘘、婴幼儿肛瘘、坏死性筋膜炎、尾骶部藏毛窦、直肠阴道瘘等复杂疑难、危重肛肠疾病患者的收治量和治愈率都处于国内领先水平，本书中也有相关病例的展示和分享。

陆金根教授不仅具有深厚的中医外科学术积淀，更有着超凡的人格魅力，热情豪爽，精气神充沛，具有很强的感染力。他常说："最好的传承是创新。""创新"已成为龙华肛肠团队刻在骨子里的基因，近年来团队创新和改良中医特色技术10项，拥有22种特色院内制剂，牵头制定拖线疗法临床实践指南、视频辅助下肛瘘治疗专家意见、肛瘘镜操作规范、肛肠病围手术期创面处理指南4项，相关科技成果获得中华医学科技奖二等奖、上海市科技进步二等奖、上海医学科技奖二等奖等，这一系列研究成果对上海乃至全国肛肠学科领域的发展都起到了积极的推动作用，在学界的示范引领作用不断凸显。让我们一起翻开《顾氏外科肛肠源流》一书，共同感受顾氏外科肛肠学科的独特魅力，相信通过本书也能为同道们的临床实践和学科建设等带来借鉴和启发。

最后，衷心祝贺陆金根教授从医50周年，老骥伏枥，志在千里，希望陆金根教授为中医药事业发展继续作出新的贡献，也期待陆金根教授的弟子们不断总结老师经验，在做好流派传承的基础上不断创新，为发展顾氏外科肛肠学科再立新功。

上海中医药大学附属龙华医院党委书记

陆 序

中医外科，在祖国医学的伟大宝库中，是一门传统的极具特色的优势学科。

顾氏外科流派是海派中医药的一股清流。光阴荏苒，迄今已创立161年的顾氏外科流派，在上海中医药大学附属龙华医院，由杰出的第三代传人顾伯华先贤精心播种与躬耕，当下流派学术的传承发展及成才的后学群体已是枝繁叶茂。

中医外科之学术范畴广袤，病证多达2500之众。而肛肠病学则又绝对是顾氏外科流派中不可或缺的重大学术板块！

今由王琛、姚一博、梁宏涛三主编领衔编纂的《顾氏外科肛肠源流》一书即将付梓出版。在此，我以内心最欣慰、最诚挚的情感表示祝贺。

肛肠之疾，病证虽不多，然因易发而常见；因延治或误治而由单纯演变为复杂；更因原发病因之故而病之初即成疑难或危重之疾。

顾氏外科，历代先贤治疗肛肠之痔、瘘、裂与肛痈（即肛门直肠周围脓肿）等疾病，乃数顾伯华公为之最。顾伯华公的医学生涯，重于临床，敢于危重，勇于创新，善于总结。无论是内外疗法，抑或是操作技能，乃至器械的创制，既胜他的父祖辈一筹，又言教身传、悉心传授于第4～6众代后学传人。以致这些宝贵的临床经验、学术思想、诊治思路、操作技能，迄今依然精准、实用于临床实践，更是成为后学再创新的磐石般基础！

平心而论，当下的临床实践中，同名同类的疾病，病情的复杂、疑难、危重程度及占比率均远超自顾伯华公起前三代先贤的临证实践。

第4～6代后学，以诸代先贤为楷模，为榜样，以患者健康为重，以敬佑患者生命为先，勇于实践，勇于创新，勇于发展，为的是传承、弘扬、发展顾氏外科流派之肛肠病学。

《顾氏外科肛肠源流》一书，整体的篇幅虽不大，章节虽不多，然而却囊括了时下肛肠学界，尤其是中医肛肠学界所涉猎的肛周与直肠的所有良性疾病，而且包括"顾氏外科"前三代先贤未治疗的疾病，如直肠阴道瘘、骶前囊肿。每一病证的内服外治（包括围手术期治疗）诸法著述，均饱孕着顾氏外科流派的学术元素乃至精髓与操作技巧。

当然，更无可否认的是高难度的操作技巧的应用与提升，均已超过顾氏外科流派的前三代先贤。我认为，这是"流派传承创新与发展"的历史必然，是可喜、可庆、可贺的"顾氏外科流派"可持续发展之大幸。我更认为，学术的发展永远没有最好，只有更好；学术内涵的影响力与地位永远没有巅峰，只有更高峰。

我殷切期望:《顾氏外科肛肠源流》一书是迄今为止，对"顾氏外科"肛肠病学术发展史的高精度著述；待一段时期之后，一旦有新的而且是被学界首肯的学术成就之后，能有后续版本的专著无限度地问著于世！

我坚信：本专著从主编、副主编，到每一位编委，都是"顾氏外科"的第5、6代传人，人才济济，其中更是不乏精英。这一人才群体的学术与人文气场宏伟。整个团队精勤于业，专攻于术，中医药学的专业思想稳固；以中为主，衷中参西的理念清晰。在他们身上，时时处处闪烁着"顾氏外科流派"的专业思想与文化精神，由此，"顾氏外科"之肛肠病学必定长盛不衰。

我的态度与认识：我是这一学科业界的老兵，然而在学科发展的进程中也始终是一名新兵。真诚希望让我们的共同努力，并以我们多代共存叠加而凝聚的合力，将"顾氏外科肛肠病学"这一伟业，悉心研创，代代相传，让丰盈坚毅的"顾氏外科流派"永恒屹立于海派中医，乃至全国中医药的大家庭中！

顾氏外科第四代传人、上海市名中医、上海工匠

目 录

第三章　顾氏外科肛肠特色病种

第四章　顾氏外科肛肠特色医案

第一章

顾氏外科肛肠学科源流及传承脉络

第一节 顾氏外科简介

　　顾氏外科创建于 1862 年，至今已有 160 余年历史。肇始者顾云岩祖籍上海崇明，后迁居浦东悬壶济世，开创了顾氏外科流派。第二代传人顾筱岩以治疗疔疮、有头疽、乳痈、疡科、外科杂症誉满沪上，主张"外之症实根于内"，研创芩连消毒饮及"苍耳子虫"治疗疔疮，在没有抗生素的年代，抢救了许多患者的生命，被封为"疔疮大王"，与当时伤科名医石筱山、妇科名医陈筱宝并称"上海三筱"。顾筱岩总结实践经验，勇于创新，充实了顾氏外科学术内涵。第三代传人顾伯华汇通中西，创新发展了顾氏外科学术思想，夯实了中医外科临床实践和理论的基础，成为顾氏外科最杰出的继承者和发展者。20 世纪 60 年代，顾伯华主编了我国第一部外科统编教材《中医外科学》，20 世纪 80 年代出版了《实用中医外科学》，毫无保留地将顾氏外科内治心要、验方、秘方及外用药的配制方法、手术操作方法全部奉献出来，同时构建了中医外科学的学术体系。正是这个不同凡响的举动，成为顾氏外科实现巨大跨越的关键一步，顾伯华成为现代中医外科学的奠基人与开拓者。第四代传人陆德铭、马绍尧、唐汉钧、朱培庭、陆金根、顾乃强、顾乃芬、顾乃芳等，全面秉承顾氏外科精髓，在现代中医外科领域处于领军地位。他们成为中医外科界的泰斗，是全国老中医药专家学术经验继承工作指导老师、上海市名中医，是顾氏外科可持续发展的中流砥柱。第五代传人阙华发、陈红风、刘胜、曹永清、李咏梅、张静喆等，以传承顾氏外科学术思想与临证经验为己任，以专科专病诊治研究为重点，不断拓展顾氏外科的学术内涵，成为新时期推进顾氏外科发展承上启下的中坚力量。第六、七代传人正着手从宏观到微观全面开展顾氏外科流派学术内涵的传承、创新、发展工作。

　　通过七代人的努力，顾氏外科逐步形成了疮疡、乳腺、皮肤、肛肠、急腹症等具有中医特色和优势的中医外科学术体系，是目前国内唯一具有完整的传统中医外科学术体系和建制的临床学科。学科自 20 世纪 80 年代起先后被列为国家级重点学科（全国中医外科界唯一）、国家中医药管理局重点学科、上海市重点学科、上海市医学领先专业重点学科，国家临床重点专科、国家中医重点专科（外科协作组牵头单位）、上海市临床医学中心，所属中医外科实验室被认定为国家中医药管理局中药药理三级实验室。顾氏外科流派成为上海市海派中医流派传承研究基地及第一批 64 家全国中医药学术流派传承工作室建设单位。顾氏外科疗法因其独特疗效已被列入第三批上海市非物质文化遗产名录及第四批国家级非物质文化遗产代表性项目名录。

第二节　肛肠科简介

上海中医药大学附属龙华医院肛肠科是海派中医顾氏外科的重要组成部分。1993年肛肠科从中医外科划出，独立建科，为临床一级科室，中医外科主任唐汉钧教授兼任科主任。1994年起陆金根教授担任肛肠科主任，1999年起曹永清教授担任肛肠科主任，2019年起王琛教授担任肛肠科主任。肛肠科先后入选国家临床重点专科、国家中医药管理局重点学科和重点专科，是上海市中医肛肠临床基地和上海市中医肛肠质控中心，是世界中医药学会联合会肛肠病专业委员会、上海市中西医结合学会大肠肛门病专业委员会、上海市医师协会肛肠专业委员会挂靠单位。2021年度科室被评为中华中医药学会中医医院中医肛肠专科学术影响力排名第一、艾力彼中国医院最佳临床型肛肠专科，还被国家中医药管理局通报表扬为中医药系统改善医疗服务先进典型临床路径管理制度科室。

科室目前在龙华总院、龙华上南分院、龙华航头分院三个院区开设门诊及病房，开放床位90张，年门诊量6.5万人次，年手术量5000余台。现有医师25名，其中高级职称13名，研究生学历15名，博士后流动站合作导师1名，博士研究生导师4名，硕士研究生导师8名，上海市名中医2名，上海工匠1名。科室拥有全国名老中医药专家传承工作室1个、上海市名中医工作室2个。科室骨干共计21人次先后前往英国圣马克医院、美国克利夫兰医学研究中心、耶鲁大学、约翰·霍普金斯医院、明尼苏达大学医学中心、密歇根大学、澳大利亚墨尔本皇家理工大学、悉尼科技大学、日本高野病院等国际知名学术中心访学，吐故纳新，不断促进中医药事业的可持续发展。

科室历代工作人员坚持、传承、创新顾氏外科精髓，植根肛肠疑难病种开展临床及基础研究，建立和完善了肛肠良性疾病、盆底功能障碍性疾病、炎症性肠病等相关的现代中医外科特色临床诊断和治疗体系；建立了复杂性肛瘘微创治疗数字化诊断和一体化治疗方案。尤其，科室对于首创的"拖线疗法治疗复杂性肛瘘"这一重点研究领域，不断改良各类诊疗器械，优化诊疗方案，提升临床疗效，实现中医药的精准、微创治疗。目前，肛瘘拖线疗法相关成果先后荣获中华人民共和国教育部、上海市政府、中华中医药学会、中国中西医结合学会、上海市卫生局、上海市医学会等奖励7项，是国家"十一五"科技支撑计划项目研究，该项目已入选国家级推广技术，在全国广泛运用，并被4部国家级教材收录。

科室工作人员先后主持国家"863""973"项目、国家自然科学基金、国家科技支撑计划等国家级课题23项，荣获省、部、市级奖励31项，主编、副主编教材与专著13部，研发临床新药1个。科室工作人员拥有国际发明专利1项；国家专利27项，其中发明专利7项。科室工作人员发表核心期刊及SCI论文253篇。科室工作人员培养博士后1人，博士研究生42人，硕士研究生107人，各级师承22人。团队注重中西医并重，拥有12项"顾氏外科"特色技术，并开展11项国际前沿诊治技术。科室工作人员荣获"全国青年文明号""上海市劳模集体""上海市工人先锋号"等称号。

近5年，科室先后承办国际学术会议6次，全国学术会议18次，各类培训班4次，吸引来自8个国家（地区）的近万人次医务人员和学者参加，为全球同道搭建交流平台，也为我国结直肠肛门外科专业走向世界创造机遇。团队推广学术的同时，大力开展科普工作，原创卡通形象"小龙宝"，作为科室科普形象代言人，广受群众喜爱。更培养了一批优秀的青年科普达人，有上海市卫生健康委员会授予的"科普担当"，有上海申康医院发展中心授予的"首席科普官"。团队科普推文通过"学习强国""上海发布""龙华肛肠"微信平台公众号等途径推广传播，增进群众肛肠疾病科普知识普及，促进医患紧密交流沟通。团队原创的科普舞台剧荣获第七届上海市青年医学科普能力大赛二等奖。

上海中医药大学附属龙华医院肛肠科是一个年轻、富有生机的团体，坚持"一切为了患者"的服务理念，坚持对肛肠外科事业的执着追求，重视青年的培养，注重青年的发展，传承创新，锐意进取，励志焕发中医肛肠的勃勃生机。

第三节　传人简介

顾云岩，顾氏外科肇始者。由崇明迁徙浦东后，从事中医外科，在浦东、南市等地开设诊所，诊治外科疾病。

顾筱岩（1892—1968），字鸿贤。秉承家学，幼承庭训，继承家业，从师于父兄，先后悬壶于浦东和南市城里，以治疗疔疮、乳痈、疡科、外科杂症誉满沪上，被封为"疔疮大王"，与当时伤科名医石筱山、妇科名医陈筱宝并称"上海三筱"。1948年去香港，曾悬壶九龙。1956年返回上海，任职于上海中医文献研究馆，潜心著作。20世纪60年代上海中医学院编著全国统一外科教材时，他支持子侄门人，毫无保留地将顾氏内治心要、外治秘法全部收录到教材，得到了全国同道的赞许。他既深研经典理论，又重视临床实践，以先贤孙思邈"行欲方而智欲圆，心欲小而胆欲大"为行医指南，师古而不泥古，学今而能化裁，独具胆识，不断创新，形成了自己的学术思想，如提出"外之症实根于内"立论，重视整体治疗，治疗时时顾及胃气；十分重视脾胃及饮食调摄在治疗疮疡中的作用，时以食疗和药物相结合，起着相得益彰的作用；强调疮疡论治首辨阴阳，掌握阴阳转化规律；强调疮疡初起以消为贵。研创了不少行之有效的验方和颇有独到的外治疗法，如芩连消毒饮治疗疔疮、"疔疮虫"外治疔疮等，逐步形成和奠基了顾氏外科流派。著有《外科外敷选方歌括》，并将数十年擅长的疔疮走黄、乳部疾病、委中毒、骨槽风等疾病，以医案、医话方式发表于上海中医药杂志及文献馆丛刊中，如"疔疮走黄辨证施治""乳部疾病谈""穿骨流疽治疗体会""委中毒的病因及治疗""痄腮证治""漫谈对口疽""治愈形成空腔窦道的瘰疬一例体会""骨槽风临证心要""发背兼消渴治疗体会""垫棉压迫法治疗耳后发""外治疗法经验""漫谈大头瘟的治疗"等。

顾伯华（1916—1993），字铭章。自幼随父顾筱岩习医，1936 年毕业于私立上海中医学院，即设诊所于上海。1952 年参加上海市公费医疗第五门诊部工作。历任上海中医学院专家委员会副主任委员、上海中医学院外科教授、上海中医学院中医外科教研室主任，上海曙光医院、龙华医院中医外科主任，上海中医学会外科分会副主任委员、中华医学会上海分会外科学会副主委、中华医学会理事、中华中医药学会副理事长、中华中医药学外科分会主任委员，第五届、六届、七届全国政协委员等职，享受国务院政府特殊津贴。1978 年晋升为教授，1979 年被选为全国中华中医药学会理事，《上海中医药杂志》编辑、常委，上海市教卫高校教授职称评审组成员，1980 年任全国高等医药院校中医外科师资进修班班主任。曾荣获上海市劳动模范、卫生部全国卫生系统建设文明先进工作者。顾伯华刻苦钻研中医理论，结合临床实践加以融会贯通，并有所发展和创新，继承和发扬了顾氏外科的独特学术观点和临证检验，对疮疡、皮肤病、肛门病、乳腺病、血管病及急腹症等具有丰富的临床经验。总结出走黄与内陷的辨证施治的规律，在临床很有指导意义。20 世纪 50 年代顾伯华致力于中西医结合治疗急腹症研究，采用清热解毒、通里攻下法，创制了锦红片治疗急性阑尾炎、胆道感染等各种炎性急腹症均有显效。对乳房病论治方面独具匠心，指出中医文献中的乳癖，包括现代医学乳房纤维腺瘤和乳腺增生症两种病。并提出将乳癖分为肝郁气滞和冲任不调两型，对冲任不调型除疏肝理气外，着重加用调摄冲任药物如仙茅、淫羊藿、锁阳、肉苁蓉、菟丝子之品，收到了满意疗效。乳晕部瘘管一病，在古代及近代医学著作中均无记载，在临床上亦较为罕见。顾伯华早在 1954 年首先发现了此病，并命名为慢性复发性伴有乳头内缩的乳晕部瘘管，详尽描述了临床表现及与乳腺癌鉴别诊断，创立了挂线和切开等治法，疗效颇佳。在继承中医传统的一些外治法外，顾伯华还创造了许多新的治疗方法，如橡皮筋挂线治疗肛瘘和乳晕部瘘管，气囊袋压迫止血法治疗内痔结扎术后并发大出血，热烘疗法治疗神经性皮炎、慢性湿疹，垫棉疗法不但用于溃疡新肉已生、皮肤与皮下组织不能黏合者，还用于溃疡脓出不畅及窦道蓄脓，避免了扩创手术，加速和促使疮口早日收敛。对外科常用成药进行了改革，如把小金丹改成小金片，醒消丸改成新消片，六神丸改为解毒消炎丸后又改为六应丸。还按新的方法制成新清解片、复黄片、痔宁片等，节约了药材，提高了疗效，方便了病人。顾伯华主编我国第一部外科统编教材《中医外科学》，还先后主编了《中医外科临床手册》《外科经验选》《中医外科学讲义》《中医外科学中级讲义》及在中医外科学术界颇具影响的近100万字的《实用中医外科学》等著作，他毫无保留地将顾氏外科特色理论及疗法奉献出来，为丰富中医外科的临床实践和理论作出卓越的贡献。顾伯华创制的锦红片获上海市政府重大科技成果奖（1977年），浆细胞性乳腺炎形成瘘管的治疗方法获卫生部重大科技成果奖甲级奖（1986年）。顾伯华是顾氏外科最杰出的继承者和发展者，又是现代中医外科学的奠基人。

陆金根（1947—），上海中医药大学教授、上海中医药大学附属龙华医院终身教授、博士研究生导师、上海市名中医、上海工匠、上海中医药大学学术委员会委员，享受国务院特殊津贴。教育部及国家中医药管理局重点学科中医外科学学科带头人。顾氏外科第四代传人，全国名老中医药专家传承工作室指导老师，全国第五批、第六批、第七批老中医药专家学术经验继承工作指导老师，国家级非物质文化遗产顾氏外科疗法项目负责人，全国中医学术流派传承工作室顾氏外科负责人，上海市海派中医流派传承研究基地顾氏外科负责人。曾任上海中医药大学附属龙华医院院长、世界中医药学会联合会肛肠病专业委员会会长，世界中医药学会联合会外科专业委员会副会长兼秘书长、上海市中医药学会副会长兼秘书长、上海市中西医结合学会副会长。现任中华中医药学会常务理事、世界中医药学会联合会肛肠病专业委员会名誉会长、上海医师协会肛肠专业委员会顾问。

1973年分配至龙华医院，即师承中医外科名家顾伯华教授，全面继承顾氏外科精髓。1990年被卫生部、人事部、国家中医药管理局确定为顾伯华名中医学术继承人，曾获首届中医药传承高徒奖。从事中医外科工作的50年间，尤其擅长中医肛肠病，通晓理论，精于手术。在继承导师经验的基础上，也逐步形成了自己的学术思想和观点：外科病之治疗务必"以消为贵，内治贵早"，"腐脱新生之效必系气血之盛衰"。在长期的临床实践中，陆金根教授总是践行"临证为上，衷中参西"的医学实践模式，在洞悉疾病的西医学病因、病理、治疗方法的同时，借助于深厚扎实的中医理论根底，融入中医学整体观念、辨证论治，践行古为今用、西为中用。临床中注重继承和创新，崇尚"治病必求其本""治外必本诸内"的学术思想，主张外病内治，内治与外治相结合，辨证与辨病相结合。治法尤重调整阴阳、脏腑、气血、经络的平衡。确立了两个新的中医病名——瘰疬、肛疽，并被编入统编教材。创立"拖线引流术"用于多支管性复杂性肛瘘，疗效确切，患者痛苦小，无肛门失禁、肛门移位、肛管皮肤大片缺损等后遗症。创立"痔外静脉丛剥离术"治疗血栓外痔，远期疗效达到国内领先水平。先后承担国家"863 计划"、"973 计划"、国家自然科学基金、国家博士点科研基金、上海市科技攻关项目等国家级省部级课题 15 项，先后获得上海市科技进步二等奖、高等学校优秀科技成果奖二等奖、中华中医药学会科学技术进步奖一等奖、上海市医学科技三等奖奖、上海市临床医疗成果三等奖等奖励 20 项。发表论文 120 余篇，主编、主审《实用中医外科学（第二版)》《中西医结合肛肠病学》《中医痔病百问》《实用中医肛肠病学》《肛肠病中西医治疗学》等专著与教材 10 余部。

顾乃芬（1941—），副主任医师。上海市非物质文化遗产顾氏外科疗法项目代表性传承人。自 20 世纪 60 年代即随父亲从事临床医疗，尽得真传。1967 年大专毕业，1980 年于上海中医学院师资班结业，1993 于第一届全国名老中医学术继承班结业。在肛肠病、乳房病、甲状腺瘤、皮肤科和疮疡病的治疗上有独到之处，发表学术论文多篇。

曹永清（1961—），主任医师，二级教授，博士研究生导师，顾氏外科第五代传人，上海市名中医。上海中医药大学附属龙华医院肛肠科原主任，中医管理局中医药重点学科、国家临床重点专科和国家中医药管理局"十二五"重点专科中医肛肠学科带头人、上海市中医肛肠临床基地负责人和上海市中医专业质控组中医肛肠组组长。兼任世界中医药学会联合会肛肠病专业委员会第三届会长，中国中西医结合学会大肠肛门病专业委员会第四、五届副主任委员，上海市中西医结合学会大肠肛门病专业委员会第三、四届主任委员等职。

从事中医外科的医疗、教学和科研工作 30 余年，擅长运用中医中药治疗各种疑难危重肛肠疾病。获得省部级奖励 9 项，医学发明专利 12 项。主编、主审《实用中医肛肠病学》《肛肠病中西医结合治疗学》等专著 4 部，发表医学论文 27 篇，培养硕博士研究生 30 余名，带领科室团队先后荣获"上海市模范集体""上海市医务职工科技创新优秀团队"及"全国青年文明号"等称号。

王琛（1977—），医学博士，主任医师，教授，博士研究生导师，肛肠科主任。师从上海市名中医陆金根教授。现担任世界中医药学会联合会肛肠病专业委员会副会长、中国民族医药学会肛肠科分会副会长、上海市医师协会肛肠专业委员会会长、中国中西医结合学会大肠肛门病专业委员会副主任委员。作为顾氏外科第五代传人，将"肛肠良性疾病的微创治疗和生物力学研究"作为主攻方向，擅长蹄铁型脓肿、复杂性肛瘘、重度混合痔、克罗恩病肛周病变、婴幼儿肛周病变、直肠脱垂等肛肠良性疾病。2010年入选"上海市科技启明星计划"，2012获上海市教委高级访问学者资助，2013年获上海市银蛇奖二等奖，2015年评为上海市先进个人。2018年被评为上海市卫生计生系统优秀学科带头人、上海市中医药领军人才、上海市杰出专科医师。先后至英国St Mark肛肠医院和美国Cleveland Clinic Florida访问学习。近年来作为课题负责人承担了教育部、国家自然科学基金委、上海市科委、上海市教委和上海市卫健委等基金项目13项。发表论文45篇，其中SCI8篇，参编著作7部，参编国家规划教材2部，主译、副主译国际肛肠外科学著作3部。申报并获得专利授权16项，其中国际发明专利1项，国家发明专利5项。作为主要完成人获得中华中医药学会科技进步奖一等奖、上海市科技进步奖二等奖、上海医学科技奖二等奖等8项。

第二章

顾氏外科肛肠特色技术
与药物传承与发展

第一节　特色外治技术

顾氏外科肛肠在其百余年的传承发展中，既形成了药线疗法、拖线疗法、置管疗法、垫棉疗法等原创性的中医肛肠特色技术，又发扬、改进了挂线疗法、结扎疗法、熏洗疗法等传统中医外科治疗方法，还将冲洗（灌注）疗法、负压疗法、生物反馈疗法等现代操作技术加以优化并运用于肛肠疾病的诊疗。临床上根据不同的疾病特点及治疗阶段采用多种技术、多种方法综合运用，取得良好的治疗效果。

一、药线疗法

（一）概述

药线疗法是最具特色的中医外治法的一种，是传统中医外科治疗疮疡或窦瘘性疾患的主要手段。顾氏外科所采用的药线是用桑皮纸制作的。药线疗法通过将药线插入溃疡疮孔，配合提脓祛腐的油膏及掺药使用，利用药线之线形，使坏死组织附着于药线而随之外出，同时刺激窦瘘管壁，疏通经络，调整局部功能状态，恢复局部气血正常运行的整体环境，促使毒随脓泄，邪去而正复，既利于脓腐化脱，又有助于新肌生长，同时又不破坏正常组织修复进程的生理环境，促进创面生理性修复，提高修复质量。药线疗法具有创伤小、患者痛苦少、操作简便、愈后瘢痕小等优点。药线疗法适用于疮口深且小，脓水不易排出的肛周窦瘘类疾病；有袋脓、空腔的窦瘘；慢性瘘管、窦道。对于年迈体弱、不能耐受手术的患者尤其适用。但对于病位深或走向弯曲的窦瘘、外端狭小或内端膨大成腔的窦瘘、有明确内口或感染灶存在的窦瘘、分支多的窦瘘等，皆不适用药线疗法。

（二）药线制备

顾氏肛肠的药线有 5 种不同规格，从大到小分别是 1 ～ 5 号。桑皮纸分别裁为 28cm×7.5cm，19cm×5.5cm，14cm×3.8cm，9cm×3cm，7cm×2cm。将裁剪好的桑皮纸向同一个方向搓捻，形成紧实的线状后，在中点处对折，一手捏紧对折点，另一手将纸的两端继续向同一个方向搓捻，直至形成一根螺旋状线形的纸线。尾部留出 2cm 不搓，形成燕尾状。成品药线需具有一定的硬度。药线采用高压蒸汽消毒，于干燥及阴凉的环境下存放。

（三）操作要点

药线放置时应自外口插入沿腔隙及窦道的纵轴方向，插入时无明显抵抗感及阻力。药线插至腔底部，需退出腔隙或窦道长度的 1/5（或 0.5cm）。尾部留在疮口外 1cm 左右，并呈分叉状，向疮口下方或侧方折放，胶带固定，防止掉入腔隙或窦道内。每日根据引流出的脓腐情况，更换药线，每日 1 ～ 2 次，使创面保持引流通畅。待脓净，窦瘘长度小于 0.5cm 时可停用药线。

二、拖线疗法

（一）概述

拖线疗法是将祛腐生肌药物掺于贯穿瘘管的丝线上，通过每日来回拖拉摩擦，达到祛腐生肌、促进肉芽生长从而治疗肛瘘的一种中医外科特色疗法。该疗法是在继承顾氏外科大家顾伯华先生的经验基础上，结合中医学"腐脱新生"的疮面修复理论基础，将传统药捻疗法、挂线疗法与现代"微创"理念有机结合，提出"以线代刀"治疗新观点。临床上复杂性瘘管或脓肿位置走行复杂且多弯曲，传统的药线疗法不能引流到位，若用挂线或手术将多处病灶挂开或切开，对组织破坏较大。运用拖线疗法通过粗丝线每日来回拖拉将祛腐生肌药物引入瘘管内，多方位刺激瘘管管壁，疏通经络，活血祛瘀，调整肛周局部功能状态，恢复局部气血正常运行，促使毒随脓泄，邪去而正复，既利于脓腐化脱，又有助于新肌生长，从而促进组织缺损修复。适用于各类复杂性窦瘘或脓肿疾病，如肛管直肠周围脓肿、复杂性肛瘘、藏毛窦等。

（二）器械、术前准备

1. 器械准备

（1）7-0 医用丝线。

（2）探针（球头银质或者不锈钢材质）。

（3）不锈钢硬刮匙。

2. 规范化操作步骤

（1）术前准备工作

①常规术前准备，排除手术相关禁忌证。

②进行肠道准备。

③取得患者知情同意。

（2）术前辅助检查

①必查项目：肛门指检；肛门镜检查；直肠腔内及肛周超声，有条件者可行 MRI 检查。

②其他项目视情况选择：美兰染色；分泌物培养；组织学检查；肛管直肠压力检测；电子肠镜检查。

（3）体位与麻醉方法

①体位：采用侧卧位、俯卧折刀位或膀胱截石位。

②麻醉方法：局部麻醉、蛛网膜下腔阻滞麻醉、静脉麻醉等。

（三）手术

1. 单纯性肛瘘（见附图 1）

（1）内口、外口的处理：①内口探查和处理：以探针自肛瘘外口处探入，左手食指放入肛管直肠内协助探查。探明内口的位置后，将探针从内口穿出，贯通内外口。清除齿状线感染灶及原发内口。适当切开内口下方的组织至肛缘皮肤处以利引流；若内口位于齿状线上方，可根据内口及周围组织具体情况选择挂线疗法、经肛推移黏膜瓣等方法治疗。②外口的处理：切除外口处增生组织，扩大切口，以利于引流。

（2）瘘管的处理：①术中探查管道，以探针贯通瘘管；②用刮匙搔刮瘘管内增生的肉芽组织及纤维化管壁，保持引流通畅；③将多股 7-0 医用丝线通过探针引入瘘管内，丝线两端打结，使之呈圆环状，放置在瘘管内的整条丝线保持松弛状态。

（3）包扎、固定：手术中充分止血，创面局部包扎固定。

2. 复杂性肛瘘

马蹄形肛瘘

（1）内口、外口的处理：同单纯性肛瘘。

（2）原发管道和支管、潜在腔隙的处理：①术中探查瘘管，明确原发瘘管，切开内口下方的组织至肛缘皮肤；②明确瘘管分支，在瘘管弯曲处做约1.5cm切口截断，以探针贯通，以5cm为度分段对口拖线引流；③用刮匙搔刮瘘管内增生的肉芽组织及纤维化管壁，保持引流通畅；④将多股7-0医用丝线引入管道内，丝线两端打结，使之呈圆环状，放置在瘘管内的多股丝线应保持松弛状态；⑤探查潜在腔隙用刮匙搔刮瘘管内增生的肉芽组织，根据腔隙大小、形态予以置管。

（3）包扎、固定：手术中充分止血，创面局部包扎固定。

肛瘘伴深部腔隙感染（坐骨直肠间隙、直肠后深间隙、提肛肌上间隙感染）

（1）内口、外口的处理：同单纯性肛瘘。

（2）深部腔隙的处理：①术中手指探查或者用刮匙探查腔隙，有条件者可运用肛瘘镜探查腔隙；②采用刮匙搔刮，有条件者可使用肛瘘镜镜下单极电凝破坏腔隙内壁；③可根据腔隙的大小采用不同形状的引流管进行适形引流，如蕈状管、"T"管；④术后可联合球囊式或中心负压吸引进行持续引流。

（3）包扎、固定：手术中充分止血，创面局部包扎固定。

瘘管长度超过5cm的肛瘘

（1）内口和外口处理：同单纯性肛瘘。

（2）瘘管的处理：①术中探查瘘管，明确原发瘘管及分支管道；②当瘘管的长度＞5cm，以5cm为度在瘘管弯曲处做约1.5cm切口，以探针贯通，行分段对口拖线引流；③术中可使用刮匙搔刮，有条件者可采用肛瘘镜镜下单极电凝破坏瘘管管壁、肛瘘刷搔刮管道。

（3）手术中充分止血，创面局部加压固定。

（四）术后管理

1. 术后换药操作流程

（1）术后创面处理：①术毕次日起每日早、晚或便后换药，每日1～2次；

②换药前先清洁局部，熏洗坐浴 20 分钟，水温 35 ～ 40℃；③换药时拭净瘘管、外口、创面及丝线上的脓腐组织；④根据创面分泌物的多少，换药时可用 0.9% 生理盐水（或甲硝唑等）冲洗，每日 1 ～ 2 次；⑤若病程较长，瘘管管壁较厚、质韧，在排除禁忌证的情况下，可酌情使用提脓祛腐药物（如九一丹、八二丹等），将药物放在丝线上缓慢拖入瘘管内，药物使用时间一般为 5 ～ 7 天（视脓腐脱落情况而定）。

（2）拖线撤除时间节点：①准备撤除拖线前建议行肠道准备（开塞露塞肛或清洁灌肠），控制排便。②待引流创面及环形丝线上无明显脓性分泌物后，采用"分批撤线法"撤除丝线。撤线遵循每 2 天撤线 1 次，按照 5-3-2（即第 1 次 5 股，第 2 次 3 股，第 3 次 2 股）分批撤线原则。③视肉芽的生长情况决定是否以刮匙充分搔刮拖线段瘘管壁。撤线后创面可给予垫棉压迫法，促进愈合。

（3）垫棉压迫法：①自撤线开始之日起，配合"垫棉压迫法"，直至肛瘘内口和外口间创腔愈合，即临床治愈为止。②垫棉压迫法的应用要点应根据瘘管走行方向受力并坐压。一般需坐压 3 天左右（每天坐压时间应累计 > 5 小时），在此过程中应控制排便。③垫棉的长度应不小于内、外口之间距离的 2/3；宽度应不小于空腔的宽度。

2. 注意事项

（1）拖线股数的界定：一般多采用 10 股医用 7-0 丝线。若瘘管管径 > 1cm 以上、拟拖线部位为非管道状结构或呈不规则残腔结构，为到达最佳引流效果，可以增加丝线股数。

（2）拖线长度的界定：一般建议拖线在瘘管内的长度应以 < 5cm 为宜。若拟拖线部位瘘管长度 > 5cm，建议将瘘管截断，予以分段对口拖线处理。

（3）拖线保留时间的界定：根据专科医生观察局部肉芽组织色泽（应新鲜红活）、分泌物的性状（应呈清亮透明黏稠状态），可在术后第 10 天行超声检查，若检查提示瘘管管径 < 0.5cm，可以考虑撤除拖线，进行下一阶段治疗；若瘘管管径 > 0.5cm，应保持拖线引流至术后 14 天左右。强调需将超声诊断与医生的经验判断相结合，灵活掌握拖线时间，在此只提供常规操作原则。

（4）若存在坐骨直肠间隙、肛管后深间隙或肛提肌上间隙感染，可以联合置管疗法或其他疗法。

三、置管疗法

(一) 概述

顾氏外科置管疗法源于传统中医外治法铜管引流术,古代置管疗法是应用于脓肿引流中。《医门补要》记载:"其管以薄铜卷如象筋粗式,长二寸余,要中空似细竹,紧焊,其缝一头锉平,一头锉斜尖式,用时要尖头插患孔内,少顷则脓自管中射出如箭。"近年来,随着复杂性肛瘘就诊率和诊断技术的提高,复杂性肛瘘伴高位管腔或脓肿的患者日趋增多,顾氏外科拓展置管引流疗法应用范围,不断丰富完善复杂性肛瘘的微创治疗体系。置管疗法适用于高位肛瘘和高位脓肿。

(二) 操作要点

以银质球头探针自肛瘘外口处探入,左手食指放入肛管直肠内协助探查。探明内口的位置后,将银质球头探针从内口穿出,贯通内外口,将内口以下的黏膜及部分内外括约肌切开至肛缘,内口上方的瘘管或空腔,根据瘘管形状或空腔大小放置合适的引流管并在肛旁缝合固定。术毕次日起每日早晚或便后换药,一日 2 次。换药前先做局部清洁,熏洗坐浴 20 分钟,水温控制在 35 ~ 40℃。若管腔空腔较大、引流物量多,可选择生理盐水经引流管冲洗管腔。根据腔道大小和脓腐脱净速度,在术后 10 天左右复查肛周 MRI,排除残腔积脓后可拔除引流管。拔管后适当配合负压吸引及垫棉疗法至创面愈合。

一般直瘘或弧形状瘘选直型胶管(T 管剪去上端部分),如为分叉状瘘(或马蹄形)选 T 型胶管,如成空腔状瘘选蕈状管。胶管的直径可选用 10-28 号,一般以可适度转动为度,以生理盐水或双氧水、甲硝唑等药物冲洗,以引流通畅为度;在肛门外周将胶管与皮肤缝合固定,防止脱落。一般冲洗引流 10 ~ 14 天拔管,如瘘管过深或多次手术管壁较厚者,可放置时间略长。拔管前行 MRI 复查,明确有无残腔及脓液积聚情况。

四、垫棉疗法

（一）概述

垫棉疗法是用棉花或纱布折叠成块以衬垫疮部的一种辅助疗法。它的作用是借着加压的力量，能使创面脓液不致形成袋脓而潴留，或使过大的溃疡空腔皮肤与新肉得以黏合而达到愈合的目的。此法适用于溃疡脓出不畅有袋脓现象者，疮孔窦道形成脓水不易排尽者，或溃疡脓腐已尽，新肉已生，而皮肤与肌肉一时不能黏合者，以及采用拖线疗法治疗存在空腔的瘘管或脓肿。有关垫棉疗法早在《外科正宗·痈疽内肉不合法》中即有明确描述。陆金根教授采用垫棉压迫法联合拖线疗法治疗伴有空腔的脓肿或瘘管，可以明显缩短愈合时间。在急性炎症红、肿、热、痛尚未消退时，不得应用本法，否则有促使炎症扩散之弊。

（二）操作要点

根据瘘管创腔或脓肿空腔大小，用适量棉花或纱布衬垫其表面；一般用30cm长宽胶布加压将纱布或棉垫固定于皮肤上，将胶布叠加贴合保证固定到位。根据病灶位置，嘱患者适当坐压，保证到位，时间以每次30分钟为宜。

需注意的是，如应用本法未能取得预期效果之时，则宜采取扩创手术，使之引流通畅而逐渐愈合。

五、挂线疗法

（一）概述

挂线疗法是采用普通丝线，或药制丝线，或纸裹药线，或橡皮筋线等挂断瘘管或窦道的一种治疗方法。《古今医统大全》记载了挂线疗法治疗肛瘘："药线日下，肠肌随长，僻处即补，水逐线流，未穿疮口，鹅管内消。"其机制是利用挂线的紧箍作用，阻滞气血、经络。使局部组织坏死，从而达到缓慢切开的治疗目的。顾氏外科通常采用橡皮筋挂线。该疗法具有简便、经济、肛门功能损伤小、引流通畅等优点。适用于高位肛瘘、高位马蹄形瘘。

（二）操作要点

以球头银丝由肛瘘外口轻轻插入，以左手示指伸入肛管内引导，仔细寻找内口，使探针自内口穿出并拉出肛门外。在探针一端系一根带橡皮筋的丝线，然后将探针连同橡皮筋向外抽出，使橡皮筋贯通瘘道。切开瘘管内外口之间的皮肤、皮下组织及部分低位括约肌组织，切除外口周围突出的瘢痕组织。收紧橡皮筋，用止血钳夹住橡皮筋贯穿管道两端，使之保持合适的紧度，于血管钳下方用 7 号丝线结扎固定。外用凡士林纱条压迫创口加敷料包扎。

操作中应注意，管道位于外括约肌外侧部分可以切开，对于涉及高位括约肌部分则可挂线处理。收紧橡皮筋前，须切开内外口之间的皮肤、皮下组织、低位外括约肌部分，切除外口周围疤痕组织，除能减轻疼痛外，还可缩短脱落时间。结扎橡皮筋时要根据需要适当收紧。如果希望延长脱落时间，第 1 次可适当收紧，待第 2 次时紧线。橡皮筋脱落后，注意正确换药，以确保伤口自基底部开始生长。换药时可用红油膏纱条嵌入创面引流，以防止创面粘连导致假性愈合，若脓腐未尽可加用九一丹或八二丹。

六、结扎疗法

（一）概述

结扎疗法是指将线缠扎于病变部位与正常皮肉分界处，使结扎部位经络阻塞，气血不畅，渐至坏死脱落，再经创面组织修复，以达到治疗目的的一种方法。

结扎疗法是一种有着悠久历史的传统疗法，迄今已近两千年。秦汉时期的《五十二病方》中记载"牡痔居窍旁，大者如枣……系以小绳，剖以刀"。至宋代《太平圣惠方》中有文记录"用蜘蛛丝，缠系痔鼠乳头，不觉自落"。至明清，在《世医得效方》《古今医统大全》《医宗金鉴》等书籍中均出现了药线系痔的记载。危亦林《世医得效方》云："用川白芷煮白苎做线，快手紧结痔上，微痛不妨，其痔自然干瘪而落，七日后安。"国外文献记载的结扎疗法也可追溯至公元前 460 年的希波克拉底时代，但真正描述该方法是在 19 世纪初。结扎疗法因其疗效可靠、简便易行而被广泛应用。古代多采用蜘蛛丝、马尾、蚕丝、药线等结扎。陆金根教授一般采用医用丝线贯穿结扎痔核，该法适用于Ⅰ~Ⅳ期内痔。

（二）操作要点

在麻醉下常规消毒肛周和肛管，显露痔核，于齿线上痔高突点，用血管钳钳夹牵引痔核，用碘伏消毒后，再用血管钳于痔核底部齿线上0.5cm处，钳夹痔核高突部位，然后用7号丝线的圆针，于血管钳钳夹内痔中上1/3交界处进针，并用剪刀沿齿线剪开一浅表小切口，做"回"字贯穿结扎，在打结的同时松开血管钳，结扎后可适当修剪结扎残端。

具体操作时应注意：贯穿结扎时血管钳不能钳夹过深，不能钳夹到肌层，也不能缝扎过深，否则可能发生结扎线脱落期间大出血。结扎内痔如果个数过多，结扎点间应留有足够黏膜桥，其宽度不能少于1cm，以避免因结扎内痔过多而造成狭窄。7~14天为痔核脱落期，应避免剧烈活动和负重远行，防止继发大出血。术后保持大便通畅，防止便秘和腹泻，切勿久蹲努争。在结扎部位脱落期可能有少许手纸带血或大便带血，属正常现象，可不做特殊处理，会逐渐自行消除。如果血量较多或时间较长，可酌情给予止血药物治疗，并嘱注意休息，减少活动。必要时可做肛门镜检查，若为轻微渗血，可局部压迫止血药物，如明胶海绵压迫云南白药、生肌散等，若有活动性出血应予缝扎止血。

七、熏洗疗法

（一）概述

熏洗疗法属中医外治法，广义熏洗疗法包括烧烟熏、蒸汽熏和药物熏洗。该法临床应用广泛，疗效显著，除了具有局部清洁作用，还有清热利湿、消肿止痛、活血化瘀、生肌敛疮、凉血解毒、杀虫止痒之效。陆金根教授治疗肛肠疾病常用的熏洗疗法是狭义熏洗疗法，又称坐浴法，是将药物水煎或开水浸冲后，利用蒸汽熏蒸，熏后用其余热在患部洗浴的一种治疗方法。适用于肛门直肠疾病急性发作期、局部肿痛、肛门皮肤病、肛门直肠疾病术后、直肠脱垂等疾病。

（二）操作要点

先将中药浓煎至100mL倒入熏洗盆中，加1000mL温水（60℃），趁热先熏蒸患部，待水温至 42℃ 左右将患部浸入盆中药液内坐浴 10 ～ 15 分钟。每日 1 ～ 2 次，早、晚或便后进行。

常用方剂为丹卿方、苦参汤、五倍子汤。常用药物有丹参、黄柏、五倍子、苦参、芒硝、明矾、冰片、徐长卿、苍术、防风、地肤子、金银花、红花、当归、马齿苋、莪术、赤芍、虎杖等。

此外，肛肠疾病术后熏洗时应注意，浴液必须用高温加热消毒，以防伤口感染。熏洗时，水温要适度，不能过高和过低，以防止烫伤和影响疗效。高血压、心血管病患者及年老体弱者熏洗时间不宜过长。

八、冲洗（灌注）疗法

（一）概述

由于深部脓肿及复杂性瘘管术后创面多、部位深，情况复杂，为保证引流充分，防止局部积脓，可采取冲洗（灌注）疗法。冲洗法利用外界压力向管腔内注入液体药物，通过液体的流动性达到使不规则和深部的空腔内部充分冲洗引流，并可携带药物直达病所进行治疗的目的。适应于各类复杂性瘘管或存在较大空腔的脓肿疾病，通常与拖线法联合运用。

（二）操作要点

局部常规清创术后，将冲洗针头或剪去金属针头的输液头皮针（长约 2cm）与装有药液的 20mL 注射器相接，将其插入瘘管或脓肿的引流切口，将药液缓慢加压注入。根据脓肿和瘘管分泌物情况反复冲洗，最后注入少量空气利于残留的液体排出。局部可轻轻挤压，防止药液残留。也可根据需要在管腔中灌注保留具有抗菌或脱腐作用的药液。

具体操作时应注意：冲洗针头插入创腔时手法宜轻柔，切勿插入管壁组织。推注药物力度适当，切勿过度加压，以免脓腔扩大。冲洗注入的药液剂量、种类等因人、因病而异。嘱患者治疗后适当站立、行走，保证残留药液能及时引流排出。注意创面卫生，如创面渗出较多时，宜勤换药，预防湿疮的形成。

九、负压疗法

（一）概述

负压引流是现代医学借助外力作用，吸取脓液分泌物、改善循环、促进肉芽组织填充和深部腔隙闭合，在《外科启玄》中称为吸法，和隋唐时期的竹筒拔吸法较为相似。《外台秘要》中对竹筒拔吸法引流的施治部位、主治病证、竹筒大小的选择、操作方法等都有比较详尽的描述，即"煮此筒子数沸。及热出筒，笼墨点处，按之良久，以刀弹破所角处。又煮筒子重角之，当出黄白赤水，次有脓出，亦有虫出者，数数如此角之，令恶物出尽，乃即除"。陆金根教授将负压疗法应用于深部脓肿、瘘管术后的治疗，取得较好疗效。负压疗法适用于深部脓肿、高位肛瘘等深部腔道病灶及尾骶部藏毛窦、术后难愈性创面等良性肛肠疾病，禁用于各类活动性出血创面、正处于抗凝阶段或凝血功能异常的患者。

（二）操作要点

每日换药时可用 1 次性导管置入脓腔深部（插到顶部后退出 0.5cm），局部外贴无菌手术贴膜，以保持持续密闭负压治疗。可连接医院中心负压系统，压力一般采用 –40 ～ –50KPa 密闭负压，间断吸引 6 ～ 8 小时（负压吸引 40 分钟后暂停 20 分钟），一般治疗 5 ～ 7 天。

此外，在肛周脓肿治疗中均需将引流管置于脓腔的顶端，因此术前及术中必须清楚判断脓腔大小、深度及走形。术前可以借助肛周超声、肛周 MRI 等进行定位，术中充分探查。根据深部腔隙、皮下浅表空腔、开放性创面不同，采用不同压力值（范围）负压治疗。

十、生物反馈疗法

（一）概述

生物反馈技术是指在肌电生物反馈仪的指导下的生物反馈训练技术，对肛门直肠动力异常所造成的便秘、大便失禁、肛门疼痛等具有较好的治疗效果。顾氏外科将中医辨证论治与现代科技密切结合，从中医体质理论及疾病发展整体观出发，运用中药结合盆底生物反馈及肌电生物反馈技术，形成了具有中医辨证特色的现代化盆底功能评价和治疗体系。生物反馈疗法适用于排便障碍型便秘、功能性大便失禁、慢性盆底痛等。生物反馈疗法禁忌证包括器质性、继发性、药源因素引起的便秘、失禁、盆底疼痛，严重精神疾患，认知能力差等。此外，治疗中应配合中医辨证施治。

（二）操作要点

1. 排便障碍型便秘

排便障碍型便秘主要采用压力介导的生物反馈和肌电图生物反馈。

利用气囊和肛门括约肌探头等各种传感器分别测定直肠、肛门内括约肌和肛门外括约肌的压力，同时利用气囊模拟粪块，让患者模拟排便，并不断调整压力，通过生物放大器和与之相连的计算机了解肛门内括约肌的压力，肛门直肠反射振幅及压力等，让患者在观测指标的同时向其解释异常指标的变化，教会患者协调肛门内外括约肌的运动，并不断调整达到正常，最终在无仪器的帮助下也能做到正常地排便。

肌电图生物反馈是常用的生物反馈方式，利用肛管电极或者体表电极监测排便动作时肛门外括约肌、盆底肌、腹肌的运动状况，通过计算机显示耻骨直肠肌和肛门内外括约肌的活动。患者通过观察这些肌电指标，学会识别正常和异常的肌肉收缩舒张活动，在排便时正确收缩和放松肛门及腹部肌肉，最终掌握正确的排便动作，达到治疗目标。

2. 功能性大便失禁

功能性大便失禁主要有以下三种训练方式。

（1）协调训练。协调肛门外括约肌和盆底肌的收缩，增强外括约肌的力量。

（2）感觉训练。部分大便失禁患者直肠感觉的敏感性降低，感觉延迟。利用气囊或水囊的生物反馈训练患者直肠感觉功能的敏感性，在训练中逐步减少气囊或水囊的体积，让患者感觉容量的变化，对直肠压力感受器反映并收缩肛门括约肌，达到治疗的目的。

（3）对既有先天障碍，又有感觉障碍的患者，将上述方法结合后共同训练。

3. 慢性盆底痛

慢性盆底痛主要采用压力介导的生物反馈和肌电图生物反馈技术。

第二节　特色药物

顾氏外科肛肠特色药物分内服与外用两大类。内服药物主要有清热解毒、泻火通便、补气生肌等功效，可用于治疗肛周脓肿、便秘等肛肠科疾病；外用药物主要有不同疾病性质和发病阶段所使用的油膏、掺药等。

一、内服特色药物

（一）润肠片（批准文号：沪药制字 Z05170229）

成分：大黄、蜜麸炒枳实、槟榔、赤芍、制厚朴、木香。
性状：本品为黄棕色至深棕色片；味苦。
功能主治：消积导滞，通里攻下，泻火通便。用于湿热内盛、便秘腹胀、习惯性便秘。
用法用量：口服。一次 5～10 片，一日 2～3 次，或遵医嘱。

（二）复方清解片（批准文号：沪药制字 Z05170214）

成分：大黄、黄芩、黄柏、蜜麸炒苍术。
性状：本品为黄棕色至深棕色片；味苦。
功能主治：清热，解毒。用于便秘、痈疽疖疔等实火之症。
用法用量：口服。一次 5～10 片，每日 3 次，或遵医嘱。

（三）清热败毒合剂（批准文号：沪药制字 Z20210042000）

成分：当归、赤芍、丹参、紫花地丁、金银花、老翘壳、黄芩、黄芪、皂角刺、甘草片。
性状：本品为棕色至棕褐色的液体；味微苦。

功能主治：清热解毒，补气生肌。治疗溃疡久不收口，丹毒。

用法用量：口服，一次 30mL，每日 3 次。

二、外用特色药物

（一）油膏

1. 消痔膏（批准文号：沪药制字 Z04170720）

成分：煅白螺蛳壳、青果核炭、冰片。

性状：浅黑色软膏。

功能主治：清火、退肿。用于耳疳（急慢性中耳炎）肿痛、流脓和内痔、血栓痔肿痛等。

用法用量：治耳疳用棉花棒蘸药膏塞入耳内。治痔疮可将药膏涂于患处，或涂于纱布上敷贴。

2. 青黛膏（批准文号：沪药制字 Z05170518）

成分：青黛、石膏、滑石、黄柏。

性状：本品为绿黑或蓝黑色的软膏。

功能主治：清热解毒，收湿止痒。用于疖、痈、湿疹、神经性皮炎等皮肤焮红痒痛，渗液不多者。

用法用量：涂敷患处，或遵医嘱。

3. 金黄膏（批准文号：沪药制字 Z04170717）

成分：姜黄、大黄、黄柏、蜜麸炒苍术、制厚朴、陈皮、甘草、生天南星、白芷、天花粉。

性状：本品为棕黄色软膏。

功能主治：消炎、散肿、解毒、止痛。用于痈疽、发背、疔疖及乳痈、流火、丹毒等。

用法用量：涂于纱布上贴患部。

4. 红油膏（批准文号：沪药制字 Z04170716）

成分：煅石膏、红粉、广丹。

性状：橙红色软膏。

功能主治：防腐、生肌。用于溃疡与水火烫伤。

用法用量：涂于纱布上，贴患部，或直接敷于创面。1 ～ 2 日更换 1 次。

5. 冲和膏（批准文号：沪药制字 Z05170512）

成分：紫荆皮、独活、赤芍、石菖蒲、白芷。

性状：本品为褐色的软膏。

功能主治：疏经活血，定痛消肿，祛冷软坚。用于治疗疮疡介于阴阳之间的证候。

用法用量：涂敷患处，用量遵医嘱。

（二）掺药

1. 九一散

成分：石膏（煅）9份，红粉1份。

性状：淡红色粉末。

功能主治：排脓解毒。用于痈疽溃疡，脓水淋沥，日久成漏。一般用于脓腐较少者。

2. 八二散

成分：石膏（煅）8份，红粉2份。

性状：淡红色粉末。

功能主治：排脓解毒。用于痈疽溃疡，脓水淋沥，日久成漏。一般用于脓腐稍多者。

3. 金黄散

成分：姜黄、大黄、黄柏、蜜麸炒苍术、制厚朴、陈皮、甘草、生天南星、白芷、天花粉。

性状：本品为棕黄色粉末。

功能主治：消炎、散肿、解毒、止痛。用于痈疽、发背、疔疖及乳痈、流火、丹毒等。

4. 青黛散

成分：青黛、石膏、滑石、黄柏。

性状：本品为绿黑或蓝黑色的粉末。

功能主治：清热解毒，收湿止痒。用于疖、痈、湿疹、神经性皮炎等皮肤疾患人片潮红丘疹而无渗液者。

用法用量：涂敷患处，或遵医嘱。

第三章

顾氏外科肛肠特色病种

第一节　痔　病

一、疾病概说

痔病（hemorrhoids），是直肠末端黏膜下和肛管皮肤下的直肠静脉丛发生扩大、曲张所形成的柔软的静脉团。痔的近代概念认为是直肠下端的肛垫出现了病理性肥大[1]。根据发生部位的不同，痔可分为内痔、外痔和混合痔。目前认为内痔（internal hemorrhoid）是肛垫（肛管血管垫）的支持结构、血管丛及动静脉吻合支发生的病理性改变或移位。外痔（external hemorrhoid）是齿状线远侧皮下血管丛的病理性扩张或血栓形成。混合痔（mixed hemorrhoid）是内痔和外痔混合体。男女老幼皆可得病，其中 20 岁以上的成年人占大多数。流行病学调查结果显示，我国城乡人群痔的发病率为 16.5%～40.3%，女性多于男性[2, 3]，国外发病率为 38.93%～44.60%[4, 5]。

发生痔疮的确切病因目前认识尚不一致，但主要与解剖学因素、饮食因素、遗传因素、妊娠与分娩、职业及年龄等有密切关系。痔病的主要临床表现为出血、脱垂、疼痛及肛周瘙痒，严重时可并发血栓、嵌顿、绞窄和排便困难等，影响患者的生活质量。西医学尚没有一个统一的学说来解释痔的发病机理，众说纷纭，常见的有静脉曲张学说、细菌感染学说、血管增生学说、肛管狭窄学说、肛垫下移学说等。总得来说，各学说都有一定的正确性，但却只能对痔的一部分病因或一部分病程做出解释，不能以一学说贯穿解释痔病的整个发展过程。痔也可能是一种多病因、多发病机制的疾病[6]。而今临床较为认可的仍是"静脉曲张学说"和"肛垫下移学说"，这两种学说结合基本可以涵盖痔病的发展过程。

静脉曲张学说由 18 世纪学者 Hunter 提出，其流传近两百年，是痔疮诊治的基础。解剖学发现直肠静脉无静脉瓣，而人体常处于直立位，因重力、咳嗽或用力排便等动作可使腹内压增高，容易使人体下部直肠静脉扩张。而静脉的扩张会造成血流动力学的改变，阻碍血液正常回流，导致血液的淤积，形成血栓；同时静脉扩张过久会损伤静脉管壁，使之失去弹性，造成迂曲。静脉曲张破裂和炎症损伤是痔疮早期出血的主要原因。直肠上静脉有右前、右后、左外3个分支，多在直肠截石位3、7、11点，这是内痔好发区域，称为母痔区。肛垫下移学说由1975年Thomson提出，他发现人体肠壁不是均匀性增厚，而是存在右前、右后、左位3个增厚部位，通过后续研究他还发现了Treitz肌。现代研究认为，正常肛垫组织包括静脉、结缔组织及Treitz肌。肛垫下移学说认为，肛垫是正常的解剖结构，有协助排便的作用，只有当肛垫病理性肥大和下移，造成脱出及出血时，才是痔疮。因此，临床基于此理论，有部分学者认为在痔疮手术时保护肛垫，能保护肛门功能，减少术后并发症，加快术后恢复[7, 8]。

中医学"痔"之病名记载最早见于西周时期的《山海经》，"又西三百五十里曰天帝之山……有鸟焉，其状如鹑，黑文而赤翁，名曰栎，食之已痔"。《素问·生气通天论》最早对痔病的病因进行了阐释，"因而饱食，筋脉横解，肠澼为痔"。但古代医家对痔病的认识并不统一。对于痔病的名称一部分医家认为"痔"同"峙"，表示突出、隆起之意，认为小肉突出于体表的疾病统称为痔病。如《医学纲目·痔》："肠澼为痔，如大泽之中有小山突出为峙，人于九窍中，凡有小肉突出皆曰痔。"另一部分医家认为"痔"同"寺"，表示变迁、移行之意，将所有肛门处病变称为"寺"，如《奇效良方·肠澼痔漏门》中所言："痔于肛门生瘰，或在外面或在内，有似鼠乳者，有似樱桃者，其形不一；其病有痛有痒，有硬有软……有肿痛便难者，有随大便下清血不止者，有穿窍血出如线者。"正因为古代对痔病认知不一，因此古代医家对痔病分类也有不同。《五十二病方》中最早将痔分为牡痔、牝痔、脉痔、血痔。《诸病源候论》详载了五痔（牡痔、牝痔、脉痔、血痔、肠痔）的病名和证候，并增加了气痔、酒痔。《备急千金要方》和《千金翼方》又在《诸病源候论》七痔的基础上，增加了燥湿痔、外痔，分为九痔，并详细介绍了其治疗方法。直至《外台秘要》言："许仁则曰：此病有内痔，有外痔，内但便即有血，外有异。"提出了内痔和外痔，其对痔病认识趋近于现代。而《疮疡经验全书》中有"翻花痔，形如翻花，登厕即出也……脱肛痔，肛门下脱也"之记载，可以看出古代医家对环状混合痔已有认知。

中医学对痔病病因病机认识起于《黄帝内经》，后又经过历代医家观点补充深入，认为痔病的发病主要与饮食不节、暴饮暴食，久忍大便、长期便秘、久泻久痢、久病脏虚、久坐久立、负重远行，妇人妊娠及遗传因素有关。《素问·生气通天论》最早阐述痔病病因病机，提出"因而饱食，筋脉横解，肠澼为痔"。《黄帝内经素问集注》有云："食气留滞，则湿热之气，积于阳明大肠而为痔。"说明饱食是痔的主要成因，历代医家又对此病因多有解释和发展。《外台秘要》指出："若大便难，肛良久不肯入者，名气痔也。"将便秘、久忍大便之类生活习惯也归为痔病的病因。清《医宗金鉴》说："有久泻久痢而生痔者……久病咳嗽而后生痔者。"认为久泻久咳皆可损伤人体正气造成脏器虚衰，以致痔病形成。《医宗金鉴》又言："勤苦劳役，负重远行，以致气血交错而生痔。"认为常人劳作辛苦、负重远行等也会导致痔的发生，这已经考虑职业因素。《外科理例》中说："妇人因经后伤冷，月事伤风，余血在心经，血流于大肠，又有产后用力太过而患痔者。"说明女性痔病的发生或加重与妊娠、分娩密切相关。《疮疡经验全书》云："亦有父子相传者，母血父精而成。"认为也有部分痔病有一定遗传因素，为母腹中受毒、膏粱食积或母食厚味所致。

中医学内治法多用于Ⅰ和Ⅱ期内痔，以个体化治疗为原则，因人因证治之。根据患者不同症状又可分为4个证型。风伤肠络证：表现为便血（滴血或喷射状），血色鲜红，或有肛门瘙痒等；舌质红，苔薄白或薄黄，脉浮数。治以清热凉血祛风，以凉血地黄汤加减。湿热下注证：表现为便血色鲜红，量多，肛门肿物脱出，可自行回缩，肛门灼热；舌质红，苔黄腻，脉弦数。治以清热利湿止血，以脏连丸加减。气滞血瘀证：表现为肛门肿物脱出，甚至嵌顿，肛管紧缩，坠胀疼痛，甚则肛缘水肿、血栓形成，触痛明显；舌质红或暗红，苔白或黄，脉弦细涩。治以清热利湿、祛风活血，以止痛如神汤加减。脾虚气陷证：表现为肛门松弛，痔核脱出需用手复位，便血色鲜或淡，面白少华，神疲乏力，少气懒言，纳少便溏；舌质淡，边有齿痕，苔薄白，脉弱。治以补中益气，以补中益气汤加减。痔常用的外治法有中药熏洗、中药外敷（塞药）、枯痔疗法、结扎法及针灸。早在《五十二病方》中就有"系以小绳，剖以刀"的记载，所述即痔病最早的结扎法和切除术。除此以外《五十二病方》中还有热熨法、熏洗法的记载，为后世提供了诸多痔病的治疗思路。张仲景在《伤寒论》中有言："食蜜七合……并手捻作挺，令头锐，大如指，长二寸许，当热时急作，冷则硬，以纳谷道中。"最早运用了肛门栓剂及灌肠疗法，直至今日仍是临床上痔疮治疗的常用方法。枯痔疗法有枯痔散、枯痔钉之分，枯痔散始于宋代魏岘《魏氏家藏方》。枯痔散的组方很多，但都以白砒、白矾为主，因含剧毒药物安全性较差，单纯枯痔散疗法现已很少使用。枯痔钉又称插药疗法，始于《太平圣惠方》，枯痔钉插入内痔中可使内痔坏死脱落。现临床亦有改良的无砒枯痔钉使用，疗效尚可。临床还有内痔注射疗法，也是由枯痔疗法发展而来，常见的注射药物有聚桂醇、芍倍注射液、消痔灵等，针对内痔疗效较好。针灸作为中医学的特色疗法，在痔病的治疗中也有着一定的优势，长强穴和承山穴临床运用最多，疗效较好，故有言："长强承山，灸痔最妙。"[9]

痔病的临床治疗原则包括：①无症状的痔无需治疗；②有症状的痔重在减轻或消除症状，而非根治；③以非手术治疗为主。当前痔疮的治疗可以分为保守治疗和外科手术治疗。保守治疗方案包括饮食干预（如增加纤维摄入量、多喝水）、生活方式的改变（如排便习惯养成）和药物治疗（中药内服与外用、药液坐浴）等[10]。药物治疗常用的中成药有槐角丸、脏连丸、痔宁片、补中益气丸等。西药治疗可通过如爱脉朗、迈之灵、地奥司明等静脉增强剂，通过改善静脉回流来减轻或消除症状。对于肿胀疼痛剧烈者，可加服消炎止痛的药物或外用消炎止痛活血的膏剂。

如果保守治疗失败，可以选择手术治疗，如硬化剂注射、内镜下硬化术、胶圈套扎、外剥内扎术、痔上黏膜切除吻合术（PPH）或选择性痔上黏膜切除吻合术（TST）、超声多普勒引导下痔动脉结扎术、红外线凝固疗法及射频消融术等[11, 12]。近几年，激光消融治疗内痔也在探索中。

内痔分Ⅰ、Ⅱ、Ⅲ、Ⅳ期，Ⅰ、Ⅱ期内痔以药物治疗为主；Ⅲ、Ⅳ期内痔因药物治疗效果不佳，故以手术治疗为主。混合痔是指内痔和外痔相互沟通吻合形成一整体者，手术是主要治疗方式。而混合痔严重者会发展为围绕肛管一周，称为环状混合痔。环状混合痔是肛肠科难治疾病之一，其手术既要尽量处理所有痔核，彻底治疗疾病，又要保留足够皮桥、黏膜桥、齿线、肛垫组织，减少肛周生理结构的破坏和损伤，因此环状混合痔的治疗难点是在彻底治疗与保护肛门功能之间取得平衡。

痔疮的手术治疗方式主要有如下几种。

1. 外剥内扎术

外剥内扎术又称为Milligan-Morgan术。是由英国Milligan和Morgan于1937年对Miles术式改良而来[13]。该术式适用于单发或相互之间相对孤立的内痔，是目前临床上最常用的手术方法。其优点为：切口长轴与肛管平行，呈放射状，有利于粪便和渗液自动引流，不容易感染；由于肛门括约肌的向心力方向，创面愈合后，不会形成太大的瘢痕。术中无须进行太多的钳夹、缝合，术后肛门疼痛和水肿的程度较轻。术后对饮食和排便没有特别的限制，创面的护理比较容易。其缺点是：术中会破坏齿线及部分肛垫，可能会造成肛门感觉异常甚至破坏肛门功能。此术式疗程较长，痔核脱落和创面修复时间亦较缝合切口长，被结扎的痔核需 7～10 天才脱落，较大者甚至需要 2 周才能脱落。术后恢复正常生活的时间较长，需 2～3 周[14]。

2. 超声多普勒引导下痔动脉结扎术（DG-HAL）

超声多普勒引导下痔动脉结扎术是集多普勒超声探查、痔动脉血管结扎手术为一体的安全、高效、简便、微痛、微创的新型痔诊疗技术[15]。1995年日本学者 Morinaga 等第一次报道了利用带有超声多普勒探头的直肠镜（Moricom）结合多普勒超声血流流量计进行的痔动脉结扎术[16]。此术式是通过超声引导对痔动脉进行结扎，减少痔核的血供，降低痔体静脉压，从而达到使痔核萎缩的目的[17]。因此术式仅阻断血供，而不能处理脱垂的痔组织，故只适用于Ⅱ、Ⅲ以出血为主症的内痔或混合痔，或因基础疾病、身体虚弱等因素不适合常规手术者。DG-HAL 优点在于：不用切除痔组织，肛门创伤较小，可以保护正常肛垫组织，对肛门功能影响小。该术式的缺点在于：因痔核血流被阻断，术后水肿情况多见；术中缝扎过深可损伤阴道、前列腺，过浅可发生黏膜下血肿[18]。

3. 胶圈套扎疗法

胶圈套扎疗法是从中医学结扎疗法演变而来。胶圈套扎法是通过器械将特制胶圈套入痔核根部，利用胶圈的弹性阻断痔核血供，使其缺血、坏死、脱落，从而治愈痔病。使用该术式需注意套扎时如内痔结扎法一样，不能一次结扎过多痔核，同一水平面套扎不应超过 3 个痔核，以防止肛管狭窄。套扎后，应嘱咐患者避免剧烈活动，防止胶圈脱落造成术后出血。该术式的优势是操作简便，容易掌握，痛苦小。该术式的不足之处是套扎位置不当会引起术后疼痛、水肿；术后可能会因患者活动导致胶圈脱落，引起出血。

4. 吻合器环形痔切除术（PPH）

吻合器环形痔切除术是 1998 年意大利学者 Longo 等根据"肛垫下移学说"开创[19]。PPH 术使用特制的环形吻合器环形切除痔上黏膜，通过切除部分直肠黏膜并吻合，使肛垫上提恢复正常的位置。本术式适用于以脱垂为主的Ⅲ期和Ⅳ期痔疮。其优点是：切除的黏膜位置较高，位于齿线以上，因此患者痛苦小、恢复快。缺点是：复发率高；吻合口易出现术后出血、吻合口瘘或因术后疤痕牵连导致直肠狭窄；且 PPH 术仅处理内痔部分，因此术后混合痔的外痔部分仍然存在[20]。有国外学者进行系统评价发现：PPH 术后患者远期的复发率明显高于传统手术，而且痔疮再次脱出和二次手术的可能性亦高于传统手术[21]。

5. 选择式微创痔吻合术（TST）

选择式微创痔吻合术（TST）是由 PPH 术结合分段齿形结扎术式的理念改良而来，既能上提下移肛垫，又能保留直肠黏膜桥，维护肛门排便精细功能，防止直肠狭窄的发生。TST 适用于 Ⅱ～Ⅳ度内痔、混合痔、环状混合痔、严重痔脱垂、脱肛等。本术式优点在于：保留了 PPH 术痛苦小、恢复快的优点，同时又最大程度保护了正常的肛垫组织，保存了精细控便感，减少了直肠狭窄等并发症的发生，更加符合现代医学的微创理念。缺点在于：TST 术操作难度较高，做荷包时易造成黏膜撕落；吻合口亦有出血、形成吻合口瘘的可能；且和 PPH 术一样未处理混合痔的外痔部分。

6. 内镜下硬化剂注射疗法及内镜下胶圈套扎术

内镜下硬化剂注射治疗痔疮，是通过内镜在痔核上方注入硬化剂，使痔和痔块周围产生无菌性炎症反应，导致黏膜下组织纤维化，痔块最终萎缩，本法具有疗效确切可靠、无痛苦、操作简单等优点，尤其是对内痔出血有较好的疗效。内痔出血患者经硬化剂治疗后症状有一定程度的改善，但是会影响其排便功能，具有复发或恶化风险，此外，该法对内痔脱出及外痔相应症状并无确切的治疗效果。

内镜下胶圈套扎术是传统套扎与内镜检查的结合，与传统治疗方式相比，套扎术全程可在无痛内镜下进行，具有痛苦小、创伤小、恢复快、可控性强和影像学检查精细度高等优势。研究显示，内镜下胶圈套扎术治疗 Ⅱ 、Ⅲ度内痔，安全有效。随着内镜下胶圈套扎术治疗痔疮在临床上的广泛开展，患者在术后出现并发症的报道也越来越多，如肛门坠胀、脱环导致的出血等[22]。此外，部分患者因首次套扎痔核没有完全坏死而行二次或多次套扎的问题也急需解决。

7. 射频消融术

在目前的临床实践中，射频消融术主要用于某些心脏疾病的治疗，射频能量通过消融导管导入病变区域，将其破坏，具有治疗效果好、安全性高的特点。EDDAMA MMR 等对以出血为主要症状的痔疮患者采用射频消融术治疗，结果提示，本术式可安全有效缓解患者临床症状、减轻疼痛，而且患者满意度较高[23]。

二、痔病诊治经验

顾氏外科流派作为海派中医的重要组成部分，历经数代传人的传承和发展，在治疗痔病方面，积累了丰富经验。第二代传人顾筱岩推崇"形诸外必根于内，故治外必本诸内"，并在此基础上提出"外之症实根于内"的立论，成为顾氏外科学术思想渊源的奠基人。顾筱岩在治疗上重视局部与整体相结合，而且还重视顾护脾胃及饮食的调摄，因此常常将食疗与药物相结合用于多种疾病的诊治，颇有疗效。第三代传人中医外科大家——顾伯华教授熟读经典，以明代《外科正宗》为基础，《外科心法》《疡科心得集》《外科全生集》参明融化，内外合用治疗痔病，善用结扎疗法及消痔膏。第四代传人陆金根教授早年常侍诊于顾伯华先生左右，深得顾氏外科精髓，执医逾40载，精于中医外科诸多痼疾的辨治，尤其在肛肠疑难疾患的中医诊治方面具有极高的造诣，逐渐形成了独特的学术思想和诊治理念。他提出治病的要点在于"谨守病机，各司其属"，强调在肛肠疾病的诊治中须将局部作为一个整体来认识，同时局部问题又须结合整体看待，主张内治、外治相结合。同时，他还善用凉血清热化湿法治疗痔出血，创研复黄片；提出痔静脉丛剥离术治疗血栓性外痔，提高临床疗效，大大降低复发率；创研"油老鼠"用于痔术后出血。第五代传人曹永清教授提出截断结扎术治疗严重脱垂性混合痔；郭修田教授提出悬吊黏膜下痔剥离术治疗环状混合痔等，对痔病治疗技术与方法不断完善发展；王琛教授提出改良痔切除缝合术。

（一）顾伯华教授论陈实功外治十法之结扎法

结扎法是以丝线或药制丝线缠扎痔核或各种头大蒂小之瘤体根部，从而阻断病变部气血的流通，达到使病变部坏死并与正常组织分离之目的，用于痔核结扎术。《外科正宗·痔病论第三十》："治诸痔及五瘿六瘤，凡蒂小而头大者，宜用此线系其患根自效。芫花五钱，壁线二钱，用白色细扣线三钱，同上二味用水一碗盛贮小瓷罐内，慢火煮至汤干为度，取线阴干……"顾老按语云：结扎疗法早在《太平圣惠方》中已有记载，"用蜘蛛丝缠系痔不觉自落"。然陈氏继承古法，改革发展，在结扎法的应用范围上不单用于结扎痔核，凡见蒂小头大之五瘿六瘤、枯筋箭均可用结扎法，并能触类旁通，将此法应用于脱疽截肢术，这是结扎术的又一发展。陈氏创制药浸丝线代替一般丝线，可以加速达到阻断气血、促使坏死组织脱离的效果。

（二）陆金根教授首创血栓兼痔外静脉丛剥离术，精研新药复黄片

血栓痔局部肿痛明显，影响患者生活质量，常需手术治疗，传统方法只是祛除血栓，但术后易于复发。陆金根教授根据血栓形成的机制是痔静脉丛曲张破裂所致，根源在于血管丛，所以单纯祛除血栓而不祛除静脉丛，病理基础仍在，所以容易再次形成血栓，导致病情复发。据此，陆金根教授较早提出血栓兼痔外静脉丛剥离术，临床治愈率达100%，深受同行欢迎，发表论文《血栓兼痔外静脉丛剥离术治疗95例血栓性外痔远期疗效的分析》。陆教授对于痔手术技巧强调在痔术中，避免过度牵拉痔核，应尽量使痔核处于自然复位状态下进行操作，过度牵拉内痔可使患者下坠感明显。若内痔痔核水肿、质地脆弱，更要注意避免用力牵拉，否则可引起内痔黏膜撕裂，造成创面大出血，增加不必要的痛苦和术后反应。对于外痔部分，术中宜用镊子轻轻夹持痔体，避免过度夹持外痔皮肤，以免组织挫伤，增加术后外痔水肿等并发症的发生。依痔的自然形态，在复位状态下设计切除范围，内痔多采用贯穿结扎术，各痔核间保留足够的黏膜桥。外痔多采取梭形切口潜行剥离的方法，有效保护肛管及肛缘皮肤。

复黄片是由著名中医外科专家顾伯华教授和陆金根教授，依照几十年临床治痔经验，总结而成的经验方。主要有蒲黄（炭）、地榆（炭）、槐角、大黄，具有显著的止血作用。方中蒲黄（炭）味甘辛，性凉，入血分。功能凉血止血，为君药。《药品化义》载："若诸血久者，炒用之以助补脾之效，摄血归源，使不妄行。"单此一药而具标本同治之功，兼有止血不留瘀之妙。地榆（炭）、槐角等为治疗便血良药。大黄为佐使药，有泄热凉血通便之效，荡涤肠胃，可收釜底抽薪之功。全方主治血热妄行之便血，治以凉血止血、清热通便之法。热既除而血自安，诸症悉愈。该复方在龙华医院临床已使用10多年，未发现有明显不良反应，已成为龙华医院治疗痔疮的首选药物。复黄片治疗痔出血144例的随机双中心单盲临床试验证实，复黄片齿线上黏膜情况的改善明显先于痔宁片，而便血症状的改善随后出现[24]。提示复黄片可能是通过改善局部微循环来达到止血的目的。综合试验结果，可以认为复黄片有良好的止血效果，起效快，而且对纠正急性痔病其他症状亦有很好疗效。并

且无明显肝、肾损害，是一种安全的口服制剂。

术后出血装置创制：主要用于肛肠良性疾病术后出血的治疗。肛管"油老鼠"压迫即用 28 号肛管 1 根，在距肛管头部 3 ~ 10cm 处外缠纱布，粗如 20 ~ 50mL 针筒样，涂以凡士林，外裹红油膏纱布，塞入肛内，进行压迫止血。外用橡皮膏及丁字带固定于肛门部，防止其内缩或脱出。需放置 24 ~ 48 小时，放置期间如有血块或粪便阻塞肛管头部而影响排气，则可用冲洗器插入肛管末端排气。但是此法尚有一些不足，如缠敷在肛管上的纱布质地较硬，放置在肛内时，患者感觉不适；对直肠壶腹部的出血，难以达到压迫止血的目的。

（三）后学对顾氏肛肠的发展与经验总结

1. 曹永清教授截断结扎术治疗重度混合痔

曹永清教授借助中医学结扎术治疗痔疮的方法，结合超声刀在痔切除术中的优点，应用超声刀将重度"超大"痔核纵行分离成 1cm 间宽痔块，然后进行分别结扎，减少了术中出血，使一个大的创面转化为几个小的创面，术后创面损伤小，愈合周期快，术后并发症较少[25]。

（1）操作

器械准备：包括医用丝线和超声刀。

操作步骤：采用侧卧位或截石位，常规消毒铺巾，局部麻醉或鞍麻。

手术操作（附图 1 ~ 4）

①观察混合痔形态分布，并将内痔部分尽可能牵出肛外。

②采用数码超声切割止血刀（GEN300）分别将"超大"痔块逐个纵行截断切割，分离成 1cm 间宽痔块（一次手术以分离成 5 ~ 6 个痔块为宜），深达黏膜下层。

③纵行夹持各痔体，以双 7 号（国产）丝线贯穿缝扎，结扎点尽可能不在一个平面上，注意保留结扎点间黏膜桥。

④外痔部分依痔体形态同样用超声切割刀做棱形切除修剪，如有较多的静脉团可采用超声切割刀适度钳夹，注意创面形态，保持引流通畅。

⑤剪除痔体残端，外置塔型敷料包扎固定。

术后创面处理：每日早晚或便后换药，每日 2 次。换药前先清洗坐浴。换药时消毒创面，红油膏纱条敷盖，太宁栓纳肛，纱布包扎固定。

治疗时间及疗程：痔核结扎线一般 1 ~ 2 周脱落，外痔创面 10 ~ 30 天愈合。

（2）注意事项

①术中依整个肛门痔核分布及形态，选择切除与保留皮肤黏膜桥不能低于 0.4cm。

②术中检查痔区动脉搏动情况，若痔动脉搏动明显，可用可吸收缝合线在近心端缝扎，然后在缝合线下 0.5cm 处作痔核结扎。

③痔核结扎线脱落期，密切观察，预防创面术后大出血。

（3）适应证

①内痔 II 期或 III 期，独枚痔核较大者。

②环状混合痔，有一处或多处痔块较大者。

2. 郭修田教授提出悬吊黏膜下痔切除术

悬吊黏膜下痔切除术是基于"静脉曲张"学说及"肛垫下移"学说，将外痔的剥离运用在内痔上，再加上悬吊作用。其观点在于成功悬吊而不仅仅是阻断痔疮的血供。因此悬吊式式能在尽可能地切除痔组织的同时，保护痔组织间的黏膜桥，将松弛的痔组织固定于正常的解剖位置，能够加快创面愈合时间，保护肛垫组织，同时防止术后狭窄，维持肛门正常形态，且继发出血可能性更小[26]。

手术方法：采用悬吊黏膜下痔切除术，见附图 5 ～ 8。具体操作先行麻醉，常规消毒，铺巾后扩肛，观察环状混合痔的形态，从痔核根部做 2 ～ 3mm 宽的火箭型切口，从切口两侧同时剥离，保留 1 ～ 2mm 黏膜，剥离痔组织到齿状线上 1 ～ 2cm。充分剥离痔组织后，钳夹痔核基底部和周围黏膜，结扎处理，再用可吸收线缝合痔核基底部近端 7mm 的组织，再次缝合将肛管向上悬吊 1.5 ～ 3cm。若为重度脱垂痔，可悬吊 3 次，其间隔为 1cm。侧面观，缝合针从痔核基底部上 7 ～ 8mm 处进针，并从基底部的后下侧出针。连续缝合黏膜和皮肤，创面一半缝合一半开放，切除残端。同法处理其他点位混合痔。观察无活动性出血后，予海藻酸钙敷料内嵌，放置肛门排气管，加压固定。

3. 王琛教授改良痔切除缝合术

理想的痔切除术，从患者的体验出发，应该具有疼痛轻、恢复快的优势；从医生的考量出发，应该具有并发症少、操作简单、不易复发的优势。因此，王琛教授基于"断流""减体""悬吊"理念，结合国内外访学经验，改良设计痔切除缝合术，消除混合痔出血、脱出等体征，减少术后并发症。临床应用本式式，医生操作难度低、费用少、患者疼痛轻、恢复快。

（1）操作方法

器械准备：包括 Ferguson 拉钩及扩肛器，电刀，0 号 5/8 弧可吸收线、3-0 快吸收线。

操作步骤：采用截石位，常规消毒铺巾，腰麻或局麻。

手术操作（附图 9～12）

①充分扩肛，使用 Ferguson 拉钩或扩肛器暴露手术区域。

②手指引导下定位明显搏动的痔上动脉，0 号 5/8 弧可吸收线缝扎。

③血管钳钳夹痔体，采用电刀分别切除痔组织（内痔、外痔）。

④分 2 段闭合创面，对齿线上创面采用 0 号 5/8 弧可吸收线连续缝合，齿线下创面改用 3-0 快吸收线间断缝合。

术后创面处理：每日早晚或便后换药，每日 2 次。换药前先清洗坐浴。换药时消毒创面，甲硝唑栓纳肛，纱布包扎固定。

治疗时间及疗程：快吸收线一般 1 周内全部松脱，创面 20～30 天完全愈合。

（2）注意事项

①先做大的痔疮，余留小痔疮可联合绑缚法处理。

②连续缝合创面时张力勿过大，一次手术切除缝合的痔体一般不超过 3 个。

（3）适应证

①内痔 II－IV 期，独枚痔核较大者。

②环状混合痔，有一处或多处痔块较大者。

4. 陆金根治疗肛肠疾病术后并发症经验

二便不调、水肿疼痛及创面愈合缓慢为肛肠疾病最常见的并发症，治疗以益气、祛瘀、健脾为主[27]。

（1）小便困难：陆教授认为本病多为本虚标实之证，局部湿热蕴结下焦，气化不利属实；整体脾肾气虚，清阳不升为虚。湿热阻滞，气化不达膀胱，故时欲小便而不得出。因此，治疗需扶正补气，兼清热利湿。陆教授临证常用生黄芪、车前子、白花蛇舌草、马钱子等 4 味药物。其中黄芪为君，具有益气利尿功效；车前子为臣，利水道、通小便，且有止痛之功；白花蛇舌草具清热利湿之效；马钱子消肿止痛，虽有毒，但小剂量使用可提高平滑肌张力，增加膀胱逼尿肌和尿道内括约肌的功能。

（2）大便秘结：陆教授认为，肛肠疾病术后之便秘多属气秘，其病理过程以气滞和（或）脾虚为本，热结为标，气化不利、气机郁滞、气津不足是病机根本。对于并发症，陆教授临证多以经验方益气开秘汤主之。方中生黄芪、白术等益气健脾；枳实、杏仁等开上窍，通下窍，促进大肠传导能力；生地黄养阴生津，以助濡养肠道。

（3）水肿疼痛：陆教授基于上述气血运行受阻、气滞血瘀、阻塞不通而肿痛的病机分析，认为肛肠疾病术后水肿疼痛的治疗当以活血化瘀、消肿止痛为原则，并结合多年临床经验拟定熏洗外用之散瘀止痛方（丹参、徐长卿、莪术、芒硝）。方中以丹参为君，祛瘀止痛，活血通经；徐长卿为臣，祛风止痛，解毒消肿；佐以莪术，行血止痛；以芒硝为使，清热消肿。熏洗法通过温热效应和药物的双重作用，可使气血得行，血脉得通。

（4）术后创面延迟愈合：陆教授总结多年的临床经验，在益气生肌法治疗肛肠疾病的基础上，提出对于肛肠疾病术后创面延迟愈合者应"早期益气生肌防瘀"的理论，确立了"益气健脾，清热利湿"的治疗原则，并拟定了经验方促愈汤。促愈汤由生黄芪、太子参、焦白术、黄柏、炙甘草等5味中药组成。其中黄芪为君，味甘微温，入脾肺经，补中益气，升阳固表；配伍太子参、炙甘草、白术为臣，与黄芪合用可增强其补益中气之功；生白术在临床上主要以健脾燥湿利水为主，经麸炒后增强健脾益气的作用；黄柏泻火解毒，清热利湿；炙甘草调和诸药，亦为使药。

二便难、水肿疼痛、伤口愈合迟缓均为肛门病术后常见的并发症，也是患者惧怕手术所苦之处。陆教授根据多年临床经验，提出从"气"调治二便，从"瘀"化解肿痛及从"脾"生肌促愈的学术观点，采用益气利尿、益气开秘治疗术后二便难，祛瘀止痛缓解术后肿痛，补益脾气、运化脾湿以促进术后伤口愈合，验之临床，多获良效。尤其善用丹卿方熏洗治疗术后并发症，丹卿方（原名散瘀止痛方）是陆金根教授依据多年临床经验拟定的治疗肛肠疾病的熏洗方，方由丹参、徐长卿、莪术、芒硝等组成。丹参为君，其性味苦、微寒，具有祛瘀止痛、通经、清瘀热以消痈肿之功，同时丹参化瘀止痛不伤气血，有补血和血之效，攻补兼施，祛瘀养血，疼痛自除；徐长卿为臣，可祛风止痛、解毒消肿，适用于气滞、血瘀所致各种痛症；佐以莪术，破血行气止痛；以芒硝为使，清热消肿。研究证实丹卿方采用活血化瘀法可改善肛肠疾病术后的水肿、疼痛，而且更能促进创面肉芽及上皮组织的生长，促进创面愈合[28]。

随着对痔疮研究的不断深入，其治疗方案也越来越多，从增加纤维性食物摄入、改变排便习惯的一般治疗，到中药汤剂坐浴、熏洗、内服及中西药物联合治疗，再到注射治疗、手术治疗等，其治疗方法由原来相对单一的疗法趋向于联合疗法，如中西药联合、两种不同术式联合、手术与药物联合等。但是，无论采取何种方法，都应严格掌握其适应证，辩证看待各种疗法的优缺点，针对不同的患者选择最优的治疗方案。

顾氏外科后学经 40 载临证，汲取师辈的经验，结合不断创新形成了截断结扎术、改良绑缚闭合术、保留齿线悬吊术、悬吊绑缚痔动脉结扎术、痔切除缝合术等一系列顾氏外科特色疗法，不仅临床疗效显著，更降低了痔病并发症的发生率[29, 30]。

（郭修田　金文琪）

【参考文献】

［1］W H, THOMSON. The nature of haemorrhoids［J］. BJS, 1975, 62(7): 542-552.

［2］何洪芹，李梅岭，刘明发，等.沧州城乡居民痔疮的流行病学调查［J］.实用预防医学，2012，19（6）：841-843.

［3］乔敬华，何佳伟，周军惠.基于流行病学调查的农村社区居民痔病中医药预防对策探讨［J］.上海中医药杂志，2019，52（6）：14-19.

［4］RISS S, WEISER F A, SCHWAMEIS K, et al. The prevalence of hemorrhoids in adults［J］. Int J Colorectal Dis, 2012, 27(2): 14-19.

［5］AZZAM N, ALJEBREEN A M, ALHARBI O, et al. Prevalence and clinical features of colonic diverticulosis in a Middle Eastern population［J］. World J Gastrointest Endosc, 2013, 5(8): 391-397.

［6］王健，李丁.痔的病理生理学研究进展［J］.中国病理生理杂志，2010，（1）：65-68

［7］毛协良.试论肛垫悬吊手术在重度痔疮治疗过程中的临床价值［J］.中国卫生标准管理，2016，7（7）：44-45.

［8］张惠川.肛垫悬吊手术在重度痔疮治疗过程中的临床应用效果研究［J］.中国卫生标准管理，2015，6（4）：245-246.

［9］黄龙祥.针灸名著集成［M］.北京：华夏出版社，1996.

［10］LOHSIRIWAT V. Hemorrhoids: from basic pathophysiology to clinical management. World journal of gastroenterology［J］. WJG, 2012, 18(17): 2009-2017.

［11］NISAR P J, SCHOLEFIELD J H. Managing haemorrhoids［J］. BMJ: British Medical Journal, 2003, 327(7419): 847-851.

［12］SIDDIQUI U D, BARTH B A, BANERJEE S, et al. Devices for the endoscopic treatment of hemorrhoids［J］. Gastrointestinal endoscopy, 2014, 79(1): 8-14.

［13］E.T.C. MILLIGAN, O.B.E., M.D. MELB. et al. Surgical anatomy of the anal canal and the operative treatment of hemorrhoids［J］. The Lancet, 1937, (13): 1119-1124.

［14］张东铭．盆底肛直肠外科理论与临床［M］．北京：人民军医出版社，2011.

［15］张旗，周峰，翟敏．超声多普勒引导下痔动脉结扎术66例治疗经验［J］．中华胃肠外科杂志，2011，14（3）：221.

［16］MORINAGA K, HASUDA K, IKEDA T.A novel therapy for internal hemorrhoids: ligation of the hemorrhoidal artery with a newly devised instrument (Moricorn) in conjunction with a Doppler flow meter［J］. Am J Gastroenterology, 1995, 90(4): 610.

［17］陈伟伟，谷云飞．超声多普勒引导下痔动脉结扎术结合硬化注射加外痔切除术治疗混合痔54例［J］．中医外治杂志，2013，22(6): 18-19.

［18］戚睿飞，王永强，徐健，等．超声多普勒引导下痔动脉结扎术结合直肠肛门修复术治疗痔的临床研究［J］．岭南现代临床外科，2012，12（5）：12283-12286.

［19］LONGO A. Treatment of hemorrhoids disease by reduction of mucosa and hemorrhoidal prolapse with a circular suturing device: a new procedure［M］.Rome, Italy. proceedings of the 6th World Congress of Endoscopic Surgery, 1998.

［20］潘茂华．PPH联合外痔切除术治疗混合痔中并发症的出现原因及对策［J］.微创医学，2013，89（1）：63-64.

［21］ASH S. R. Chronic peritoneal dialysis catheters: challenges and design solutions［J］. Int J Artif Drgans, 2006, 29(1): 85-94.

［22］SCHLEINSTEIN H P, AVERBACH M, AVERBACH P, et al. Endoscopic band ligation for the treatment of hemorrhoidal disease［J］. Arq Gastroenterol, 2019, 56(1): 22-27.

［23］EDDAMA M M R, EVERSON M, RENSHAW S, et al. Radiofrequency ablation for the treatment of haemorrhoidal disease: a minimally invasive and effective treatment modality［J］. Tech Coloproctol, 2019, 23(8): 769-774.

［24］潘一滨，曹永清，陆金根．复黄片治疗痔出血144例的随机双中心单盲临床试验［J］．中国新药与临床杂志，2005，8（4）：643-646

［25］郭修田，胡德昌，王琛，等．截断结扎术治疗重度混合痔30例临床研究［J］.世界中医药，2010，15（6）：388-390.

［26］朱煜璋，丁旭枫，李鹏，等.悬吊黏膜下痔切除术治疗环状混合痔的临床观察［J］.上海中医药大学学报，2021，35（4）：29-33.

［27］王琛，郭修田，梁宏涛，等.陆金根治疗肛肠疾病术后并发症经验［J］.上海中医药杂志，2010，44（1）：9-10.

［28］蒋伟冬，郭修田，陆金根，等.丹卿方熏洗在肛肠病术后应用的多中心随机对照研究［J］.世界中医药，2014，9（3）：305-307.

［29］陶晓春，周清，梁宏涛，等.改良绑缚闭合术治疗老年重度混合痔的临床研究［J］.

老年医学与保健，2020，26（6）：1046-1049.

［30］丁超，梁宏涛，姚一博，等.悬吊绑缚动脉结扎切除闭合术治疗重度混合痔的临床研究［J］.上海中医药杂志，2020，54（1）：64-67.

第二节　肛　瘘

一、疾病概说

肛瘘是肛管直肠因肛门周围间隙感染、损伤、异物等病理因素形成的与肛门周围皮肤相通的一种异常通道，也称肛管直肠瘘[1]。肛瘘在任何年龄段均可发病，20～40岁年龄段相对高发，男性发病率高于女性[2,3]。其特点主要为肛门硬结，局部反复破溃流脓、疼痛、潮湿、瘙痒。西医学认为肛周脓肿和肛瘘分别属于肛周间隙化脓性感染的两个病理阶段。由于肛隐窝原发性或继发性感染形成肛门直肠周围间隙脓肿，脓肿破溃或切开引流后形成纤维化管道，即成肛瘘[4]。肛瘘可分为单纯性和复杂性。单纯性肛瘘通常仅有一个外口，包含括约肌间肛瘘和涉及不到30%外括约肌的低位经括约肌肛瘘。复杂性肛瘘包括累及30%以上外括约肌的经括约肌肛瘘，括约肌上肛瘘，括约肌外肛瘘，马蹄型肛瘘，女性前侧经会阴复合体的肛瘘，与炎症性肠病、放疗、恶性肿瘤、既往大便失禁和慢性腹泻相关的肛瘘。复发或分支瘘管也被认为是复杂性肛瘘[5]。腺源性肛瘘确诊后均需要手术治疗。多数单纯性肛瘘手术治疗效果较好，但复杂性肛瘘治疗相对较困难。可能由于术前评估不准确、手术方式选择不当或患者病情特殊，可能出现术后复发或肛门控便功能下降等[6]。肛瘘手术治疗的目标是消除内口和上皮化的管道。手术方式可分为损伤括约肌的手术和保留括约肌功能的手术。前者包括肛瘘切开术、肛瘘切除术和肛瘘挂线术等。后者包括括约肌间瘘管结扎术、直肠黏膜瓣推移修补术、肛瘘镜视频辅助下肛瘘治疗技术和激光消融闭合术等。单纯性肛瘘和肛门括约肌功能正常的患者，可以采用肛瘘切开术、肛瘘切除术。复杂性肛瘘可以据患者具体病情，选择性应用或组合应用肛瘘挂线术及各种保留括约肌功能的手术，甚至分期手术，以提高手术治愈率，降低不良并发症的发生率[5, 6]。

对于肛漏的认识，历史悠久，西周时期的《山海经》最早明确提出"瘘"的病名："合水出于其阴，而北流注于洛，多螣鱼，状如鳜，居逵，苍文赤尾，食者不痈，可以为瘘。"中医学诸代外科书籍亦均有记载，《外科大成》亦载有"肾囊瘘""缠肠瘘""屈曲瘘""蜂窝瘘"。《外科十三方考》中提出"龟尾瘘""雌雄瘘""瓜蒂瘘""曲尺瘘"等。在《疡科心得集》中描述了肛漏的病因和症状："盖肛门为足太阳膀胱经所主（足太阳会阳穴在肛门之旁），是经为湿热所聚之腑，此处生痈，每由于酒色中伤，湿浊不化，气不流行者多；其始发也，恶寒身热，绕肛而痛，焮红漫肿，大便坚结不通，小便亦艰……绕肛成脓者，为脏头毒；或左或右成脓者，为偷粪鼠；在两边出脓者，为肛门痈……如延久不敛，每多成漏……至成漏后，有串臀者，有串阴者，有串肠者，有秽从疮口而出者，形虽不同，治颇相似，其初起时，肠头肿而成块者，湿热也；作痛者，风热也；大便燥结者，火也；溃而为脓者，热胜血也，当各推其所因而治之。"《五十二病方》牝痔条下，曾记载了瘘管切除的方法："巢塞者，杀狗，取其脬，以穿籥，入胆中，炊之，引出，徐以刀劙去其巢，冶黄黔而娄傅之。"宋代的《太平圣惠方》最早记录了脱管疗法："搅和令匀，看疮口大小，捻为条子，每于发时，用棉裹纳疮窍子中。""主痔漏下脓血，有疮窍疼痛。"明朝徐春甫所著《古今医统》引用了现已佚失的元朝著名医书《永类钤方》中对肛瘘挂线疗法的描述："药线日下，肠肌随长，僻处既补，水逐线流，未穿疮孔，鹅管内消。""线落日期，在疮远近，或旬日半月，不出二旬。"详细记录了挂线的作用机理和疗程。

二、肛瘘诊治经验

肛瘘是顾氏外科肛肠学组的优势病种及重点研究方向。随着疾病谱的演变、致病因素的繁杂及人民群众对生活质量要求的不断提升，其治疗方式向更为精准、微创、个体化的目标发展。肛肠团队始终坚持走中医药可持续发展路线，结合中医学"腐脱新生"理论，创立"拖线疗法"，并以此为基石，不断拓宽肛瘘专病治疗的广度及深度，古法今用，更开创了"置管疗法""负压疗法"等中医特色疗法，并与视频辅助下肛瘘治疗技术、激光消融闭合术等现代化治疗手段有机结合，联合中药内服，逐渐形成了顾氏外科特有的中西医并重治疗肛瘘的理论及技艺[7]。

（一）全面评估，明确诊断

肛瘘分为腺源性和非腺源性，后者病因多为炎症性肠病、结核、外伤、免疫系统疾病、肿瘤等。实验室检查有助于明确病因，根据血常规、CRP可以了解有无急性感染；血沉、T-SPOT、PPD、粪钙卫蛋白等有助于鉴别炎症性肠病和结核；肿瘤特异性指标和免疫炎性因子也有助于鉴别诊断。对于排粪次数较多或近期体重明显改变的患者尤其要重视结肠镜，甚至小肠CT等检查，一些早期的、非典型的炎症性肠病还需要联合胶囊内镜才能确诊[8]。而局部组织病理检查有助于排除恶变，抗酸染色对于结核分枝杆菌的诊断具有特异性[9]。

大部分肛瘘内口、外口及瘘管可以通过仔细的局部检查和麻醉下探查明确。但是部分复杂性肛瘘可能会有一个以上内口，或深部有隐匿感染腔隙。因此，术前全面的影像学评估非常重要[10]。随着诊断技术的不断发展，经肛门3D腔内超声、增强MRI等能比较客观全面地反映瘘管结构形态特征，并显示肛周深部间隙（括约肌间后深间隙、直肠后深间隙、肛提肌附近）的病灶[11]。复发性肛瘘患者的影像学检查可以发现肛管括约肌间后深间隙病灶和肛管后深间隙病灶，二者是高位经括约肌型肛瘘或括约肌上型肛瘘、全马蹄型肛瘘及肛提肌上肛瘘复发的主要病因，只有充分评估瘘管的整体特点，才能保证在术中不遗留残腔病灶[12, 13]。近年来基于MRI影像进行三维（3D）成像和重建，能很好地反映肛瘘主管道、分支和伴随腔隙与内外括约肌、肛提肌的关系，通过3D影像和3D打印模型，为影像科医师、肛肠外科医师及患者提供了更为客观全面的评估方法[14]。

由于复杂性肛瘘走行迂曲，内口位置隐匿难寻，故术中精确寻找原发内口难度较大。为防止医源性损伤，临床现有的探针多为银质钝头和钢质钝头。由于瘘管内部走行不明，探针的弧度与瘘管的形态不能契合，需反复循腔探查。对此，顾氏外科肛肠学组还发明了指套式瘘管探针和多功能探针。可适应不同走行的瘘管，避免多次探查构成损伤。探针头部不仅能钝性分离深部瘘管间隔，还可突破坚韧的纤维瘢痕，可搔刮处理腔道内坏死组织。当内口位置较高，涉及较多肌肉组织时，新型探针还应具有导引丝线或挂线的功能，实现探查、搔刮、清创、挂线一体化，缩短手术时间，并避免假道形成，解决了复杂性肛瘘深部腔隙和内口处理的难题。

（二）流派底蕴，中医外治特色鲜明

20世纪80年代以前，临床仍以单纯性肛瘘多见，复杂性肛瘘较少，顾氏外科顾伯华先贤多以低位瘘管切开，高位瘘管挂线的方式处理。瘘管切开即以探针探明后，沿探针走行切开皮肤、皮下组织及瘘管壁，完全敞开瘘管。挂线疗法可分为紧挂法和松挂法，为确保治愈率，顾氏外科多采用主管道紧挂的方式，即探明瘘管走行后引入橡皮筋，适度紧缚，利用橡皮筋钝性切割的原理，缓慢切开瘘管及内口，其间组织同步修复、愈合，以此降低肛门畸形及功能损伤的发生率[1]。

肛瘘术后，顾氏外科尤其重视中医药特色药物及疗法的运用，如分阶段灵活应用各剂型药物疗法，早期创面敷、撒提脓祛腐药物，加速祛腐进程；中、后期则以生肌长肉药物敛疮收口。常用提脓祛腐药物包括七三丹、八二丹、九一丹、红油膏等，可促使创面内蓄之脓毒早日排出，腐肉迅速脱落；生肌长肉药物包括白玉膏、生肌散等，具有解毒、收涩、收敛、促进新肉生长、加速愈合的功效。另外，对于当时不常见的复杂性肛瘘，在常规处理主管道外，还会联合药线疗法等进行支管道处理，即以桑皮纸搓制成长短、粗细不一的药线，配合上述药物从外口置入，留置于瘘管内，既可引药入里，又能引邪外出。药线引流后期，局部创腔变短，分泌物量少、质稀、呈拉丝状，即预示创口将愈。

这一时期，药线疗法在支管道上的尝试性应用开启了顾氏外科对复杂性肛瘘治疗的探索，形成了治疗原则的框架化雏形。

（三）古法新用，传统疗法联合创新

顾氏外科在20世纪80年代，复杂性肛瘘的比例大幅增加，促使顾氏外科第四代传人之一陆金根教授进行传承创新。临床亟须新的手术治疗方式，治愈率需与切开或挂线疗法相媲美，同时又要降低术后肛门移位、功能失禁等相关并发症的发生。陆金根教授结合顾氏外科原有的挂线术、切开术、药线疗法等治疗方式，于1988年正式提出以线带刀的"拖线疗法"。此后，流派后学们更联合"垫棉疗法""置管疗法""负压疗法"等多种方式治疗各类型的复杂性肛瘘，并积极开展临床研究，为中医药治疗提供科学化、客观化论证。

1. 拖线疗法

拖线疗法是基于中医学"腐脱新生"的创面修复理论，将医用丝线或纱条贯穿于瘘管中，通过每日拖拉，将提脓祛腐药物引入管腔内，促使管腔内脓腐组织液化流出，邪去而正复；同时丝线可全方位摩擦刺激管腔，调整局部功能状态，恢复局部气血正常运行，祛瘀生新，使创面得以愈合、修复[15]。陆金根教授认为，肛瘘处理的关键在于有效清除内口及管道，因此他主张探针探明瘘管后，以主管道切开或挂线，支管道拖线处理，既可确保引流通畅，清除原发病灶，降低复发风险，又能充分保护肛周括约肌群，保证肛门功能。拖线材料一般为10股7号慕斯线，处理支管道长度2～5cm[16]，一般术后常规换药7～10天后即可拆除拖线；婴幼儿肛瘘可酌情减少拖线数量，用于长度超过1cm的支管及交通支的处理[17]。但5cm长度支管道拆线后，创腔贴合的进程相对缓慢，因此，陆金根教授进一步提出了拖线疗法联合垫棉疗法治疗复杂性肛瘘的处理方式。

2. 垫棉疗法

垫棉疗法古而有之，明代《外科正宗·痈疽内肉不合法》载："痈疽对口大疮，内外腐肉已尽，惟结痂时，内肉不粘连者，用软绵帛七八层放疮上，以绢系紧，将患处压实数次内外之肉自然粘连一片，如长生成之肉矣。"拖线术后联合垫棉疗法，其作用有二；一者，以垫棉置于创腔底部，促使"袋"中脓液溢出创腔，避免"袋脓"发生，防止炎症入侵及扩散，避免术后感染[16]；二者，用于拖线术后大范围皮肉分离之创腔，以促皮肉贴合，加速愈合。

垫棉疗法在拖线术后1～2周，创面腐肉脱尽，新肉生长时即可采用，创腔处以"四头带""三角巾""胸腹带"或"宽胶布"等加压固定，配合特制棉垫或沙袋坐压，以自身重力加强创腔压迫。具体的压迫区域应超出拖线范围，并要求创腔中间受力大于两端，以有效促进创腔组织由中间向两侧黏合生长[18]。垫棉疗法的效果根据具体病灶位置不同而有所差异，男性阴囊根部或女性会阴部区域组织疏松、弧度凹陷，易造成受力不足或不均，影响疗效，因而在采用垫棉疗法时要酌情调整垫棉厚度和形状，并根据患者主观反馈，调控施压力度。除此之外，针对垫棉压迫的压力大小、方向、时间尚未形成规范这一科学问题，顾氏外科肛肠学组发明了臀部曲面测量及法向施压诊疗装置，结合生物力学，阐明垫棉压迫法作用机理，实现个体化精准压迫的治疗方式。基于步进电机实现高精度位移，测得的臀部曲面及法向应力分布数据，以等值线分布、三维曲面等表现形式，基于微分几何显示臀部曲面平均曲率及 Gauss 曲率分布，形成臀部压力分布模型图。结合超声检测技术，可根据压迫治疗后局部组织的血流灌注变化和空腔闭合程度，指导垫棉压迫法个体化规范操作。

临床治疗复杂性肛瘘早期采用拖线疗法后期联合垫棉疗法，临床治愈率可达 96.3%，平均愈合时间为（26±3）天[19]。但随着炎症性肠病、肠结核、癌症放化疗术后等继发的高位复杂性肛瘘病例的增多，本治疗方式对于深部脓腔的处理相对薄弱，会有引流欠畅的问题，因而顾氏外科对复杂性肛瘘的治疗逐步从单维度引流向多维度引流持续迈进。

3. 置管引流术

中医外治疗法博大精深，赋予后学"举一反三"的启迪，顾氏外科第五代传人之一曹永清教授秉持中医微创治疗理念，将传统中医外治法铜管引流术古为今用。铜管引流术根据古籍记载，多应用于脓肿引流，《医门补要》阐述：其管以薄铜卷如象筋粗式，长二寸余，要中空似细竹，紧焊，其缝一头锉平，一头锉斜尖式，用时尖头插患孔内，少顷则脓自管中射出如箭。现代亦在肛周脓肿治疗中多见。曹永清教授仿效更新，以橡胶引流管留置于深部管腔中，橡胶引流管相比丝线有一定自身张力，可以避免管腔贴合，实现持续立体引流，确保液化脓腐组织排出。同时，置管贴合原有腔道放置，既可避免医源性肛周组织损伤，又能确保术后局部药物直达作用区域，保证药效。待引流管内液化分泌物相对干净后，拔除引流管，达到微创治愈复杂性肛瘘的目的。对于高位复杂性肛瘘的一期治愈率为 90.32%，并且与对照组相比，在患者肛管直肠压力测定数值上具有优势，说明本治疗方式对于瘘管处理区域周围的肌肉组织切实起到保护作用[20]。

4. 负压引流法

随着磁共振成像（magnetic resonance image，MRI）检查在复杂性肛瘘诊断中的广泛应用，检查发现诸多高位复杂性肛瘘在内外括约肌间深部及提肛肌局部存在感染病灶，深部脓腔可采用置管引流，但置管拔除后的填充生长期，由于病灶隐匿且位置较深，常规换药难以彻底深入病灶顶端，造成引流不畅，影响治愈，还会增加患者痛苦。因此，顾氏外科第五代传人之一王琛教授针对复杂性肛瘘的深部支管道，在置管引流的基础上引入负压吸引治疗，以促进创面愈合，并能提升后期垫棉疗法的成功率[21]。负压吸引法的实施需要一定的现代化设备保证，其根本原理是利用设备主动吸取脓腐，同时能够改善循环，促进肉芽组织填充和深部腔隙闭合，与《外科启玄》中所谓"吸法"及隋唐时期的竹筒拔吸法较为相似。《外台秘要》中对竹筒拔吸法引流的施治部位、主治病证、竹筒大小的选择、操作方法等都有比较详尽的描述，曰："煮此筒子数沸。及热出筒，笼墨点处，按之良久。以刀弹破所角处。又煮筒子重角之，当出黄白赤水，次有脓出，亦有虫出者，数数如此角之，令恶物出尽，乃即除。"为方便推广，顾氏外科以吸痰管等自制简易负压吸引装置，外接中心负压系统，压力维持在 −50 ~ −40kPa，以持续吸引 40 分钟，间歇 20 分钟为 1 个周期，每日治疗 8 个周期，至腔隙深度小于 2cm 时停止负压吸引治疗。经临床观察，合并深部感染的复杂性肛瘘治愈率为 72.09%，平均愈合时间为（47.41±18.39）天，其中负压治疗时间平均为（6.02±1.69）天，43 例患者中 40 例术后 Williams 肛门功能分级达到 A 级[22]。

至此，顾氏外科后学从拖线疗法到拖线疗法联合置管疗法，再到拖线置管疗法联合负压吸引疗法，结合复杂性肛瘘的特点，将特色外治疗法不断传承创新，尤其在外科引流方面不断发展，从单向引流到双向引流，从平面引流到立体引流，从被动引流到主动引流。

（四）衷中参西，传统现代融合精进

随着中医药人才院校培养模式的不断优化，顾氏外科肛肠学组开始培养第一批肛肠专业博士研究生，秉持走中医药可持续发展道路的理念，开展海外访学，撷取西医同道的治疗经验，衷中参西，中西合璧，在保留传统中医药及流派特色疗法的基础上，不断拓展顾氏外科治疗肛瘘的内涵。

1. 视频辅助下肛瘘治疗技术（video-assisted anal fistula treatment，VAAFT）

微创意识的强化及新型器材的使用，是 21 世纪肛瘘治疗的显著特点。2006 年意大利 Meinero 教授创新性地将腔镜技术引入肛瘘治疗，实现可视化、微创化的 VAAFT 技术，并于 2011 年刊出首篇临床研究报道。顾氏外科肛肠学组锐意进取，积极引进 VAAFT 设备及技术。初期探索阶段，团队主要将 VAAFT 用于探查，明确瘘管主管道、支管道或潜在腔隙及内口位置后，按常规拖线及置管等疗法处理。后期积累经验后，开始尝试深部、高位支管道及腔隙，以设备自备毛刷搔刮、单极电凝烧灼等方式处理。对于低位支管道，采用拖线疗法；如瘘管深度超过 5cm[23]，位置较高，则术中留置引流管，并配合术后负压引流。

2. 激光瘘管消融术（FiLaC®）

复杂性肛瘘瘘管走行迂曲、位置深入、范围较大，因此其术后复发的概

率也相对更高。临床发现，即使前期手术已处理肛瘘内口，再次手术时仍会发现内口的存在，甚至因医源性损伤而形成多个内口[24]。深部腔隙自身填充不全，死腔残留且容积较大，致使腔内组织分泌物逐渐积累、感染，可能是引起复发的原因之一，因此在处理瘘管较粗或空腔较大的复杂性肛瘘时，除运用 VAAFT 技术外，顾氏外科肛肠学组还会采用激光瘘管消融术。2011 年该方法被首次报道应用于肛瘘治疗，2018 年前后顾氏外科肛肠学组将其引入专科治疗。

FiLaC® 是利用激光产生的光热效应破坏隐窝和瘘管，同时闭合瘘管的一种微创治疗技术，其设备头部可以 360° 发射激光，从而破坏瘘管内壁，并缩小闭合空腔。对于存在深部瘘管、腔隙，尤其是复发性肛瘘手术多次、术后深部组织瘢痕明显、愈合能力较差的患者，可以采用 VAAFT 技术联合 FiLaC®，即先通过 VAAFT 探查瘘道并烧灼管壁，再使用激光消融闭合瘘管。粗大的瘘管不一定能完全闭合，临床也发现激光消融后初期，创面干燥，管腔明显缩小，但术后 1 周左右创面渗液会逐渐增多，因此还需与拖线、置管疗法或药线疗法联合使用。

3. 改良括约肌间瘘管结扎术（ligation of intershpincteric fistula tract，LIFT）

2007 年，对于 Parks 分型中的经括约肌型肛瘘，泰国 Rojanasakul 教授首次提出 LIFT 的手术方式，其优势在于可以完整保留肛周内、外括约肌，肌群无医源性损伤，肛门失禁率为零。LIFT 术式的提出是基于中央间隙感染学说，与传统认知的"腺源性"感染学说不同，这对于全球同道都是新的探索。

顾氏外科肛肠学组吐故纳新，将该术式与流派优势疗法互补结合，具体操作为探针探明瘘管走行，从内外括约肌间沟入路，经外括约肌走行的瘘管以刮匙搔刮后拖线疗法处理，并将原本 LIFT 术式外括约肌内侧缘及内括约肌外侧缘两处结扎点位减少为仅内括约肌外侧缘一处，但在结扎时尽量剔除部分内括约肌内走行的瘘管，以确保完整清除有分泌功能的肛腺组织。本治疗方式也被拓展应用于肛瘘前期的肛周脓肿阶段，降低脓肿成瘘率，将治疗前移[25]。相比于术中将外括约肌内走行的瘘管完整剔出，拖线疗法"以线代刀"的方式更能减轻外括约损伤，也更利于推广、普及，并可应用于其他外科窦瘘类疾病[26]。

4. 黏膜肌层推移瓣技术

通常认为高位复杂性肛瘘的发生与肛隐窝感染有关。因此，黏膜肌层推移瓣技术被设计用来修补内口，阻断瘘管与肠腔之间的联系，达到治疗肛瘘的目的。1902 年 Noble 首次介绍黏膜肌层推移瓣技术，并将此用于治疗直肠阴道瘘。Elting 在 1912 年首次报道推移瓣技术治疗高位复杂性肛瘘[27]，后续有研究证实采用该方法治疗高位复杂性肛瘘有效率达 93%，且无肛门失禁[28]。推移瓣技术发展至今分为经肛直肠黏膜推移瓣和肛管皮肤推移瓣两类，可根据患者直肠黏膜松弛程度进行选择。取患者自体健康组织覆盖内口，加强闭合效果。

推移瓣技术操作难度较大、学习曲线长、对组织游离要求高。术中操作必须细致，确保推移瓣有良好的血供、无张力的吻合是手术的关键。一般单纯性肛瘘无须使用推移瓣技术。若张力太大易裂开，导致缝合处感染引起术后并发症，造成更大的内口创伤。顾氏外科采用推移瓣技术治疗直肠阴道瘘、复杂性肛瘘伴坐骨结节囊肿等难治性肛瘘取得了良好的临床效果[29]。

5. 其他

顾氏外科肛肠学组还将经肛括约肌间切开术、改良 Hanley 术式等手术方式与自身流派特色疗法有机结合，广泛应用于各类型复杂性肛瘘的治疗，更好体现中医量体裁衣，一人一法的治疗精髓，落实治疗的精准与微创。

值得一提的是，在具体操作过程中，对于关键的内口处理，其方式也日益更新，更加多元化、微创化。除常规切开、挂线疗法外，对内口组织纤维化明显且初次手术者，尝试采用推移黏膜瓣关闭内口的方式；对内口小、纤维化不明显或者不通畅的经括约肌瘘管，以电刀破坏上皮化内口及周围组织后，直接缝合等[30]。

（五）异病同治，疑难病经验撷取

1. 婴幼儿肛瘘

婴幼儿肛瘘是指发生在 0 ～ 3 岁婴幼儿的肛瘘，起初以肛周脓肿急性炎症为表现，后逐步进入肛瘘慢性炎症期。婴幼儿肛瘘保守治疗可用于病情简单、病程较短、无基础疾病的患者。保守治疗大多采取局部坐浴，保持肛周清洁和干燥的方式。抗生素合理应用、中药内服、金黄膏外用也有助于减轻炎症反应，促进瘘管愈合。若有脓肿者宜先行引流，但一般不主张在脓肿引流的同时作一次性肛瘘根治术，否则容易损伤过多的炎性疏松组织，使术后瘢痕组织过大，并可能使尚未完全控制的炎症继续扩散。若病情出现反复或进展，则需手术及时介入，一味强调抗炎消肿，延误诊治时机，则给后续治疗带来更大困难。

婴幼儿肛瘘多为低位单纯性肛瘘，多可采用瘘管切开术及瘘管切除术。以指诊、探针等方法查清内口、主管道、支管道走向、数目和位置。高位肛瘘可选择挂线法，切开瘘管表面皮肤后，将括约肌组织用橡皮筋挂断。与成人不同之处在于婴儿肌肤娇嫩，软组织比较幼嫩，大便次数稍多，挂线宜较成人略为宽松。对于外口距离肛缘较远者，可在靠近肛缘处截断瘘管，截断处至内口间管道予切开，截断处至外口远端与拖线对口引流。由于患儿幼小，手术时不能配合，要求术者手术操作宜快速、轻柔、娴熟。根据小儿"生机蓬勃、发育迅速"的生理特点，术后每日换药时需仔细观察管道口径大小、丝线拖动松紧程度，适时减少拖线数量以适应创面生长[31]。

2. 克罗恩病肛瘘

肛瘘（pfCD）是克罗恩病最常见的肛周病变，其发生率最高可达43%[32, 33]。肛瘘还可以同时伴有肛周皮赘、肛裂，多种病变同时存在是 pfCD 的肛周典型特征。由于 pfCD 是一种慢性、透壁性炎症疾病，经过数年的进展会损伤肛门括约肌，导致肛门失禁。反复、长期慢性炎症导致纤维化疤痕形成，又可导致肛门狭窄。pfCD 的治疗目标是缓解症状、瘘管愈合、改善患者生活质量及降低直肠切除率。无论是疾病活动期还是缓解期，pfCD 的治疗均应遵循"多学科""个体化""损伤最小化"的原则，缓解症状，最大限度地保护肛门功能。无症状的 pfCD 无需治疗；有症状的常常需要药物联合手术治疗，以防复发，仅强调外科手术对病变的局部处理，往往疗效不佳；pfCD 严重时则需行直肠切除术加永久性造口[34]。

pfCD 手术时机的选择至关重要。不复杂的低位肛瘘可以考虑单纯瘘管切开术。当患者存在肛周脓肿或瘘管继发感染时，应尽快行脓肿切开引流，联合术后松挂线、拖线或置管引流，可阻止脓肿再次形成。线管移除的时间，取决于后续治疗和脓肿引流的情况。环丙沙星和甲硝唑类药物是治疗 pfCD 的一线抗生素用药。复杂的 pfCD 在充分的外科引流后可以采用生物制剂一线治疗。为增强抗 TNF-α 抑制剂在 pfCD 患者中的疗效，可以考虑抗 TNF-α 抑制剂与硫唑嘌呤联合使用[35]。

（六）善用中药，外之病证，可从外而化，也可从内而治

1. 分期辨证使用外用药

根据肛瘘创面的局部特征辨证，一般可分祛腐排脓 - 祛腐生肌 - 生肌长肉 3 个阶段。在祛腐阶段，创面覆盖较多坏死组织或焦痂，或腐肉组织难脱，

可选用九一丹外用，促使坏死组织或焦痂腐蚀、溶解、脱落，促进创面基底部暴露。祛腐之法，中病即止，腐脱将尽，必须补虚、祛瘀、生肌并用，才能断生腐之源，促使肌生皮长。故在祛腐生肌阶段，创面可用红油膏盖贴以煨脓生肌，并防其肉芽过度生长。在生肌长肉阶段，创面呈干性，或创面分泌物少，肉芽组织及上皮组织生长缓慢者，可用白玉膏薄贴联合生肌散，促进肉芽组织及上皮组织新生，加速创面愈合。

2. 局部辨证，内外合治

外治辨证时当首辨阴阳。《理瀹骈文》云："外治之理，即内治之理，外治之药，即内治之药。所异者，法耳！医理药性无二，而法则神奇变幻。""外治必如内治者，先求其本。本者何？明阴阳，识脏腑也。"大部分外科疾病，尤其是疑难、复杂的创面，在起病急缓、病势顺逆等方面各不相同。临床运用时必须遵循辨证论治原则，并且更注重以局部证候作为辨证的主要依据。

阳证：金黄膏外治箍毒消散，清热凉血解毒、益气养阴方内服治疗术后实证发热。

部分高位肛瘘及肛周脓肿术后由于局部脓腔大或管腔深、渗出多，湿热毒邪流注络脉，导致疮周红肿灼热，并可能出现全身症状，发热明显。针对这类患者，宜外用金黄膏箍围，以散结消肿、清热解毒。同时，陆金根教授通常运用温病学卫气营血理论进行辨证施治，口服中药治疗，常取得良好的效果。他认为这类患者多属邪热伤及气营，故治以清热凉血解毒、益气养阴。方用白虎汤合犀角地黄加减。方中以知母、水牛角为君，知母味苦寒，水牛角苦咸寒，凉血清心而解热毒，欲解表寒，必以苦为主，故以知母、水牛角为君。臣以生地黄，取其清热凉血、养阴生津之效，清热而不耗伤阴液；石膏味甘微寒，热则伤气，寒以胜之，甘以缓之，欲除其热，必以甘寒为助，是以石膏甘寒为臣。石膏、知母为清气分实热之要药，两药合用增强清热生津之功。佐以赤芍、川牛膝、牡丹皮清热凉血、活血散瘀；黄柏乃苦寒之品，清下焦之热；生甘草为使，可清热解毒、调和诸药。对于治疗这类发热，陆金根教授认为，当先分清邪热所在之卫气营血分，壮热面赤、烦渴引饮、热汗出、脉洪大提示热在气分，若出现烦热谵语、身热发斑疹之向，则提示邪热入营，并判断气分热较重抑或营分热较重，用药时根据具体症情调整用药剂量。白虎汤之石膏、知母为清气分热之要药，《医宗金鉴》："石膏辛寒，辛能解肌热，寒能胜胃火，寒性沉降，辛能走外，两擅内外之能；知母苦润，苦以泻火，润以滋燥。"犀角地黄汤则是在清营汤去除轻清宣透之品，以赤芍、牡丹皮凉血散血，清散血分之热，《医宗金鉴》又云："此方虽曰清火，而实滋阴；虽曰止血，而实乃去瘀。瘀去新生，阴滋火熄，可为探本穷源之法也。"

阴证：冲合膏外治和营散结，温通和营方内服促进局部僵块消退。

临证时，常有一些高位肛瘘患者伴有僵块，术中会发现创腔较深大，疮周不温，阳虚有寒，术后难以愈合。追问病史，这部分患者多在成脓期仍使用抗生素，而未及时切开引流。一般认为，肛周感染时，初起使用抗生素可以消除致病菌，起到防止脓肿发生的作用。但久用抗生素导致局部伴有僵块难以消退。抗生素的作用类似于寒凉药，过用可导致局部寒凝湿滞，气虚血瘀，形成结块，难以消散，使原本红肿热痛的阳证消失，继而转化为难消、难溃、难敛的阴证。正如《疡科心得集》云："初肿毒成未破，一毫热药不敢投，先须透散；若已破溃，脏腑既亏，饮食少进，一毫冷药吃不得。"《外科证治全生集》曰："世人但知一概清火以解毒，殊不知毒即是寒，解寒而毒自化，清火而毒愈凝。然毒之化必由脓，脓之来必由气血，气血之化，必由温也。"陆金根教授认为此情况应辨证为气血两虚，寒凝湿滞。针对这种患者，陆金根教授以《疡科心得集》桂枝和营汤为底方结合多年临床经验，采用温通和营之法[36]，以冲合膏外治和营散结，并自拟芪桂和营汤治疗此类术后僵块状态。方以生黄芪、桂枝为君，生黄芪为"疮家之圣药"，补气升阳，托疮生肌，利水消肿；桂枝温经通脉，助阳化气。当归、赤芍为臣，当归乃补血圣药，甘温质润，补血活血；赤芍和营理血。秦艽祛风除湿，又善"活血荣筋"；续断辛散温通，活血祛瘀，又补益肝肾，"补而不滞"；川牛膝引血下行，活血通经。秦艽、续断、牛膝三药合用，通调人体四肢与躯干经脉。茯苓、陈皮，健脾渗湿理气。皂角刺提脓祛腐。诸药相合，温、补、通、调并用，共奏补益气血、温通散结之效。

3. 益气健脾，清热利湿促进创面愈合

陆金根教授认为"早期补托、益气生肌不致成瘘"，他以"益气健脾，清热利湿"立法，补气固表、托毒生肌，在疮疡早期、中期、后期充分运用"补托"之法，拟"促愈汤"促进肛肠疾病术后创面愈合。促愈汤由生黄芪30g，太子参15g，焦白术9g，黄柏9g，炙甘草3g组成。自补中益气汤化裁而来，大补中气，助气血之化生，以养血肉。其中以黄芪为君，味甘微温，入脾肺经，补中益气，升阳固表。《本草汇言》中记载："阳气虚而不愈者，黄芪可以生肌肉。"《珍珠囊》有云："黄芪甘温纯阳，其用有五：补诸虚之不

足，一也；益元气，二也；壮脾胃，三也；祛肌热，四也；排脓止痛，活血生血，内托阴疽，为疮家圣药，五也。"配伍太子参、炙甘草、白术为臣，与黄芪合用可增强其补益中气之功，生白术在临床上主要以健脾燥湿利水为主，经麸炒后增强健脾益气的作用。血为气之母，气之有源，血之逢源，配伍清热利湿黄柏泻火解毒。炙甘草调和诸药，亦为使药。诸药合用，使虚得之气血而充之，使邪得之疏导而通之，元气内充，清阳得升，则诸症自愈。益气生肌、清热利湿的治则始终贯穿于肛肠术后创面修复的治疗当中，适用于肛肠良性病术后。

肛瘘术后临床应用研究表明[37]：促愈汤口服用于肛瘘术后安全有效，能有效促进创面愈合，缩短愈合时间，减少瘢痕形成，保护肛门功能。促愈汤对大鼠创面组织修复实验研究表明：促愈汤对不同时期创面修复的双向调节作用，愈合初、中期能够促进创面胶原及成纤维细胞含量变化加速愈合；愈合后期调节多种胶原的重组，减少瘢痕的形成，通过对创面组织修复的局部调节及对人体内环境的全面调控，有效改善创面缺血、缺氧局面，促进机体的余毒清除，避免增生性瘢痕的形成。为术后肛门直肠的生理功能、感觉功能的恢复创造良好的条件。

4.清补择机而施，治疗克罗恩病肛瘘

近年来，克罗恩病肛瘘屡见不鲜，陆金根教授认为在手术治疗肛瘘的同时，应口服中药治疗克罗恩病，在治疗上常采用清补二法。他将炎症性肠病分四型，分型与治则分别是：湿邪内蕴，脾失运化，治宜清热解毒为先，健脾化湿为辅；肝旺侮脾，肠风内生，湿浊壅滞，治宜疏肝健脾祛风为重，清浊化湿为从；湿邪未尽，脾肾阳虚，治宜温补脾肾之阳，佐以清化湿浊；湿浊困脾，肝急扰神，治宜清化之际，务以缓肝主之。此外，治疗中尤其不忘肝脏之变，肝旺侮脾；不忘情志之伤，心神之变，源于肝郁，损于脾运；不忘虚损之脏，肾阳虚之变。

陆金根教授常用方剂有痛泻要方、红藤败酱散、白头翁汤、苓桂术甘汤、甘麦大枣汤、二仙汤、大乌头煎等。常用药物有柴胡、防风、白芍、陈皮、炒白术、红藤、败酱草、白头翁、秦皮、地锦草、萹蓄、青黛、黄芩炭、怀山药、扁豆、米仁、赤石脂、白豆蔻、诃子肉、怀小麦、大枣、生甘草、炙甘草、炮姜炭、淡附片、山萸肉、仙茅、淫羊藿、巴戟天、菟丝子、茜草等。

（王　琛　尹　璐）

【参考文献】

［1］顾伯华.实用中医外科学［M］.上海：上海科学技术出版社，1985.

［2］程议乐，武永连，李万里，等.国内肛肠疾病流行病学调查研究进展［J］.中国肛肠病杂志，2022，42（6）：74-76.

［3］RAMANUJAM P S, PRASAD M L, ABCARIAN H, et al. Perianal abscesses and fistulas. A study of 1023 patients［J］. Dis Colon Rectum, 1984, 27(9): 593-597.

［4］SUGRUE J, NORDENSTAM J, ABCARIAN H, et al. Pathogenesis and persistence of cryptoglandular anal fistula: a systematic review［J］. Tech Coloproctol, 2017, 21(6): 425-432.

［5］GAERTNER W B, BURGESS P L, DAVIDS J S, et al. Clinical Practice Guidelines Committee of the American Society of Colon and Rectal Surgeons. The American Society of Colon and Rectal Surgeons Clinical Practice Guidelines for the Management of Anorectal Abscess, Fistula-in-Ano, and Rectovaginal Fistula［J］. Dis Colon Rectum, 2022, 65(8): 964-985.

［6］中国医师协会肛肠医师分会临床指南工作委员会.肛瘘诊治中国专家共识（2020）［J］.中华胃肠外科杂志，2020，23（12）：1123-1130.

［7］陶晓春，梁宏涛，王琛，等.顾氏外科治疗复杂性肛瘘的迭代演变［J］.浙江中医药大学学报，2023，47（1）：33-37.

［8］ACTIS G C, PELLICANO R, FAGOONEE S, et al. History of Inflammatory Bowel Diseases［J］. J Clin Med, 2019, 14, 8(11): 1970.

［9］林洁，姚志城，罗湛滨.中西医诊治结核性肛瘘的现状［J］.中国误诊学杂志，2011，11（13）：3046-3047.

［10］任东林，张恒.复杂性肛瘘诊治中需要注意的几个关键问题［J］.中华胃肠外科杂志，2015，18（12）：1186-1192.

［11］ZHANG H, ZHOU ZY, HU B, et al. Clinical significance of 2 deep posterior perianal spaces to complex cryptoglandular fistulas［J］. Dis Colon Rectum, 2016, 59(8): 766-774.

［12］EMILE S H, WEXNER S D. Systematic review of the applications of three-dimensional printing in colorectal surgery［J］. Colorectal Dis, 2019, 21(3): 261-269.

［13］ALABISO M E, IASIELLO F, PELLINO G, et al. 3D-EAUS and MRI in the activity of anal fistulas in Crohn's disease［J］. Gastroentero Res Pract, 2016, 2016: 1895694.

［14］SAHNAN K, ADEGBOLA S O, TOZER P J, et al. Innovation in the imaging perianal fistula: a step towards personalised medicine［J］. Therapeutic Adv Gastroenterol, 2018, 11: 17562848-18775060.

［15］陆金根，阙华发，陈红风，等.拖线疗法治疗难愈性窦瘘的优势［J］.中西医结合学报，2008，6（10）：991-994.

［16］陆金根，何春梅，姚一博.隧道式拖线术式治疗肛瘘的操作要点及临证体会［J］.上海中医药大学学报，2007，21（2）：5-8.

［17］梁宏涛，孙琰婷，姚一博，等.以拖线疗法为核心诊治婴幼儿复杂性肛瘘［J］.山东中医杂志，2021，40（8）：840-843.

［18］王琛，陆金根.垫棉压迫法在肛肠疾病的应用［J］.世界中西医结合杂志，2013，8（1）：79-81.

［19］陆金根，何春梅，曹永清.隧道式拖线引流法治疗复杂性肛瘘的疗效分析［C］.中国中西医结合学会大肠肛门专业委员会第九次全国学术会议论文集.2003：21-23.

［20］陶晓春，林晖，徐伟祥，等.拖线置管垫棉综合疗法治疗复杂性肛瘘临床研究［J］.陕西中医，2017，38（4）：494-496.

［21］裴景慧，王琛.简易负压引流在肛肠良性疾病中的应用体会［J］.中国中医急症，2015，24（12）：2131-2134.

［22］尹璐，梁宏涛，姚一博，等.置管引流联合负压吸引治疗高位复杂性肛瘘的临床效果研究［J］.结直肠肛门外科，2019，25（1）：13-18.

［23］姚一博，王琛，曹永清.视频辅助下肛瘘治疗技术：一种肛瘘治疗新技术的应用和探索［J］.临床外科杂志，2018，26（4）：256-259.

［24］许沂鹏，姚一博，王琛.复发性肛瘘的治疗要点及方法［J］.结直肠肛门外科，2020，26（6）：658-663.

［25］董青军，秦钦，王琛，等.肛周深部间隙脓肿的手术入路选择［J］.中华结直肠疾病电子杂志，2020，9（6）：546-551.

［26］张帅，刘胜.顾氏外科三代传承治疗浆细胞性乳腺炎［J］.浙江中医药大学学报，2016，40（10）：747-749.

［27］张迪，郑雪平，余苏萍.推移瓣修补术治疗高位复杂性肛瘘的临床现状［J］.结直肠肛门外科，2011，17（5）：339-340.

［28］KODNER I J, MAZAOR A, SHEMESH E I, et al. Endorectal advancement flap repair of rectovaginal and other complicated anorectal fistulas［J］. Surgery, 1993, 114(4): 682-689.

［29］XIAO C F., DING Y Q., PAN Y B, et al. Advancement flap technique for a rare complex anal fistula with synovial cyst at the ischial tuberosity［J］. Tech Coloproctol, 2022, 26: 499-501.

［30］姚一博，董青军，梁宏涛，等.视频辅助下肛瘘治疗（VAAFT）操作技术［J］.结直肠肛门外科，2020，26（6）：739-743.

［31］蒋晓雪，王琛，曹永清，等.陆金根中西医结合治疗小儿肛瘘经验［J］.上海中医药大学学报，2017，31（6）：1-4.

［32］LIGHTNER A L, ASHBURN J H, BRAR M S, et al. Fistulizing Crohn's disease［J］. Curr Probl Surg, 2020, 57(11): 100808.

［33］SCHWARTZ D A, GHAZI L J, REGUEIRO M, et al. Guidelines for the multidisciplinary management of Crohn's perianal fistulas: summary statement［J］. Inflamm Bowel Dis, 2015, 21(4): 723-730.

［34］克罗恩病肛瘘共识专家组．克罗恩病肛瘘诊断与治疗的专家共识意见［J］．中华炎性肠病杂志，2019，3（2）：105-110.

［35］FEUERSTEIN J D, HO E Y, SHMIDT E, et al. American Gastroenterological Association Institute Clinical Guidelines Committee. AGA Clinical Practice Guidelines on the Medical Management of Moderate to Severe Luminal and Perianal Fistulizing Crohn's Disease［J］. Gastroenterology, 2021, 160(7): 2496-2508.

［36］陶晓春，梁宏涛，银浩强，等．促愈汤联合常规治疗对低位单纯性肛瘘术后患者的临床疗效［J］．中成药，2021，43（6）：1673-1676.

［37］郑德，陶晓春．龙医脉案——陆金根验案（6）［J］．上海中医药杂志，2020，54（11）：52.

第三节　肛周脓肿

一、疾病概说

肛周脓肿（perianorectal abscess），又称肛门直肠周围脓肿，是肛管直肠周围间隙因发生急慢性化脓性感染而形成的化脓性疾病。中医学称之为"肛痈"。本病临床特点为：发病急骤，疼痛剧烈，严重者可伴有寒战高热、排尿困难等症状，延误治疗可能继发肛周坏死性筋膜炎，从而引发脓毒败血症、中毒性休克危及生命。肛周脓肿的发病率占肛周疾病的 8%～25%[1]，本病在 20～40 岁年龄段的人群中较为常见，男女发病之比为（3～4）：1[2]。外科引流手术是治疗肛周脓肿最好的方法。因肛周脓肿存在感染脓腔，手术时应将感染病变组织清创并确保引流畅通，手术创口通常不采取一期缝合处置，且由于肛门部位特殊，创口容易污染，特别是高位多间隙脓肿术后存在创面面积大，疼痛剧烈，容易水肿、感染，分泌物多等，严重干扰手术后创口修复和病人的生活质量。因此，减轻患者脓肿术后疼痛，预防创面渗血，减少创面分泌物和创面水肿、感染及其他并发症风险，增进肛周脓肿手术后创口加速愈合，已经成为肛肠科临床中急需解决的难题，且文献研究表明：大部分肛周脓肿自行溃破或切开引流后会形成肛瘘，需再次手术才能愈合[3,4]，肛周脓肿术后瘘管的发生率为 29%～83%[5]，肛周脓肿和肛瘘是同一种疾病的不同阶段，肛周脓肿是肛管直肠周围炎症的急性表现，而肛瘘多为其后期慢性表现，已达成专家共识。

先秦两汉时期的古籍资料是我国目前对肛痈的最古老的记载。《灵枢·痈疽》中提到的"锐疽"是目前公认的中医古代文献中关于此病病名的最早的历史记载。宋金元时期，陈自明在《外科精要》中将肛周脓肿定名为"悬痈"；窦汉卿在《疮疡经验全书》中提出将肛痈定名为"脏毒"。至明清时期，除上述病名外，还有"脏头毒""骑马痈""跨马痈"等中医学病名，也多是根据脓肿的发生部位命名。《医门补要》中云："肛门四周红肿作痛，速宜凉血利湿药消之。若消不去，一处出脓者为肛痈，每易成漏。有数处溃开者，名盘肛痈。"第一次率先正式提出肛痈病名，迄今为止还一直保留沿用。明代陈实功按照肛周脓肿的发展过程将其分为初起期（火毒蕴结证）、成脓期（热毒炽盛证）、溃脓期（阴虚毒恋证）。《外科正宗》中云："初期恶寒体倦，喜覆衣被，脉浮紧而在表者，微散之。已成内热口干，好饮冷物，小水涩而大便秘者通之。顶高色赤，焮痛发热，疼痛有时者，宜托里更兼解毒。肿已高而作疼，脓已熟而不破，胀痛难忍，宜即针之。溃后坚硬不消，脓水不止，饮食无味者，宜补虚健脾。"陈实功[6]指出：肛痈初起，病在表，治以清热解毒、活血祛瘀为主，选用活血散瘀汤加减；脓成期分阴阳，若初发而自然高起者属阳，治以透脓散托里以速其脓，若脓起不易溃破，反易软陷者属阴，治以托里消毒散以托里温中健脾、托毒于外，免生变证；溃脓后期，气血已伤，法当纯补，可予补中益气汤、十全大补汤等。即初起时，火毒之邪蕴结阻隔经络；成脓时，毒邪瘀久化热，热极以致肉腐；溃后气血不足，正气亏损，毒邪留恋。相应的治疗原则应遵循消、托、补三大原则，大都以清热解毒、散瘀透脓、补益气血、养阴清热为法，以加快脓肿的吸收破溃，缓解局部症状，鼓舞正气，祛邪外出。但使用消法的时候应注意若有毒邪留恋，切不可盲目使用本法，以免关门留寇起到反作用。

西医学目前对其发病的因素尚没有达成统一共识，但一般认为与其周围组织特殊的解剖构造和感染有关，临床上最公认的是隐窝腺学说，认为肛周脓肿90%是由于隐窝腺感染导致的，除此之外还包括肛周淋巴感染学说、中央间隙感染学说、细菌学说、性激素学说、免疫因素、胚胎学因素等。感染沿肛腺导管向肛周组织及其间隙蔓延扩散，当肛腺导管堵塞后，因细菌过度生长形成肛周脓肿，最多见的脓肿扩散途径是向下至肛周皮下间隙（肛周皮下脓肿）或穿过外括约肌进入坐骨直肠窝（坐骨直肠窝脓肿），向上经括约肌间隙形成括约肌间脓肿。较少见的脓肿扩散途径是向上至骨盆直肠间隙和直肠黏膜内引起骨盆直肠间隙脓肿和直肠黏膜下脓肿。大约10%的肛周脓肿是由特定病因引起的，如克罗恩病、结核病、糖尿病、恶性肿瘤、直肠黏膜肛管壁内异物刺伤、放射性损伤等[7]。由于局部或全身免疫力降低，使机体发生炎性反应，损伤肛门直肠保护屏障，再加上伴有恶性肿瘤、糖尿病等全身性疾病，机体的免疫力和抵抗力明显下降，从而发生肛周脓肿。一般认为，婴幼儿肛周脓肿与婴幼儿体内过高的雄激素相关，雄激素升高可诱发肛腺增生，黏液增加，堵塞导管，造成引流不畅，引起肛周脓肿；又如小儿先天肛隐窝发育不良、骶骨发育异常、肛管太短、直肠垂直等局部解剖特点及婴幼儿胃肠道免疫功能不全均可导致肛周脓肿；研究表明，不良生活习惯会刺激肛周脓肿的发生，如缺乏锻炼、久坐少动、排便困难、心理压力过大等。当然，嗜好烟酒也可加重肛周脓肿的症状[8]。

肛周脓肿的诊断并不困难，肛周超声和肛周 MRI 已被广泛用于术前检查与明确诊断，肛周超声具有方便、经济、快捷的特点，肛周 MRI 更能显示蹄铁型脓肿的范围、深度及与周围组织的解剖关系，有利于术前全面评估，确定合适的手术方案[9]。对于高位蹄铁型脓肿，术后随访期的影像学复查不仅能很好地提示病灶吸收情况，为临床进一步治疗提供客观标准，还可作为疗效最终评价指标。

肛周脓肿的治疗就是切开引流，一旦诊断肛管直肠周围脓肿应及时切开引流（不管有无波动感），脓肿没有及时引流会引起周围间隙的感染和全身感染。外科引流依然是肛周脓肿最基本的治疗。原则上，切口应紧靠肛缘，以缩短潜在瘘管的长度并确保引流通畅。坐骨直肠窝脓肿，或向上蔓延引起提肛肌上方脓肿，在肛周尽量靠近括约肌复合体外缘做引流切口。括约肌间脓肿，或向上蔓延引起提肛肌上方脓肿，应经肛从直肠腔内引流，可以置管引流或挂线引流，避免形成经括约肌瘘或括约肌外瘘。外科引流后，有44%～50% 的患者可能复发，且大多发生在初始治疗后的 1 年内。引流不畅、形成分隔马蹄型脓肿及初次瘘管切开失败均是肛周脓肿复发的危险因素[10]。

目前治疗肛周脓肿常用手术方法包括一次性根治术和分期手术。当脓肿内口位置明确且涉及少量括约肌时可采用一次根治术，该方法复发率低，但易造成一定程度的括约肌功能损伤。研究表明，在脓肿切开引流术中发现的瘘管并非都需要二期手术治疗。此外，瘘管在彻底引流后可能会自动关闭[11, 12]。若脓肿涉及的括约肌较多则先以泄液线引流，待后期瘘管形成后再行瘘管手术，本方法虽不影响肛门功能，但需进行再次手术，增加患者痛苦；对没有明显内口的脓肿，以局部切开引流为主，但复发率较高；而蹄铁型脓肿多联合对口引流，可防止脓液聚集，却易后遗形成复杂性肛瘘。报道显示肛腺感染引起的肛周脓肿一期愈合率从 18%～80% 不等[13, 14]，其中愈合率高的脓肿位置大多较低且内口明显，而高位脓肿和内口不明显则脓肿复发率及瘘管发生率均较高。

肛周脓肿患者的抗生素治疗不能代替切开引流术。目前对于肛周脓肿的术后是否需要使用抗生素仍有争议，治疗肛周脓肿大多采取手术疗法切开引流并联合抗生素进行后续治疗[15]。研究显示单纯性肛周脓肿切开引流术后联合抗生素治疗可大幅度降低肛瘘形成概率，约减少36%[16]。第三代头孢、哌拉西林、阿米卡星和他唑巴坦可作为肛周脓肿治疗的一线药物。肛周脓肿患者行抗感染治疗时应根据细菌培养药敏结果选用有针对性的抗生素，提高治疗效果，减少不必要的使用，尽量避免使用高效、广谱品种，来延迟细菌耐药性的出现[17-19]。

对一些特殊疾病如克罗恩病、结核病等引起的肛周脓肿，除外科引流外，需针对原发病治疗。

二、肛周脓肿诊治经验

顾氏外科流派作为海派中医的重要组成部分，历经数代传人的传承和发展，在治疗肛周脓肿方面，积累了丰富经验。第二代传人顾筱岩提出治疗脓肿可内服芩连消毒饮，外用疗疮虫；第三代传人中医外科大家顾伯华教授提出在脓肿波动感最明显处做小切口并结合药线引流法治疗；第四代传人陆金根教授治疗蹄铁型脓肿独有建树，为保证引流通畅，采用多点小切口，并在挂线和药线疗法基础上提出了"以线代刀"理念，借此创立拖线引流联合垫棉压迫的综合方法，降低了复杂性肛瘘的发生率；第五代传人曹永清教授根据高位蹄铁型脓肿走行方向和脓腔大小，采用T管或覃状引流管联合术后灌注冲洗的方法，保证深部脓腔彻底引流。为解决高位蹄铁型脓肿深部空腔愈合缓慢的难题，近年来流派传人王琛拓展了"负压吸引法"的使用范畴，将其与传统中医外治法[20]如垫棉、药线等方法相结合，形成颇具中医学特色、中西医结合微创治疗体系，由此也显著缩短深部脓肿的愈合时间及复杂性肛瘘的发生率。

（一）守正护肛，能药不必术，术早药相扶

顾氏外科第四代传人陆金根教授诊治肛痈病，首辨阴阳，重视辨证与辨病的有机结合。主要表现在：通过辨证论治，用药以清热解毒化湿为主，活血化瘀、益气和营为辅，又兼顾患者整体，兼顾调理脾胃、补益肝肾，以扶正祛邪。肛周脓肿的治疗是一个动态过程，应分段进行，步步推进，证异治

异，辨证或辨病有机结合。早期治则以清热解毒利湿为主，活血化瘀为辅，阳证清热解毒利湿药剂量应大，阴证清热解毒利湿药剂量当小，以免伤正，酌情加用调理脾胃、补益肝肾药物，以扶正祛邪。成脓期不必拘泥于药物治疗，根据病情特点，主张及时行肛周脓肿切开引流术治疗，以引邪外出，切不可盲目保守治疗，导致病情加重，甚至发生"走黄"或"内陷"重症。肛周脓肿虽分为不同时期，但应审时度势，首应辨证论治，先以清热解毒利湿，辅以活血化瘀、疏通络脉。次应辨病论治，加减应用益气和营、健脾和胃药物，佐以补益肝肾药物，以扶正祛邪。

陆金根教授认为，虽然目前中医教材将肛痈（肛周脓肿）分为热毒炽盛、火毒蕴结、阴虚毒恋证等，但总结多年临床经验，结合现代中医学对本病的认识，可将肛痈分为僵块期、成脓期、溃后期。根据不同时期进行辨证论治或辨病论治。僵块期：局部形成僵块，稍有麻木或肿胀感，舌红苔薄白或薄黄，脉濡或数。成脓期：局部形成肿块，灼热疼痛明显，舌红，苔黄腻或白腻，脉滑数或弦滑。溃后期：多为肛痈病脓肿自行溃破或手术切开引流，局部流脓或分泌物，溃口周围组织僵硬。舌红，苔白或黄，脉滑。

其治疗原则当以顾氏外科消、脱、补为总治疗原则，针对肛痈肿块期、成脓期、愈合期不同阶段，清热解毒利湿、活血化瘀通络。方药组成：蒲公英 30g，紫花地丁 30g，金银花 15g，连翘 15g，生黄芪 15g，皂角刺 12g，茯苓 15g，赤芍 30g，牡丹皮 15g，当归 12g。辅以益气和营、健脾和胃、补益肝肾。方药组成：苍术 9g，黄柏 9g，党参 15g，薏苡仁 15g，牛膝 15g，枸杞子 15g，生甘草 9g。其用药特点在于治疗以清热解毒利湿、活血化瘀为主。肛痈初期应用蒲公英、紫花地丁、金银花、连翘、生黄芪、皂角刺、茯苓、赤芍、牡丹皮、当归清热解毒利湿，辅以活血化瘀、疏通络脉。脓腐将尽，为正气恢复、邪气将尽的表现，此时应减少清热解毒及活血化瘀力度，辅以苍术、黄柏、党参、薏苡仁、牛膝、枸杞子益气和营、健脾和胃、补益肝肾，兼顾后天及先天根本[21]。

（二）中西融合，以形释义，术药并用

陆金根教授根据中医学肛痈因发病部位不同而命名不同的特点，首次提出"泛发性肛周脓肿"概念[22]，将巨大、复杂的、多间隙的肛周脓肿定义为：由急慢性感染引起的，感染范围超过肛周 1/4 象限，并且至少合并一个肛周外科间隙感染，有肛周 B 超和（或）肛周 CT、肛周 MRI 证据支持的肛

周化脓性疾病，取"泛发"，择其广泛、泛溢（水向四处漫流）之意，对脓肿发生、发展过程都是形象的描述。同时肛周B超、肛周CT、肛周MRI可以准确诊断脓肿的形态、脓液量、感染范围、解剖结构。其病机本质为肛周局部气血阻滞，郁而化热，热毒腐肉，酝酿成脓。若热毒流窜，则易成泛发性脓肿。凡形成泛发性脓肿者，当以"开户逐贼"，立即手术治疗，若失治误治则易发肛疽。

泛发性肛周脓肿治疗应以降低复杂性肛瘘的形成为目标，通过手术治疗使泛发性肛周脓肿形成单纯性肛瘘甚至不形成肛瘘。通过拖线、置管、坐压相结合的方法，在引流通畅的前提下，保留更多的肛周皮肤、深部肌肉组织，保持肛门正常形态，加快创腔的愈合。注重中药内外并治，祛邪兼扶正，在治疗过程中强调手术是"急则治其标"，开门排毒；中药口服是扶正祛腐生新。术中要注意观察脓液的量、色、质、味，将"辨脓"与辨证相结合，采用中药内外并治，辨证施治，充分体现中医中药的特色和优势。术中见脓液稠厚、色泽鲜明、黄白相间、略带腥味者，多为气血充足，属于佳象；脓液淡薄、色泽不洁、气味恶臭者，多为逆证。泛发性脓肿大多起病急，迁延数日，脓液量多而稠，脓、血均为气血所化生，耗气伤阴，且加之手术损伤，气阴不足，局部创面红肿疼痛，腐肉难清，渗出较多，愈合缓慢。此时宜审因论治，益气、养阴、清化为治，选用益气健脾的生黄芪、党参、炒白术、怀山药等佐以北沙参、麦冬等养阴清热，泛发性脓肿多属热毒炽盛，手术后余毒未清，可加用金银花、连翘、关黄柏、蒲公英等清热解毒，再加皂角刺消肿排脓，桃仁、薏苡仁以取散瘀止痛之功。诸药配伍，益气养阴，清热解毒，消肿排脓，腐去新生，创面得以愈合。

（三）以线代刀，化复为简，微创为要，保肛先行

20世纪80年代，顾氏外科团队基于多年临床经验，在中医学"腐脱新生"的创面修复理论基础上，将传统药捻疗法、挂线疗法与现代微创理念有机结合，提出了"以线代刀"的拖线疗法（suture-dragging therapy，SDT），形成一种保留括约肌的中医外科治疗技术，拓展应用于肛周脓肿，取得显著的临床疗效[23]。

1. 特色术式

（1）隧道式拖线术（一期手术）

【适应证】低位马蹄型肛周脓肿。

【操作要点】取脓肿对应的侧卧位。选择脓肿波动最明显处做一放射状切口，排出脓液，分离脓腔间隔。在距肛门最近脓肿的部位另做一放射状切口，与原切口形成对口直线。修剪两处切口周围的腐肉组织，创面充分引流。在2个（或以上）切口处间脓腔留置多股（脓腔直径＜1cm，10股丝线；脓腔直径＞1cm，10股以上丝线。）7号丝线贯穿脓腔引流。丝线两端打结，使之呈环状。放置在脓腔内的整条丝线应保持悬空松弛状态。以直肠指诊、探针、美蓝着色等方法查清内口位置，一般以6、12点肛窦附近作为内口的主要探查处，切除内口及探查可疑肛窦组织，内口两侧黏膜用丝线结扎，以双氧水冲洗脓腔，充分止血。

【换药要求】换药前先做局部清洁，换药时擦去丝线上的脓腐组织。换药中用甲硝唑液冲洗脓腔，将九一丹或八二丹掺在丝线上缓慢拖入脓腔内，根据引流创面及环形丝线上分泌物情况，7～10天拆除丝线，并采用传统的"垫棉压迫"法，直至痊愈。[24]

（2）小切口置管加药线术

【适应证】高位后马蹄型肛周脓肿。

【操作要点】于内口相应的肛缘脓肿或波动最明显处做一放射状切口，切口以能容纳示指为宜（约2cm），排尽脓液；用示指探查脓腔，分离纤维隔，防止遗漏小脓腔，并对蔓延至坐骨直肠间隙顶部或直肠后间隙等深部的脓腔做充分搔刮后，置入"T"形引流管（根据脓腔大小选择合适的引流管）达脓腔后深间隙顶部，肛缘处以双股7号丝线缝扎一针以固定引流管：以2%双氧水、0.9% NaCl溶液彻底冲洗脓腔后，红油膏纱条嵌入脓腔，塔形纱布稍加压固定。

【药线具体操作】放置药线时沿腔隙的纵轴，无明显阻力插入达腔隙顶端后，抽出少许（退出腔隙长度约0.5cm），尾端留在创缘外0.5cm左右，医用胶布固定，每日1次，至创面愈合[25]。

（3）置管引流联合负压吸引术

【适应证】深间隙肛周脓肿。

【操作要点】根据脓肿深度和范围放置合适的引流管，并在肛缘缝合固定。若术中探查脓肿内口明显者，将内口下方至括约肌间沟处组织切开，保证引流通畅；若内口不明显则单纯置管引流。对同时伴有浅部脓腔者一般无须完全切开，仅在脓肿边界处做相应切口以保证脓液引流通畅。术后每日便后换药，配合生理盐水引流管内冲洗，持续7～10天，当分泌物明显减少后复查 MRI 或肛周超声，确保深腔内无积脓后可拔除引流管。换药时可用一次性橡胶导管置入脓腔深部（插到顶部后退出 0.5cm），局部外贴无菌手术贴膜，接通医院中心负压系统，以 40 ～ 50KPa 密闭负压间断吸引 6 ～ 8h/d（负压 40 分钟后暂停 20 分钟），治疗 5 ～ 7 天后，配合使用药线，红油膏油纱引流，局部垫棉坐压，以促进创面愈合。

【注意事项】术前明确脓肿的深度和范围；术中保证深部脓腔和全部感染间隙的充分引流；术后防止假性愈合。故术前可行 MRI 或超声检查，初步了解脓肿的位置，术中应仔细探查所有感染间隙，切勿遗漏深部支管。一般根据脓肿的形态和大小置入不同的粗细的引流管，包括 T 管、蕈状头导管或导尿管，务必保证所有潜在腔隙能够充分引流。术后可复查 MRI 或超声，观察脓肿深部腔隙形态，由于引流管尚在位，故很容易判别有无残留脓液集聚。经 5 ～ 7 天置管引流，脓液已基本排净。但由于脓肿位置深，肛周皮肤切口相对小，若拔除引流管后仅靠药线引流，不仅无法引流深部不规则形态脓腔，还可能出现浅表创面闭合但深部腔隙尚大的假性愈合情况，联合中心负压系统吸引治疗相对于单纯负压球，可以较大的吸力吸引出深部的残留脓液，并借外力加速缩小深部较大腔隙并促进肉芽组织生长，同时负压引流管的支撑作用还可防止浅表创面的过早闭合[26]。

2. 手术入路的选择[27]

临床医师术前应全面准确地评估，根据患者的症状、感染灶侵犯肛门直肠周围的间隙、术前影像学（MRI、肛周及腔内超声等）等检查结果和医生的临床经验制定个性化治疗方案。术中进一步明确肛周脓肿类型、侵袭的范围和深度、与肛门括约肌的关系从而选择恰当的手术方式，规范化的治疗方案，达到充分引流的目的，同时在有效的肛周脓肿切开引流基础上降低肛瘘的形成率，或降低复杂性肛瘘的形成是肛肠外科医师在治疗肛周深部间隙脓肿终极目标。

（1）外括约肌外入路：此类脓肿多在外括约肌外的脓肿波动明显处做弧形切口，手术切口尽量靠近肛门缘，配合拖线、置管和负压吸引等技术使引流通畅。主要适用于外括约肌以外的间隙脓肿，是坐骨直肠窝脓肿、肛管前后间隙脓肿、肛管周围间隙合并肛提肌上方脓肿（感染途径非肌间直接蔓延至肛提肌上方的脓肿）的主要入路方式。

（2）经括约肌间入路：肛腺感染突破内括约肌后，炎症沿内外括约肌间隙向上或向下扩散，未突破外侧的外括约肌和上方的肛提肌形成高、低位括约肌间脓肿。此类括约肌间脓肿首选括约肌间入路的手术方式。采取括约肌间切口，直肠腔内手指引导，沿肌间钝性分离至肛提肌上间隙的脓腔，将引流管（蕈状头、T形管）自肌间切口置入至脓腔顶端引流，视脓腔范围可配合拖线引流，后期脓腐组织将净后，肛周MRI检查确认无明显炎症和积液后拔出引流管和拆除拖线。

（3）直肠腔内入路：直肠前间隙脓肿、骨盆直肠间隙脓肿和直肠后深间隙脓肿优选经直肠腔内入路的引流方式。但随着肛周MRI等检查手段的普及，提高了术前的精准评估，此种入路方式目前临床较为少用。

临床上肛周脓肿的发病部位较为复杂，单一入路的手术方式很难彻底解决临床难题，常可采用联合入路的形式，在充分引流的基础上降低肛瘘的复杂程度。

（四）总结

顾氏外科多代传人经四十载临证，汲取师辈的经验，结合不断创新形成了"多点小切口引流法、拖线引流法、垫棉压迫法、置管引流法、负压吸引法"等一系列顾氏外科特色疗法，同时按照肛周脓肿不同阶段，采用辨证内服中药治疗，不仅临床疗效显著，缩短了治疗周期，保护肛门功能，更降低了高位复杂性肛瘘的发生率[28-29]。

顾氏外科特色疗法治疗高位、蹄铁型肛周脓肿的临床效果显著优于切开引流疗法，不仅可以提高一期治愈率，降低难治性肛瘘的形成率，延长术后成瘘时间。同时在对于肛门局部功能保护及改善患者术后疼痛、创面渗出等方面具有显著优势。并在同等日均治疗费用的前提下，其在公共卫生经济效益上具有优势。对于蹄铁型肛周脓肿的患者，其拖线配合垫棉压迫的疗法，不仅处理了潜在内口组织，并使潜在瘘管分支予以破坏、闭合，因而降低了后期形成复杂性肛瘘的可能性；对于高位肛周脓肿的患者，其置管引流、配合负压吸引的疗法，使治疗部位更直接，不仅缩小了脓腔范围，也降低了后期瘘管的位置，从而减少了高位肛瘘的发生。

文献研究表明：运用顾氏外科特色疗法治疗蹄铁型脓肿一期愈合率超过40%，高位复杂性肛瘘的发生率约为10%[20]。虽然蹄铁型脓肿会后遗形成肛瘘，但通过顾氏外科特色疗法如置管引流、灌注冲洗及负压吸引可使提肛肌上方的深部脓腔吸收消失，大多形成低位肛瘘。此外，应用多点小切口、拖线引流、垫棉压迫、药线引流等方法可使范围较大的蹄铁型脓肿空腔缩小闭合，从而形成单纯性肛瘘。顾氏外科传承人根据脓肿的部位、范围和深度创立的一批特色微创手术方式和后续外治方法，将其组合应用于蹄铁型脓肿的个体化治疗，可以控制脓肿范围和深度，降低高位复杂性肛瘘的发生率，降低瘘管手术难度，从而提高治愈率和降低复发率。

（林　晖）

【参考文献】

［1］杨志鹏，宋寿安，姜叶舟，等.切开挂线联合甲硝唑与左氧氟沙星对肛周脓肿感染患者病原菌及血浆内毒素水平的影响［J］.中华医院感染学杂志，2017，27（23）：5387-5390.

［2］张丹凤，李跃平，张强，等.中医药治疗肛周脓肿的研究概况［J］.中国民族民间医药，2022，31（24）：62-65.

［3］WHITEFORD M H. Perianal abscess/fistula disease［J］. Clin Colon Rectal Surg, 2007, 20(2): 102-109.

［4］詹敏.仙方活命饮口服配合如意金黄散外敷治疗早期肛周脓肿的疗效观察［J］.中西医结合研究，2011，3（3）：139-140.

［5］VASILEVSKY C A, GORDON P H. The incidence of recurrent abscesses orfistula-in-ano following anorectal suppuration［J］.Dis Colon Rec-tum, 1984, 27(2): 126-130.

［6］安艳丽，常忠生，楚慧，等.《外科正宗》肛痈治疗刍议［J］.中华中医药杂志，2012（11）：2776-2778.

［7］PEARCE L, NEWTON K, SMITH S R, et al. Multicentre observational study of outcomes after drainage of acute perianal abscess［J］. Br J Surg, 2016, 103(8): 1063-1068.

［8］HAMADANI A, HAIGH P I, LIU I L, et al. Who is at risk for developing chronic anal fistula or recurrent anal sepsis after initial perianal abscess［J］. Dis Colon Rectum, 2009, 52(2): 217-221.

［9］MARUYAMA R, NOGUCHI T, TAKANO M, et al.Usefulness of magneticre sonance imaging for diagnosing deep anorectal abscesses［J］. Dis Colon Rectum, 2000, 43(10 Suppl): S2-5.

［10］中国医师协会肛肠分会.肛周脓肿临床诊治中国专家共识［J］.中华胃肠外科杂志，2018，21（4）：456-457.

［11］HAMALAINEN K P, SAINIO A P.Incidence of fistulas after drainage of acute anorectal abscesses［J］. Dis Colon rectum, 1998, 41(11): 1357-1362.

［12］RIZZO J A, NAIG A L, JOHNSON E K.Anorectal abscess and fistula-in-ano: evidence-based management［J］.Surg Clin North Am, 2010, 90(1): 45-68.

［13］HOLZHEIMER R G, SIEBECK M. Treatment procedures for anal fistulous cryptoglandular abscess-how to get the best results［J］. Eur J MedRes, 2006, 11(12): 501-515.

［14］耿桂飞，王绍臣，刘伟，等．一期根治术治疗肛周脓肿112例临床观察［J］．中国肛肠病杂志，2010，30（12）：37-38.

［15］陈婷，李五生．肛周脓肿术后分期外用苦柏油与促愈油促进创面愈合的临床观察［J］．中国药房，2018，29（2）：233-236.

［16］MOCANU V, DANG J T, LADAK F, et al. Antibiotic use in prevention of anal fistulas following incision and drainage of anorectal abscesses: A 35 systematic review and meta-analysis［J］. Am J urg, 2019, 217(5): 910-917.

［17］CHINIFOROSHAN H, TABRIZI L, HADIZADE M, et al. Anti-flammatory drugs interacting with Zn（Ⅱ）metalion based on thiocyanate and zide ligands：Synthesis, spectroscopic studies, DFT calculations and antibacterial assays［J］. Spectrochim Acta A Mol Biomol Spectrosc, 2014, 128(1): 183-190.

［18］张豪，黄凤．肛痈的研究进展［J］．新疆中医药，2019，5：98-101.

［19］任玲，邢承忠，凌光烈．切开挂线术与切开引流术治疗肛周脓肿的疗效对比［J］．局解手术学杂志，2017，26（5）：340-343.

［20］王琛，闫涛，郭修田，等．顾氏外科特色疗法治疗肛周蹄铁型脓肿的有效性和安全性分析［J］．世界中西医结合杂志，2015，10（12）：1693-1696.

［21］张强．陆金根教授应用中医药治疗肛痈经验撷英［J］．中国中医急症，2017，26（9）：1554-1556.

［22］李锋，王琛，易进．陆金根教授治疗泛发性肛周脓肿经验［J］．陕西中医，2016，37（7）：903-904.

［23］世界中医药学会联合会肛肠病专业委员会．肛瘘拖线疗法临床实践指南（2019）［J］．结直肠肛门外科杂志，2020，26（1）：1-4.

［24］林晖．隧道式拖线治疗低位蹄铁型肛周脓肿的随机对照临床试验［J］．中西医结合学报，2009，7（12）：1119-1122.

［25］董青军，何春梅，张静喆，等．小切口置管加药线引流术治疗后蹄铁型肛周脓肿的回顾性分析［J］．上海中医药杂志，2011，45（12）：66-67，76.

［26］裴景慧，王琛，黄河，等．顾氏外科"早期置管引流后期负压吸引"治疗深部肛周脓肿临床研究［J］．世界中医药，2017，12（11）：2651-2654，2658.

［27］董青军，秦钦，王琛，等．肛周深部间隙脓肿的手术入路选择［J］．中华结直肠疾病电子杂志，2020，9（6）：546-551.

［28］董青军，易进，王琛，等．拖线联合置管术治疗马蹄型伴直肠周围深部间隙34例临床研究［J］．江苏中医药，2015，47（7）：46-50.

［29］CHEN WANG, JIN-GEN LU, YONG-QING CAO, et al. Traditional Chinese surgical treatment for anal fistulae with secondary tracks and abscess［J］．世界胃肠病学杂志（英文版），2012，18（40）：7.

第四节　功能性便秘

一、疾病概说

功能性便秘（Functional constipation，FC）是最常见的功能性肠病之一，症状主要表现为排便次数减少、排便困难，或伴有腹痛或腹胀等[1]。由于不同国家之间环境、饮食、文化水平或调查人群差异，功能性便秘的全球患病率报告各不相同[2]，在欧洲地中海地区为12%[3]，美国为16%[4]，在中国更是高达18%[5]。在美国，每年每例功能性便秘患者的治疗费用从1912～7522美元不等[6]。同时，功能性便秘可诱发多种心血管事件[7]。功能性便秘患者（与无功能性便秘患者相比）的全因素死亡率高12%，冠心病发病率高11%，卒中发生率高19%[8]。

功能性便秘的发病因素多元化，性别、年龄、地域差异、饮食结构、情绪状态及基础疾病和药物治疗都可能引起症状的发生。不同综合因素的作用，同时涉及的病理机制复杂，至今对于功能性便秘的具体发病机制都仍是研究的热点和难点。功能性便秘根据病理生理机制可以分为正常传输型（normal transit constipation，NTC）、慢传输型（slow transit constipation，STC）、排便障碍型（defecatory disorders，DD）与混合型[9, 10]。随着年龄变化、发病时间的延长及临床中治疗差异，功能性便秘的不同亚型之间临床症状相互交叉重叠，给临床的诊治带来了困难，如何能够形成可实施的个体化治疗方案是临床亟需解决的问题。

随着医学检测技术的发展及AI技术的临床应用，对于功能性便秘的诊断技术有了较大的进展。传统的肛门指检、结肠镜、肛门直肠测压、胃肠传输时间、盆底肌电图及排粪造影检查，能够从不同静态或者动态的角度评估患者肠道动力和排便功能。诊断技术的进步为疾病的评估带来了更多可能性，动态 MRI 排粪造影及胶囊式测压系统，为排便生理病理的评估、胃肠道腔内基础压力及动力变化频率的检测提供了更为安全、客观、无创、全面的检查方法。

在功能性便秘的治疗方面，基础治疗措施是改善饮食结构，增加纤维含量高的食物占比，增加饮水，适当运动，改变并养成良好的排便习惯等。部分轻症患者经简单改变生活习惯后，便秘症状就能得到明显缓解，但对于部分临床症状严重的患者，单纯改变生活方式只能部分缓解排便困难，长期疗效有限。大多数病情严重者则需要药物治疗，轻中度患者可以选择容积性和渗透性泻药。促肠动力药在治疗慢传输型便秘中是一线药物[11]。口服泻剂中如聚乙二醇、乳果糖及微生态制剂等，通过刺激肠道分泌、减少肠道吸收达到治疗便秘的效果，虽然这类药物短期内取得一定效果，停药后容易复发[12]。刺激性泻剂比如大黄、芦荟也存在停药后结肠动力下降，药物依赖性较强，长时间服用会损伤胃肠道功能的问题[13]。其他药物还包括鸟苷酸环化酶 C（guanylyl cyclase-C，GC-C）激动剂型、高选择性 5- 羟色胺 4（5-hydroxytryptamine4，5-HT4）受体激动剂、氯离子通道活化剂等，可以根据患者具体临床表现进行选择性使用。上述药物在一定时间内都可在一定程度上缓解便秘症状，但是长期服用副作用明显，包括严重腹泻、结肠黑变、心律失常、药物依赖等。微生态产品是由人们筛选出对人体有益的细菌种群，主要有乳酸杆菌、双歧杆菌等，这些对人体有益的细菌在肠道代谢可以生成有机酸，降低肠腔内的酸碱水平，促进肠道运动，降解部分肠腔内的毒素，降低肠腔对正常水分的过度吸收，有利于粪便的形成和排出。目前大多数研究都表明，微生态制剂在不同类型的便秘治疗过程中都能取得一定程度的效果[14]，但也存在耐药的问题。一项大型便秘药物治疗 RCT 临床观察益生元类药物治疗慢传输型便秘，30% 的患者会出现药物耐药[15]。生物反馈方法最主要的适应证是出口梗阻型便秘，并且可作为其首要选择的治疗方法。但是选择其作为治疗方式时，应该明确患者便秘的类型，选择合适的适应证，同时需要患者良好的配合。骶神经刺激国外研究较多，我国尚处于尝试阶段，为数不多的研究表明，骶神经刺激对各种类型的便秘短期内都能产生积极的临床疗效，并且安全性和疗效性较好[16]。但骶神经治疗的长期疗效目前仍然存在巨大争议。当内科保守治疗长期疗效欠佳，在严格的术前评估下，明确手术指征的前提下，可根据功能性便秘的类型选择外科治疗的方式。

目前，功能性便秘的临床治疗存在药物治疗效果不理想及患者不规范用药等现象，增加了治疗的难度[17]。因此，功能性便秘对患者的身心和经济状况造成了巨大的负面影响。中医药治疗功能便秘具有多靶点、副作用小、远期疗效好等优势，逐渐被国内外同行认可[18]。

二、功能性便秘诊治经验

顾氏外科肛肠团队长期从事功能性便秘的诊断和治疗，陆金根教授立足于中医整体观，提出"治病必求其本"，重视早期全面评估，辨病与辨证结合、内治与外治结合、整体与局部结合的学术思想。治法尤重调整阴阳、脏腑、气血、经络的平衡。关注整体与局部的关系，重视盆底结构变化及多脏器功能变化与便秘发病与转归之间的关系；将整体辨证与局部治疗相结合。学科通过分型辨证、分期施治，将内治与外治有机结合，形成具有独特的海派中医流派特色的诊治体系及一系列中医外科特色的临床综合治疗方案。与此同时，顾氏外科肛肠学科重视科学研究对临床的反哺作用，从不同的研究层次关注肠道动力障碍与临床症状之间的相关性，历经 20 余年，从激素水平、肠道菌群、肠道平滑肌收缩和舒张不同角度探索功能性便秘的发病机制，为临床药物的开发探索新的思路和研究方法。

通过长期的临床总结及研究，目前顾氏外科肛肠团队形成包括临床、心理、生理和护理等多层次医疗团队，将中医辨证整体观和盆底微创手术相结合，探索出顾氏外科特色治疗方案，临床有效率达到 86.66%。顾氏外科团队开展多项国内先进技术：生物反馈治疗排便障碍、固态肛门直肠测压高分辨系统（ARM）等；开设专病门诊和国际化远程会诊，技术和诊断理念得到国内外同行认可。顾氏外科特色技术获得省部级奖励 9 项，依托国家一级学会和外科研究所形成特色技术规范和操作规程，在国内中西医肛肠领域确立了稳固的学术地位，起到引领示范作用。

1. 审证求因，从"虚"论治便秘

中医学认为多种原因所致的大肠传导功能失常导致便秘，究其病因与阴阳，气血津液调和，肺、脾、胃、肝、肾等脏腑的功能失调有关系。《辨证录·大便闭结门九则》记载："大肠与肺为表里，肺能生子，岂大肠独不能生水乎……大肠得气之浊，无水则不能润也。"大肠之开阖，虽然有肾水润之，亦由肾火主之也。水足以济火，大肠自润矣。大肠的功能正常与肺、脾、肾的功能正常密切相关。排便不仅要脏腑相合，津液输布正常，最为关键的是

气机正常。如《济生方》："平居之人，五脏之气贵乎平顺，阴阳二气贵乎不偏，然后津液流通，肠胃益润，则传送如经矣。摄养乖理，三焦气涩，运掉不得，于是乎壅结于肠胃之间，遂成五秘之患。"《圣济总录》有云："大便秘涩，盖非一证，皆荣卫不调，阴阳之气相持也。"顾氏外科肛肠学科团队总结前人经验，结合临床实践所得，提出便秘特征性病因病机。陆金根教授认为久病致虚，功能性便秘以虚为主要临床特点，气虚推动无力，肠道失于濡润，脏腑之气不通，从而因虚而致气滞、瘀阻不化等是导致便秘久治不愈的关键点。在《辨证录》中陈士铎有云："不可徒泻大肠也，泻大肠愈损其真阴矣。"便秘日久，气血津液不足，肠道失于濡润，大便燥结，大肠传导功能失司。"虚"成为便秘发病机制的关键环节，滞、瘀、郁为便秘之标。"滞"主要为腑气传导无力，致大便长久滞于肠道内发为便秘。久病多瘀，瘀血阻滞亦是便秘的病机之一。基于此，顾氏外科第四代传人陆金根教授结合多年的临床经验认为功能性便秘初期，多分虚实，症状日久，心、肝、肺、脾、肾五脏皆虚。顾氏外科团队提出：从"虚"论治功能性便秘的学术思想，立足于整体论治，以益气养阴、宣肺清化为总则，结合行气、活血、润下、宁神之法，调畅一身之气机，促进脏腑功能的恢复，同时注重对滞、瘀、郁等多种临床表现方面的对症治疗。形成了顾氏外科肛肠学科经验方——益气开秘方及朴实方，应用于临床，疗效满意。

益气开秘方是顾氏外科第四代传人陆金根教授治疗功能性便秘气阴两虚患者的临床经验方，该方由生黄芪、生白术、杏仁、枳实、生地黄、当归6味药组成，补气为主，兼以调畅气机、滋阴润燥。其中，君药为生黄芪、生白术，补中气，调畅一身气机，脾气健则津液布，大肠亦得以濡养；臣药杏仁宣肺降逆，润肠通便，枳实调畅气机，除胀消满；生地黄、当归配伍旨在滋阴养血、润肠通便，起到增水行舟、养阴增液之效。顾氏外科后学为验证益气开秘方治疗功能性便秘的有效性和安全性，开展了系列临床和基础研究。团队运用益气开秘方治疗慢性便秘，能够显著改善患者便秘症状总积分及各分项（粪便性状、排便困难、排便频率、下坠不尽感、腹胀）积分（$P < 0.05$），临床总有效率为86.7% ～ 93.5%[19-21]。在复发率方面，采用益气开秘方治疗与对照组相比（枸橼酸莫沙必利分散片），治疗4周后复发率明显低于对照组（11.6%：31.4%，$P < 0.05$）[17]；有效改善便秘患者直肠排空力不足、增加肛门直肠静息压和肛门最大收缩压（$P < 0.05$）[18]。同时，益气开秘方能够有效改善大便干结、临厕无力、神疲乏力、口干苦及苔腻或瘀等

（$P < 0.05$）[22]；在机制研究层面，借助网络药理学、蛋白质组学、代谢组学等手段进行深入分析，发现益气开秘方能够提高便秘动物模型的肠道推进率，提高肠道平滑肌收缩频率和振幅[23]，通过修复肠道起搏细胞 Cajal 间质细胞，以及钙调蛋白结合蛋白 Caldesmon 及肌球蛋白轻链激酶 MLCK 的表达从而调控肠道动力，见附图 13[24]。

朴实方是顾氏外科第五代传人曹永清教授常用经验方，曹永清教授认为功能性便秘的主要病机是中焦失调，气郁湿阻，血瘀肠络。中焦是脾和胃的居所，脾气正常升腾，胃气自然下降，中焦气机运行正常，食纳正常，大便通畅。曹永清教授在临证中发现，随着生活水平的提高，患者大多饮食不节，嗜食肥甘，饮食贪凉，损伤脾胃；或胃肠积热，耗伤津液；有的则阴寒内生，损害脾的阳气，以致于胃肠传输功能不顺畅，便艰难排。中焦对便秘患者水液输布的作用非常重要，功能受损就会造成水湿停留局部，上述原因都会导致气郁湿阻，因此，临床上患者除大便困难外大多伴有嗳气、腹胀、纳差、舌苔白腻等症状。曹永清教授认为功能性便秘患者病程长，病情反复，多会对气造成损耗，必然导致血液流动不通畅，瘀滞局部，故主张健脾助运的基础上联合通络消积之法，采用朴实方治疗，由党参、茯苓、白术、枳实、厚朴、丹参构成[22]。朴实方由四君子汤化裁而来，党参甘温健脾，白术苦温健脾，佐药为茯苓，其性甘淡，甘可健脾，淡能渗湿，茯苓、白术相结合，显著加强健脾祛湿的功效。这体现出曹永清教授立方基础在于健脾胃，不同于其他医家直攻大肠的做法，更重视疾病的根本，从根本上解决疾病，用药时间虽然较长，但使患者获得最大益处。枳实、厚朴的联合运用是临床常用的药对。同时本方内含另一个仲景经典方——枳术汤，枳实性苦泄，专注消除痞积，质重还可以降气；再和以白术固健脾胃，脾胃强健，饮邪自消。最后辅以丹参活血通络，丹参作为活血化瘀药物，配伍在朴实方的作用主要是基于便秘患者多伴有血瘀的考虑。全方体现了曹永清教授治疗便秘"调治脾胃，理气化湿，活血通络"的基本思想。临床应用中朴实方可以改善功能性便秘患者每周自主排便（Spontaneous bowel movements，SBM）次数，改善和功能性便秘相关的粪便干硬、大便费力、排便梗阻或堵塞感等症状。可以有效缓解排便困难，改善大便性状，同时对大便不尽感，大便阻塞，腹痛、腹胀等症状也有确切的治疗作用。朴实方是在四君子汤的基础上加入枳实、厚朴和重用活血化瘀的丹参而组成。实验研究发现，朴实方通过改善肠转运率来治疗便秘，可能对便秘小鼠结肠组织的变异有一定改善作用，增加恢复平滑肌及黏液细胞的数量及功能，起到改善小鼠排便情况的作用。朴实方治疗功能性便秘可能存在通过激活 SCF/c-kit 通路，修复、增加 ICC 细胞产生作用[25]。

顾氏外科肛肠学科治疗功能性便秘的经验方，充分体现了顾氏外科流派针对不同证候的患者辨证论治针对性地干预调整。在遣方用药上，顾氏外科团队不主张使用刺激性泻剂，多采用健脾、益气、养阴等中药，通过调整患者机体状态，从整体到局部改善患者的便秘症状。

2. 内外合治，全程精准调控

排便障碍型便秘是功能性便秘的重要亚型，常常由于解剖学因素，比如直肠前突、直肠黏膜脱垂及会阴下降综合征等因素，或和盆底功能相关的因素，如耻骨直肠肌肉痉挛也可以称为盆底肌综合征，导致排便困难、排便费力且时间延长、排便不尽感等一系列的证候群。这一类患者往往症状混杂，需要完善检查才能进行鉴别诊断，明确相关因素后，保守治疗症状不缓解或反复发生者，可以考虑手术干预治疗。

对于直肠前突伴有排便障碍的患者，目前国内外主要采用经会阴修补及 STARR 吻合器手术以纠正患者解剖学上的异常，但是存在并发症多、远期复发率高等问题。顾氏外科团队在中医传统外治绑缚疗法基础上，经肛进行直肠前突绑缚，见附图 14。术中将前突的直肠壁进行折叠绑缚缝合，无需切除大量组织，故具有创伤小、并发症少、恢复快的优势[26]。同时，在围手术期还可以联合中药内服治疗，益气开秘，促进肠道动力，通过内外合治，纠正患者结构异常，改善肠道动力障碍，调整肠道功能，体现了顾氏外科团队"内外合治，全程调控"的理念。

3. 身心并调，重视整体辨证

功能性便秘患者由于长期受到便秘影响，会出现一些心理疾患如焦虑、抑郁等。《素问·五脏别论》："魄门亦为五脏使。"便秘病位虽在大肠，却与五志伤及五脏功能密切相关，病因病机涉及广泛，肝肠相通，肝郁则肠滞；忧愁思虑伤脾损肺，脾肺气结则大肠壅滞，脾肺气虚则无力推送；五志过极化火，灼津炼液，致使肠枯；劳心伤脾，生化乏源，精血亏虚，肠失濡润；七情生六郁，食滞痰阻血瘀，阻塞肠腑[27]。

顾氏外科后学团队提倡身心综合治疗，重视忧愁思虑可以导致脏腑气机闭塞不行而发生便秘。结合肝与大肠相通，肺与大肠相表里理论基础，忧愁思虑导致肝气失于疏泄，影响大肠传导而致便秘。思伤脾，思则气结，脾气约束不能为胃行其津液而发生脾约之便艰。同时忧伤肺，肺与大肠相表里，忧愁思虑致使肺脾气虚，无力推送大肠传导，从而发生虚秘。将中医特色的针刺、穴位埋线、推拿、功法联合现代治疗技术，如生物反馈和盆底电刺激，同时引入心理治疗师，建立起协同治疗模式，有效提高功能性便秘临床疗效。顾氏外科团队通过辨证取穴（主穴：中髎、下髎、长强，配穴：天枢、气海），调控盆神经传入排便中枢的功能，能有效改善盆底肌的肌张力，实现"开魄门"的效果。排便困难和排便不尽感多见于排便障碍型便秘，主要与盆底肛门直肠肌肉运动失调有关。而盆底为足厥阴肝经所循行之处，"肝足厥阴之脉，起于大指丛毛之际，上循足跗上廉，去内踝一寸（行间、太冲也）……上腘内廉（蠡沟、中都）……环阴器，抵小腹，挟胃属肝络胆……"气机不畅，腑气不通，糟粕积滞，联合胃经腧穴则可能有协同增效作用。基于"经之所过，主治所及"的理论，采用针刺肝经及胃经腧穴能够达到改善排便困难和排便不尽感等症状的效果。选取胃经腧穴（天枢、足三里和上巨虚）、肝经腧穴（太冲、蠡沟和行间），能有效改善患者的便秘症状，并且联合针刺肝经、胃经腧穴组效果明显优于单纯针刺胃经组，差异有统计学意义（P < 0.05）[28]。穴位埋线法是治疗功能性便秘的一种特色方法，通过持续刺激穴位（主穴：天枢、肾俞、大肠俞、膈俞、肝俞，配穴：偏实者配以支沟、巨虚，偏虚者配以脾俞、气海）保持长期疗效[29]。

对于症状重、病程长的功能性便秘患者，推荐使用生物反馈和盆底电刺激治疗，改善盆底肌群的收缩功能。同时联合中药内服进一步改善肠道动力及功能，可相互协同、相互促进，有效改善排便困难、排便费力等功能性便秘症状，并且缓解腹胀、尾骶部酸痛及肛门坠胀等伴随症状[30]。

顾氏外科团队尤重情志在功能性便秘中的作用，提倡治疗全程中应为患者提供个体化的心理评估和治疗，形成身心治疗联合顾氏外科特色疗法的综合治疗模式。

三、功能性便秘诊治的创新与发展

基于功能性便秘患者病因复杂、症状多样、病程长的特点，全面评估患者的生理、影像、内镜、实验室等检查结果，建立功能性便秘数据平台和组织样本库，全面收集患者的数据。采用高分辨3D固态肛门直肠测压、盆底肌电测量、阴部神经刺激、球囊逼出试验、肛门直肠腔内超声等检测，联合胃肠传输功能检测、X线排粪造影、MR动态排粪造影，可进一步提高功能性便秘诊断和评估的精准度。这有利于对患者进行分类和鉴别，为功能性便秘的规范治疗提供客观依据。

肛肠学科研究中发现粪便性状、体位因素对排便具有较大的影响。功能性便秘患者治疗中要关注大便性状，Bristol 3-5 型粪便有利于患者在治疗中训练直肠排空功能，对于直肠段敏感性的恢复具有较好的训练作用。研究发现部分出口梗阻型便秘直肠前突患者在努力排便时，直肠前突深度、直肠前突体积和提肛肌裂孔面积在不同体位间存在显著性差异，进一步对比蹲位排便与坐位排便，发现蹲位排便患者直肠的初始感觉阈值和最大感觉阈值更小，而肛直角却较大，从而有利于粪便的排出[31]。

顾氏外科团队发现临床上不少功能性便秘患者症状与排便的姿势、粪便的性状有密切关系，而现有的检查如肛门直肠测压、MR 动态排粪造影、肛周超声等均采用卧位，并非正常排便体位。同样，粪便的性状不同亦会影响出口梗阻型便秘患者的症状。因此，顾氏外科后学团队研究不同的排便体位包括坐位、蹲位、卧位，分别测量肛门直肠压力、感觉阈值、直肠前突深度和体积，从而获得体位因素对检查标准的界定值。此外，由于传统排粪造影有辐射性、动态 MR 患者只能采用仰卧位检查，这些因素限制了临床实际应用。顾氏外科团队针对这些因素进行改良，采用经会阴超声进行检查，不仅操作简便而且没有辐射，同时具备测量患者的直肠前突体积、提肛肌裂隙面积等传统排粪造影无法检测的重要数据，见附图 15[32]。后学团队近年来结合患者自身的排便特点，使用不同性状的模拟造影剂（Bristol 1-7 型），进行仿真排粪造影更真实地模拟排便过程，见附图 16[33]，通过这些研究初步解释部分女性直肠前突患者虽有明显体征但无便秘症状的机理，也为我们治疗功能性便秘提供了更加科学客观的依据。

近年来，顾氏外科团队联合 AI 辅助诊断技术，实现了现代智能化中医辨证施治，通过专用仪器观察功能性便秘患者的四诊表现，尤其是舌诊和脉诊的动态变化，丰富了功能性便秘的中医客观量化的数据，可为今后制定功能性便秘的中医诊断和疗效的评估标准提供参考，见附图 17。

总结与展望

回顾百年传承与发展，顾氏外科流派秉持着"最好的传承是创新"理念，在联合中医特色疗法及现代诊治技术的基础上，对功能性便秘的诊断及治疗方法不断探索创新，解决临床问题，提高诊断效能，丰富治疗手段。将药物、行为、手术、身心综合相结合，体现了"内外合治，全程调控"的治疗理念。顾氏外科后学团队将积极推动中药转化和开发研究，以期为功能性便秘的治疗探索新的治疗方法和研究方向。

（姚一博　赵向东　肖长芳）

【参考文献】

［1］VRIESMAN M H, KOPPEN I J N, CAMILLERI M, et al. Management of functional constipation in children and adults［J］. Nat Rev Gastroenterol Hepatol, 2020, 17(1): 21-39.

［2］BARBERIO B, JUDGE C, SAVARINO E V, et al. Global prevalence of functional constipation according to the Rome criteria: a systematic review and meta-analysis［J］. Lancet Gastroenterol Hepatol, 2021, 6(8): 638-648.

［3］SCARPATO E, KOLACEK S, JOJKIC-PAVKOV D, et al. Prevalence of Functional Gastrointestinal Disorders in Children and Adolescents in the Mediterranean Region of Europe［J］. Clin Gastroenterol Hepatol, 2018, 16(6): 870-876.

［4］NAG A, MARTIN S A, MLADSI D, et al. The Humanistic and Economic Burden of Chronic Idiopathic Constipation in the USA: A Systematic Literature Review［J］. Clin Exp Gastroenterol, 2020, 13: 255-265.

［5］DU X, LIU S, JIA P, et al. Epidemiology of Constipation in Elderly People in Parts of China: A Multicenter Study［J］. Front Public Health, 2022, 10: 823987.

［6］MCCORMICK D. Managing costs and care for chronic idiopathic constipation［J］. Am J Manag Care, 2019, 25(4 Suppl): S63-69.

［7］ISHIYAMA Y, HOSHIDE S, MIZUNO H, et al. Constipation-induced pressor effects as triggers for cardiovascular events［J］. J Clin Hypertens (Greenwich), 2019, 21(3): 421-425.

［8］SUMIDA K, MOLNAR M Z, Potukuchi P K, et al. Constipation and risk of death and cardiovascular events［J］. Atherosclerosis, 2019, 281: 114-120.

［9］BHARUCHA A E, PEMBERTON J H, LOCKE G R 3rd. American Gastroenterological Association technical review on constipation［J］. Gastroenterology, 2013, 144(1): 218-238.

［10］CAMILLERI M, FORD A C, MAWE G M, et al. Chronic constipation. Nat Rev Dis Primers［J］. 2017, 14(3): 17095.

［11］杨稀，杨勇军，刘仕鸿，等. 中西药促胃肠动力药治疗慢传输型便秘的临床研究进展［J］. 川北医学院学报，2014，29（6）：546-551.

［12］BASSOTTI G, VILLANACCI V, C A MAURER, et al. The role of glial cells and apoptosis of enteric neurones in the neuropathology of intractable slow transit constipation ［J］. Gut, 2006, 55(1): 41-46.

［13］FUKAZAWA K, FURUTA K, KYOICHI ADACHI, et al. Effects of mosapride on esophageal motor activity and esophagogastric junction compliance in healthy volunteers ［J］.J Gastroenterol, 2014, 49(9): 1307-1313.

［14］李慧芬.微生态制剂治疗便秘的药理和临床研究进展［J］.中国新药杂志，2014，23（10）：1146-1148.

［15］BARICHELLA M, PACCHETTI C, CARLOTTA BOLLIRI, et al. Probiotics and prebiotic fiber for constipation associated with Parkinson disease: An RCT ［J］. Neurology, 2016, 87(12): 1274-1280.

［16］丁雨，姜柳琴，俞汀，等.骶神经刺激治疗慢性便秘的研究进展［J］.中华内科杂志，2019，58（6）：464-467.

［17］Oh S J, FULLER G, PATEL D, et al. Chronic Constipation in the United States: Results From a Population-Based Survey Assessing Healthcare Seeking and Use of Pharmacotherapy ［J］. Am J Gastroenterol, 2020, 115(6): 895-905.

［18］WANG L, WU F, HONG Y, et al. Research progress in the treatment of slow transit constipation by traditional Chinese medicine ［J］. J Ethnopharmacol, 2022, 290: 115075.

［19］姚一博，何春梅，梁宏涛，等.中医"身心"综合方案治疗气阴两虚型重度混合型便秘的临床观察［J］.上海中医药大学学报，2020，34（6）：19-23.

［20］彭军良，姚向阳，陆金根，等.益气开秘方治疗气阴两虚型慢传输型便秘的临床研究［J］.上海中医药杂志，2018，52（11）：50-53.

［21］YAO Y B, CAO Y Q, GUO X T, et al. Biofeedback therapy combined with traditional chinese medicine prescription improves the symptoms, surface myoelectricity, and anal canal pressure of the patients with spleen deficiency constipation ［J］. Evid Based Complement Alternat Med, 2013, 28: 830714.

［22］董佳容，李艳芬，陆金根.益气开秘方治疗气阴亏损型慢性便秘105例临床观察［J］.世界中医药，2014（12）：1626-1629.

［23］何春梅，陆金根.益气开秘方对慢传输型便秘小鼠肠道动力的影响［J］.上海中医药杂志，2014，48（2）：72-75.

［24］YAO Y B, XIAO C F, LU J G, et al. Caldesmon: Biochemical and Clinical Implications in Cancer ［J］. Front Cell Dev Biol, 2021, 9: 634759.

［25］赵向东，姚伟，曹永清.朴实方对功能性便秘小鼠排便、结肠动力及结肠组织学特征的影响［J］.中国中西医结合杂志，2022，42（7）：863-867.

［26］孙琰婷，梁宏涛，姚一博，等.直肠前突绑缚术联合益气开秘方治疗混合型便秘医案［J］.天津中医药大学学报，2021，40（1）：78-80.

［27］蒋健.郁证发微（二十九）——郁证便秘论［J］.上海中医药杂志,2017,51（12）:5-10.

［28］单静怡，卞慧，李希，等.联合针刺肝胃经腧穴治疗功能性便秘的临床观察［J］.广州中医药大学学报，2020，37（5）：885-890.

［29］归玉琼，郑德，林晖，等.穴位埋线合生物反馈治疗青年妇女慢性功能性便秘临床研究［J］.世界最新医学信息文摘，2017，17（2）：55-56.

［30］董青军，梁宏涛，姚一博，等.和营通络法联合生物反馈治疗盆底失弛缓所致便秘疗效评价［J］.辽宁中医药大学学报，2018，20（6）：78-91.

［31］张祯捷，王琛.坐位及蹲位对直肠前突患者排便过程的影像学及动力学影响研究［J］.现代医药卫生，2019，35（21）：3302-3304.

［32］YAO Y B, YIN H Q, WANG H J, et al. Is the transperineal ultrasonography approach effective for the diagnosis of rectocele?［J］. Gastroenterol Rep (Oxf), 2021, 9(5): 461-469.

［33］上海中医药大学附属龙华医院.仿真排粪造影剂组及其制备方法：CN201811467975.X［P］.2019-3-12.

第五节　肛周会阴部坏死性筋膜炎

一、疾病概说

肛周会阴部坏死性筋膜炎是一种发生于肛周和会阴三角区的罕见的、进展迅速的、危及生命的感染性疾病，其患者多为 60～70 岁的男性，男女比例为 10：1[1]。早期临床表现为肛周会阴部局部水肿、红斑、硬结，可伴有发热、寒战等全身中毒症状；随着感染加重，病变区域逐渐出现黑紫、散发恶臭，可扪及捻发音或有握雪感，病变区域组织坏死、疼痛剧烈。起初发病部位为肛周会阴部组织，随炎症进展可沿筋膜平面延伸并扩散至阴囊、阴唇和下腹部，甚者可累及大腿到膈肌的整片区域[2,3]。本病具有起病隐匿、发展迅速、死亡率高的特点，尽管现代医疗技术已飞速发展，但文献报道的本病死亡率仍达 20%～50%，当合并脓毒血症时，死亡率可高达 70%～88%[1,4,5]。当患者存在糖尿病、免疫缺陷、肝硬化和酗酒等易感因素时，预后变得更差[6]。

古籍中对肛周坏死性筋膜炎描述类似于"穿裆疽""跨马痈""海底漏""悬痈"等[7]。《疡医大全·卷二十三·后阴部》载有："穿裆疽，生背之下极，属督脉及太阳经，由劳伤忧思积郁所致。宜速治，稍缓则溃烂难收敛。"《医宗金鉴·外科卷下·臀部》："坐马痈属督脉经，尻尾略上湿热凝，高肿速溃稠脓顺，漫肿溃迟紫水凶。跨马痈生肾囊旁，重坠肝肾火湿伤，红肿焮痛宜速溃，初清托里勿寒凉。"《诸病源候论·疔疮病诸候》："亦有肉突起，如鱼眼之状，赤黑，惨痛彻骨，久结皆变至烂成疮，疮下深孔如大针穿之状……一二日疮便变焦黑色，肿大光起，根硬强，全不得近。"《外科证治全生集》有"如怯症人患此，乃催命鬼也。诸漏易治，独此不可治，治则漏管愈大，致成海底漏不救"之言。

肛周会阴部坏死性筋膜炎治疗的关键在于早期诊断，及时治疗[8]。主要治疗原则是手术治疗与全身综合性治疗并行，持续监测生命体征，反复评估病情[9]。手术治疗强调早期、积极、彻底清创，首次清创的时间和范围对预后至关重要[10]。在发病 24 小时内进行治疗，死亡率可降为 0，而发病超过 6 天，死亡率会高达 30% ～ 50%[11]。手术应充分扩创引流，彻底清除坏死组织，直至暴露新鲜肉芽组织。积极的清创术往往会导致较大的手术创面，使肛周及会阴部外观较差。对于较大面积的清创，当潜在感染得到系统控制时，就需要进行生殖器重建手术[12]。常见的生殖器重建术包括一期闭合、皮肤移植和皮瓣转移等手术方法[12, 13]。除了生殖器重建外，临床常使用辅助治疗方式来帮助患者减轻痛苦和促进伤口愈合，包括高压氧治疗、负压治疗和蜂蜜疗法等。高压氧治疗可抑制厌氧菌，减轻炎症反应，提高组织内氧含量，减少低氧血症的发生，促进伤口修复、愈合[2, 14]。负压治疗通过负压吸引将坏死组织清除体外，避免因引流不畅而加重感染，同时减少组织水肿、增加血流，加快创面愈合[15]。蜂蜜具有广泛的抗菌活性，有激活机体免疫及清创的作用[16]，在治疗大肠埃希菌、金黄色葡萄球菌及链球菌等引起的伤口感染时，可有效补充抗生素的治疗作用[17]。全身综合治疗包括抗感染治疗、营养支持、平衡电解质，动态监测病情变化[10]。在细菌培养和药敏结果未明确时，应早期、足量、联合应用对厌氧菌和需氧菌均有效的广谱抗生素，后期可根据药敏试验结果调整抗生素类型[8]。

二、肛周会阴部坏死性筋膜炎诊治经验

肛周会阴部坏死性筋膜炎发病率低，但致死率高，治疗强调在联合使用广谱、足量抗生素的基础上，早期、积极、手术彻底清创，尽早清创引流是成功救治的关键[8]。西医学主张的彻底清创，往往损伤组织多、瘢痕大且修复时间长，容易留下瘘窦，造成多次手术的风险。上海中医药大学附属龙华医院肛肠学组基于中医学"腐脱新生"理论，将拖线疗法、置管疗法、冲洗灌注、负压疗法、垫棉疗法、线管引流、药线疗法等中医外科特色诊疗技术与西医治疗技术相结合，充分发挥中西医优势，有效降低致死率和致残率，取得较好的临床疗效。

（一）特色鲜明，流派传承

20 世纪 80 年代，"沪上疔疮大王"顾筱岩提出"脱壳囊痈"的病名，认为其病机为肝火湿热，下注染毒所致，多发于老弱之体。治法为正邪兼顾、内外同治，内治当清肝利湿解毒以逐其邪，益气养阴以扶其正；外治则当囊皮脱尽时，以青黛散、桑皮纸提托包扎。

顾氏外科第三代传人、现代中医外科学的奠基人和开拓者顾伯华教授提出本病病名为"脱囊"，认为病机为湿热火毒，下注厥阴或体虚外伤，继感热毒。治疗上当分期论治，早期以清肝利湿解毒为主，外用金黄膏加七三丹；后期以益气养阴为主，外用白玉膏加生肌散。

这一时期形成了顾氏外科对本病病机和治疗的初步认识，为流派后学们继续探索本病奠定了基础。

（二）临证为上，中西结合

顾氏外科肛肠学组于 1998 年成功治愈了第 1 例肛周会阴部坏死性筋膜炎患者。随着疾病谱的发展，肛周会阴部坏死性筋膜炎的发病率逐年增高，肛肠学组收治患者数目逐年增加。顾氏外科第四代传人、上海市名中医陆金根教授结合疾病的临床特点，首次提出"肛疽"病名，在总结诊治经验的基础上认为病机为本虚标实，以气阴不足为本，邪毒内陷为标。气不足则卫外不固，阴不足则生内热，或诱以六淫之邪，或因不洁之邪伤表，邪气乘虚入侵，内伏太阳或少阴，蕴而化热，又逢内热，久而成毒，热毒蚀肌腐肉，轻则红肿热痛、臭秽发脓，重则毒入营血，内传脏腑而成本病。此后，流派后学们根据患者病灶特点，将陆金根教授创立的拖线疗法联合置管疗法、冲洗灌注、负压疗法、垫棉疗法、线管引流等多项顾氏外科特色技术应用于肛周会阴部坏死性筋膜炎的治疗。后学团队秉持走中医药可持续发展道路，坚持"临证为上，中西结合"的理念，流派后学们借鉴国内外先进技术，创新发展，取得较好的临床疗效，有效降低致死率和致残率，并逐步将顾氏外科特色与微创技术结合，建立以临床为中心，涵盖流行病、影像、生理、内镜等多学科诊疗团队，形成肛周会阴部坏死性筋膜炎中医微创诊治理念。

1. 术前充分评估

顾氏外科肛肠学组 1998 年收治了第 1 例肛周会阴部坏死性筋膜炎患者，2005 年初步总结陆金根教授治疗肛周会阴部坏死性筋膜炎经验，2010 年提出多学科协同诊治观念，2019 年"多学科一体化诊疗模式创新项目——肛周坏死性筋膜炎"立项。肛肠组学诊治肛周会阴部坏死性筋膜炎经过 4 个阶段、20 余年的发展，逐步形成了相关诊疗标准。患者入院后立即开启绿色通道，在 4 小时内完成实验室（血常规、肝肾功能电解质、血气等）及肛周 MRI 的检查，明确诊断。通过全方面的量表和检查评分，了解患者的全身状况：①营养状况：Nutritional Risk Screening；②慢性疾病与急性生理状态：Acute Physiology and Chronic Health Evaluation-II（APACHE-II）；③临床体征：Wang and Wong stage description；④实验室检查：Laboratory Risk Indicator for Necrotizing Fasciitis score（LRINEC）、Fournier's gangrene severity index（FGSI）及 Age-adjusted Charlson Comorbidity Index（ACCI）；⑤影像学检查：CT、超声和 MRI 的表现评分。根据患者的体征、实验室检查及评分综合分析，患者诊断明确且病情危重，立即进行手术清创，控制感染，挽救生命。监测患者生命体征，开放静脉通路，予液体复苏。术前邀请 ICU、麻醉科进行 MDT 协作，指导患者的内科治疗及术中麻醉的监护。

2. 术中清创联合顾氏外科特色疗法

陆金根教授在 1988 年首次提出"以线代刀"的治疗观念，独创"拖线疗法"治疗肛瘘。根据中医病症结合、异病同治的治疗原则，拓展应用于坏死性筋膜炎、糖尿病性足坏疽、浆细胞性乳腺炎等可能存在窦瘘病灶的疾病，临床疗效显著[18, 19]。拖线疗法基于中医学"腐脱新生"和"煨脓长肉"的创面修复理论，将传统药捻疗法、挂线疗法与现代微创理念有机结合，以拖线的方式保证局部引流通畅，减少过多皮肤及皮下组织的切开，减少对术后肛门局部功能的影响，降低术后重建的需要。由于拖线疗法无须过多切除周围组织，避免了常规清创手术带来的巨大创伤，既能最大限度有效地保护组织正常形态及生理功能的完整性，又能最大限度减少后遗症，具有治愈率高、手术简单、组织损伤小、创面愈合快、瘢痕小、痛苦少、治愈后功能及外形恢复较好、后遗症少的优点。

肛周会阴部坏死性筋膜炎确诊后需要尽早进行清创引流，操作要点是术中以原发病灶为起点，探出坏死腔范围及与周围组织关系，彻底清除坏死组织。确定不留死腔后，浅层腔隙以多点切口的方式尽量保留皮瓣，在球头银丝探针导引下，将多股 7-0 医用丝线通过探针贯穿于窦瘘中，丝线两端打结，使之呈圆环状，放置在瘘管内的整条丝线保持松弛状态；若窦瘘长度大于 5cm，则应采用分段拖线。以拖线的方式保证局部引流通畅，减少过多皮肤及皮下组织的切开，减少对术后肛门局部功能的影响，降低术后重建的需要。治疗后期采用分批撤线的方法，能有效避免管腔假性愈合，提高治愈率，减少复发[20]。

3. 多学科联合，全程中药内服外用

早期、积极、彻底手术清创，广谱、足量抗生素联合使用是目前的主要治疗原则[9]。在未明确病原菌的情况下早期足量使用广谱抗生素，术后应反复做脓液细菌培养以早期发现致病菌，及时调整抗生素。研究显示阿米卡星是坏死性筋膜炎致病细菌敏感性最高的抗生素，其次是亚胺培南、美罗培南和万古霉素[21]。此外还应联合免疫调节剂、平衡电解质和液体复苏疗法[22]。

顾氏外科在治疗肛周会阴部坏死性筋膜炎方面具有独到经验，在诊治过程中充分发挥中医药特色优势。陆金根教授根据坏死性筋膜炎的症状将其分为三期[7, 23]。初起主要表现为患处局部肿胀疼痛，皮色紫红成点状，从中心点迅速向四周扩散，疮顶色灰黑，切开后脓浊秽，味臭难闻，剧痛不止，多伴恶寒发热，甚至高热烦躁等热毒炽盛表现。此时以邪实为主，治疗重在祛邪，并注意时时顾护胃阴。治宜清热解毒凉血，以黄连解毒汤和犀角地黄汤加减，药用金银花、连翘、白花蛇舌草、紫花地丁、生地黄、水牛角、牡丹皮等。因本病来势凶险，在中药用量上应较治疗一般性疮疡为大，生地黄、金银花、紫花地丁等常用至60g。如出现高热不退、神昏谵语、血压下降等疔毒走黄之证者，加用安宫牛黄丸或紫雪丹。本病发于至阴处，妄用寒凉易致邪不得出，需性温之药调和药性，清热药及抗生素应中病即止[24]。中期局部创面多见坏死筋膜色灰暗，脓似粉浆污水，气味恶臭，脓腐难脱或肉芽淡红，脓水清稀，或伴气阴（血）不足表现，此时邪气未退，正气渐衰，治疗当扶正与祛邪兼顾，以托毒排脓，药用八珍汤合四妙勇安汤加金银花、连翘、皂角刺等。病情稳定后，恢复期局部创面肿不明显，皮色不红而暗淡，当以扶正为主，以补气血，促生肌。药用加味十全汤加玄参、天花粉等，促进生肌长肉。

术后创面早期应用高压氧疗，可以抑制厌氧菌，减轻炎症反应，提高组织内氧含量，减少低氧血症的发生，促进伤口修复、愈合；创面应用负压吸引，可减少疼痛，加快愈合。伤口敞开换药，用3%过氧化氢和0.5%甲硝唑交替冲洗，再用双氧水溶液纱条填塞伤口内。至于外用中药，早期创面脓腐明显，以提脓祛腐药九一丹或八二丹，可加速腐败坏死组织的脱落液化；恢复期创面坏死脱落干净，用生肌散等能促进肉芽及上皮生长的药物。

肛周会阴部急性坏死性筋膜炎为临床危急重症，顾氏外科肛肠团队诊治本病已形成了一套成熟的评估治疗流程。尤为重要的是将中医药参与全程治疗管理中，通过中药内服可以减轻患者因重度感染引起的毒性反应、顾护高热引起的阴液亏损、减轻虚脱诸症，还能改善因大量抗生素治疗后引起的局部病灶僵硬，后期有利于恢复耗损气血、促进创面愈合。同时结合创面局部情况，分期辨证使用提脓祛腐丹药和生肌敛疮散剂，联合顾氏外科特色外治的技术有效保护肛门功能，缩短愈合时间，提高患者生活质量。

（姚一博　张嘉员）

【参考文献】

［1］KUZAKA B, WROBLEWSKA M M, BORKOWSKI T, et al. Fournier's Gangrene: Clinical Presentation of 13 Cases［J］. Med Sci Monit, 2018, 24: 548-555.

［2］CHENNAMSETTY A, KHOURDAJI I, BURKS F, et al. Contemporary diagnosis and management of Fournier's gangrene［J］. Ther Adv Urol, 2015, 7(4): 203-215.

［3］MALLIKARJUNA M N, VIJAYAKUMAR A, PATIL V S, et al. Fournier's Gangrene: Current Practices［J］. ISRN Surg, 2012, 2012: 942437.

［4］El-QUSHAYRI A E, KHALAF K M, DAHY A, et al. Fournier's gangrene mortality: A 17-year systematic review and meta-analysis［J］. Int J Infect Dis, 2020, 92: 218-225.

［5］ALTARAC S, KATUSIN D, CRNICA S, et al. Fournier's gangrene: etiology and outcome analysis of 41 patients［J］. Urol Int, 2012, 88(3): 289-293.

［6］MONTRIEF T, LONG B, KOYFMAN A, et al. Fournier Gangrene: A Review for Emergency Clinicians［J］. J Emerg Med, 2019, 57(4): 488-500.

［7］何春梅，曹永清，郭修田，等．陆金根治疗肛周坏死性筋膜炎经验［J］．中医杂志，2005（11）：817-818.

［8］肛周坏死性筋膜炎临床诊治中国专家共识（2019）［J］．中华胃肠外科杂志，2019（7）：689-693.

［9］MORAIS H, NEVES J, RIBEIRO H M, et al. Case series of Fournier's gangrene：Affected body surface area-The underestimated prognostic factor［J］. Annals of Medicine & Surgery, 2017, 16(C): 19-22.

［10］柳瑞瑞，曹永清，姚一博．肛周坏死性筋膜炎的中西医治疗进展［J］．中国中西医结合外科杂志，2020，26（2）：382-385.

［11］WONG C H, KHIN L W, HENG K S, et al. The LRINEC (Laboratory Risk Indicator for Necrotizing Fasciitis) score: a tool for distinguishing necrotizing fasciitis from other soft tissue infections［J］.Crit Care Med, 2004, 32(7): 1535-1541.

［12］HORTA R, CERQUEIRA M, MARQUES M, et al. Fournier's gangrene: from urological emergency to plastic surgery［J］. Actas Urol Esp, 2009, 33(8): 925-929.

［13］MEULI J N, HUBNER M, MARTINEAU J, et al. Impact of etiology leading to abdominoperineal resection with anterolateral thigh flap reconstruction: A retrospective cohort study［J］. J Surg Oncol, 2023, 127(1): 40-47.

［14］SOH C R, PIETROBON R, FREIBERGER J J, et al. Hyperbaric oxygen therapy in necrotising soft tissue infections: a study of patients in the United States Nationwide Inpatient Sample［J］. Intensive Care Med, 2012, 38(7): 1143-1151.

［15］SINGH A, AHMED K, AYDIN A, et al. Fournier's gangrene. a clinical review［J］. Arch Ital Urol Androl, 2016, 88(3): 157-164.

［16］郭娜娜，赵亚周，王凯，等.蜂蜜对创伤愈合的作用及机理研究进展［J］.中国农业科技导报，2021，23（2）：123-133.

［17］沈瑞红，王嘉欣，葛东旭，等.肛周坏死性筋膜炎术后促愈的中西医治疗研究进展［J］.中国医药导报，2022，19（7）：47-50.

［18］陶晓春，梁宏涛，姚一博，等.拖线疗法治疗难愈性窦瘘疗效观察及医患评价调查［J］.西部中医药，2021，34（3）：116-121.

［19］陆金根，阙华发，陈红风，等.拖线疗法治疗难愈性窦瘘的优势［J］.中西医结合学报，2008（10）：991-994.

［20］阙华发.糖尿病性足溃疡创面处理的中医外治法［J］.中医外治杂志，2013，22（1）：58-60.

［21］YILMAZLAR T, GULCU B, ISIK O, et al. Microbiological aspects of fournier's gangrene［J］. Int J Surg, 2017, 40: 135-138.

［22］AL-ADAWI M, DAKKAK B, BAKHSH A, et al. A three-year review of the management of fournier's gangrene presenting in a single saudi arabian institute［J］. Central European Journal of Urology, 2013, 66: 331-334.

［23］何春梅，曹永清，陆金根.中西医结合治疗肛周急性坏死性筋膜炎9例［J］.中西医结合学报，2005（3）：233-234，237.

［24］王钱陶，肖长芳，王琛，等.基于数据挖掘分析中医治疗老年肛周会阴部坏死性筋膜炎术后用药规律［J］.老年医学与保健，2021，27（2）：348-351，404.

第六节　肛　裂

一、疾病概说

　　肛裂（anal fissure）是临床常见的肛门直肠疾病，主要表现为肛管皮肤全层裂开形成的慢性梭形溃疡，以周期性剧烈疼痛、出血、便秘为主要症状[1]。本病以青壮年多见，女性居多，但也发生于老年人和儿童，15% 的产妇也会出现肛裂[2]。肛裂主要好发于肛管后正中线，约占 90%[3]，其次为前部、两侧等位置。多发性溃疡裂口，要考虑肠道炎性疾病和 HIV 等引起。早期肛裂主要表现为单纯肛管皮肤撕裂，陈旧性肛裂可见到裂口远端的哨兵痔、裂口近端的肛乳头肥大、内括约肌纤维的裸露等，裂口上端齿线附近可并发肛窦炎、单口内瘘等。肛裂病理组织变化可分为初发期、溃疡形成期、慢性溃疡期和慢性溃疡合并其他病理改变期 4 个阶段。

　　肛裂，中医学称为"钩肠痔""裂痔""脉痔"等。《诸病源候论》记载："肛边生疮，痒而复痛出血者，脉痔也。"清代《外科大成》记载："钩肠痔，肛门内外有痔，折缝破烂，便如羊屎，粪后出血，秽臭大痛者……"我国第一部痔瘘专著《马氏痔瘘科七十二种》正式提出"裂肛痔"病名。中医学认为肛裂的发生多因血热肠燥、大便秘结、排便努挣致肛门皮肤破损，正如《医宗金鉴》所言："肛门围绕，折纹破裂，便结者，火燥也。"阐述了因热结肠燥或因阴虚津亏而致大便秘结，排便用力，使肛门皮肤裂伤，随后又继发感染，逐渐形成慢性、梭形溃疡。西医学认为肛门内括约肌的高张力或痉挛及局部缺血是引起肛裂的主要病理因素，粪便干结是常见原因。肛裂的形成与外伤、感染、解剖、内括约肌痉挛、手术引起肛门狭窄等因素有关。

　　肛裂的诊断主要依据症状及局部检查，应与克罗恩病、传染性疾病等疾病相鉴别。对于早期或陈旧性肛裂，优先考虑保守治疗，通过增加膳食纤维和水的摄入、增加运动等生活方式调整是肛裂的基础治疗措施[4]。使用粪便软化药物（容积性泻剂和渗透性泻剂）可以减少对裂口的刺激和损伤，减轻不适症状。坐浴可以减轻肛门括约肌痉挛以此缓解肛门疼痛，并改善肛门血液循环，缓解充血和水肿。中医药治疗可以有效改善肛裂局部症状，促进裂口的愈合，防止局部感染[5]。此外，一氧化氮供体硝酸甘油、钙离子通道阻滞剂外用可缓解肛裂导致的疼痛，促进愈合。药物治疗未愈的早期肛裂也可以采用扩肛法，用手指或器械扩肛，切记用暴力，以免引起肛门失禁。对于保守治疗无效的患者，可考虑手术治疗。

内括约肌侧切术：是治疗慢性肛裂的首选方法。纵切横缝法适用于陈旧性肛裂伴有肛管狭窄者，挂线法适用于肛裂伴有皮下瘘者。对于肛管皮肤有较大缺损、肛裂合并肛管有明显狭窄且内括约肌切开术后易发生肛门失禁的患者，可采用肛门皮瓣技术（V-Y皮瓣或房型皮瓣），减少失禁风险。此外，陆金根教授反对使用暴力松解括约肌，强调手术中要按照解剖层次逐步切开，防止过度损伤肛门括约肌。而对于儿童、孕妇、克罗恩病相关特殊人群肛裂患者，应先以保守治疗为主。

二、肛裂诊治经验

肛裂常引起剧痛，愈合困难，患者往往因怕痛畏惧排便，出现"怕痛－忍便－便干－更痛"的恶性循环现象。陆金根教授指出：肛裂是一种独立的疾病，不同于人体其他部位的溃疡，有特殊的临床表现即肛门周期性剧痛，肛裂易反复感染，并出现一系列并发症，应明确其病因病机及诊断，以指导治疗[6, 7]。

1. 详细询问病史，提高诊断准确性

肛裂好发于年轻人、儿童和妇女这三类人群，肛裂症状有明确特点，只要详细询问病史，以及疼痛、出血特点，诊断并不困难。诊断时为了提高诊断的准确性，防止失误，应严格按问诊、触诊、视诊及活体组织病理检查几个方面加以详细诊断。急性肛裂肛门部可见分泌物，牵开臀部可见肛裂下端，如用探针轻触裂口的下端，可引起疼痛；慢性肛裂常见有溃疡、结缔组织外痔等。临床上的肛门指诊和镜检，不宜用于肛裂诊断，因为这些检查会引起患者剧烈疼痛，可采用局麻下肛门检查。肛门镜检查可见圆形溃疡，或见细小裂口。急性肛裂的裂口边缘整齐，底浅红色；慢性肛裂的裂口边缘不整齐，底深灰白色，有的严重肛裂者还可看到括约肌纤维。肛裂鉴别诊断：肛裂须与肛门皮肤皲裂、克罗恩病肛裂、肛门结核、肛门皮肤癌鉴别，也应与结核性溃疡、梅毒溃疡、软下疳和上皮癌等相鉴别。

2. 中医药分期辨治

肛裂可分为早期肛裂和陈旧性肛裂两种，肛裂早期易自愈，后期反复发作，给人们的生活工作带来影响，应及时进行治疗。早期肛裂，发病时间较短，创面浅而色鲜红，边缘整齐，有弹性，易治愈，属中医学血热肠燥证及湿热蕴结证。陈旧性肛裂，病程较长，溃疡色白，底深，边缘变硬、变厚，裂口周围组织发炎、充血、水肿，较深大溃疡，不易愈合，属于中医学阴虚肠燥证。陆金根教授通过数十年的临床实践，提出肛裂的治疗原则为以纠正便秘、止痛和促进溃疡愈合为目的。通过软化大便，保持排便通畅；解除括约肌痉挛，中断"怕痛－忍便－便干－更痛"的恶性循环，促进肛裂愈合。早期肛裂可采用中医的辨证保守治疗，陈旧性肛裂及早期肛裂经保守治疗失败者多采用手术治疗。

（1）早期肛裂

①内治法：血热肠燥证为燥火郁结，结于肠道，患者常因大便燥结痛苦而不敢正常进食，伴有心烦意乱、口苦咽干、舌苔黄燥、脉弦数。治拟养阴清热、凉血通便，选用黄柏、赤芍、牡丹皮、黄芩、金银花、天花粉、生地黄、火麻仁等药物，方中黄柏、赤芍以清热泻火，牡丹皮清热凉血，黄芩、金银花清热解毒，天花粉、生地黄清热养阴，火麻仁润肠通便、滋养补虚。湿热蕴结证为湿热下注，蕴结于肛门，症见便时腹痛不适，排便不爽，肛门坠胀，便时有黏液鲜血，或可带有脓血，苔黄厚腻。治拟清热利湿，选用黄柏、苍术、白术、泽泻、枳实、枳壳、瓜蒌仁、桃仁、当归等药物，方中黄柏清热解毒，苍术、白术燥湿健脾，泽泻渗湿泄热，枳实、枳壳破气除痞，瓜蒌仁、桃仁、当归以润肠通便。

对于小儿肛裂，陆教授认为小儿素体"阳常有余，阴常不足"，无论外感内伤均易化热。热邪蕴积胃肠，消灼阴津，致使津液亏虚，肠道干涩形成便干秘结，强努而损伤肛门，造成裂口。临证多用玄参性咸寒，质润，既清热邪又滋阴液，苦泄滑肠而通便；麦冬甘寒，增液润燥，可养胃生津、润肺清心，与玄参配伍，一清一润，用治小儿伤阴效佳。配合南北沙参养肺胃之阴，润燥生津，如增水行舟，加强润肠通便之效；芍药酸寒，养血敛阴，柔肝止痛；甘草甘温，健脾益气，缓急止痛。二药相伍，酸甘化阴，调和肝脾，有柔筋止痛之效。

陆金根教授认为小儿少有内痔等并发症，且因肛管内括约肌痉挛而导致的收缩力量也相对较弱，因此只要处方用药对症，肛裂裂口修复也较快。小儿早期肛裂主要是由于便秘引起的，陆教授治疗小儿功能性便秘，也非常重视患儿饮食习惯，门诊时嘱咐家属注意患儿平时饮食、生活起居的调整配合，以辅助药物治疗，促进创面愈合减少复发[8]。

②外治法：用玉红膏、白玉膏或生肌散等外敷裂口。局部坐浴可用温水或中药（黄柏、苦参、虎杖、五倍子、半枝莲等）坐浴，温度40℃左右（每天2～3次，每次20～30分钟），可松弛肛门括约肌，改善局部血液循环，促进炎症吸收，减轻疼痛，并清洁局部以利于创口愈合。

（2）陈旧性肛裂

①内治法：阴虚肠燥证为阴虚肠燥，结而化火，症见便时肛门疼痛，流血、大便秘结，皮肤干涩，口干舌燥，心烦失眠，午后潮热，舌红少苔，脉细数。治拟养阴润燥通便，选用黄芪、北沙参、麦冬、天花粉、何首乌、火麻仁、瓜蒌仁、蒲公英、焦山楂、焦神曲等药物，方中黄芪健脾补中，北沙参、麦冬、天花粉养阴清热、润燥生津，何首乌、火麻仁、瓜蒌仁润肠通便，蒲公英清热解毒，焦山楂、焦神曲消食补中。

②外治法：九一丹、八二丹等含升丹等腐蚀类药物涂抹溃疡面，外涂生肌长肉油膏如生肌玉红膏、白玉膏等[9]。

3. 手术治疗

对于经久不愈、非手术治疗无效的陈旧性肛裂可采用手术治疗，手术的目的是将肛管溃疡性裂口同哨兵痔、肛乳头等一并切除，并切断适量的内括约肌。陆金根教授根据多年临床经验，提出肛裂手术治疗的核心是保障适度的肛门周径，保证肛门括约肌功能的完整性，避免再次手术，努力提高患者的生活质量[10, 11]。

侧方开放性内括约肌切断术：是目前临床手术治疗的最常用的方法。临床多选用3或9点内括约肌下缘做放射状切口，沿括约肌间沟钝性分离内括约肌，挑出内括约肌的下1/3或者一半，离断，开放或者丝线缝合创面[12, 13]。

闭合式内括约肌切断术：在常规治疗肛裂的手术基础上，陆金根教授更加注重术后肛门功能的保护。肛裂患者伴有不同程度的肛门狭窄，内括约肌侧切程度则因人而异。在闭合式肛门内括约肌切断术的基础上，较常选取截石位5点或7点进行内括约肌侧切，在解除内括约肌痉挛和肛门狭窄的同时，保留了内括约肌的功能。避免后正中线内括约肌切断，导致"锁孔畸形"的发生[14, 15]。

陆金根教授还指出，针对肛裂的发病因素，平时应预先采取各种方法防止肛裂发生[16]：①适当参加体育活动，如做操、跑步、打太极拳等，都可防止便秘的发生。②及时治疗肛窦炎，防止感染后形成溃疡及皮下瘘，做到便后温水熏洗坐浴，使肛裂创面保持清洁，这有消炎止痛和促进创口愈合的作用。③及时治疗克罗恩病、溃疡性结直肠炎、肛管结核等肠道疾病，防止并发肛裂。④肛门检查时，医者应注意操作轻柔、方法恰当，切忌粗暴用力地对被检者进行直肠指诊和窥镜插入，防止医源性肛管损伤而引起肛裂。

（金　炜）

【参考文献】

［1］徐伟祥，曹永清.实用中医肛肠病学［M］.上海；上海科学技术出版社，2014.

［2］MAPEL D W, SCHUM M, VON WORLEY A. The epidemiology and treatment of anal fissures in a population-based cohort［J］. BMC Gastroenterol, 2014, 14: 129.

［3］GRIFFIN N, ACHESON A G, TUNG P, et al. Quality of life in patients with chronic anal fissure［J］. Colorectal Dis, 2004, 6(1): 39-44.

［4］中国医师协会肛肠医师分会临床指南工作委员会.肛裂临床诊治中国专家共识（2021）［J］.中华胃肠外科杂志，2021，24（12）：1041-1047.

［5］梁宏涛，陆金根.熏洗疗法在痔、肛瘘、肛裂治疗中的应用进展［J］.辽宁中医杂志，2011，38（11）：2295-2297.

［6］阙华发，陈红风，刘胜，等.顾氏外科临证经验集萃［M］.上海：上海科学技术出版社，2016.

［7］郭修田，王琛，潘一滨，等.陆金根教授诊治肛肠外科疾病的学术思想初探［J］.上海中医药大学学报，2012，26（1）：1-3.

［8］高晶.陆金根教授治疗儿科肛肠疾病验案分析［J］.现代医药卫生，2019，35（21）：3404-3406.

［9］彭军良，陆金根，姚向阳，等.敛裂膏外敷治疗Ⅱ期肛裂临床随机对照研究［J］.上海中医药杂志，2014，48（11）：64-66，77.

［10］曹永清，王琛，郭修田.顾氏外科陆金根临证经验集［M］.北京：科学出版社，2016.

［11］张旋，陆金根，王琛.慢性肛裂的手术治疗近况［C］.第十三届全国中西医结合大

肠肛门病学术会议暨第三届国际结直肠外科论坛论文汇编，2009.

［12］蒋伟冬，殷立新，申早立，等.肛门内括约肌侧方半切结扎塑型术治疗陈旧性肛裂的临床观察［J］.上海中医药杂志，2018，52（6）：56-58.

［13］王振宜，孙建华，陈新静.优化肛管松解术治疗陈旧性肛裂的前瞻性随机对照研究［J］.中西医结合学报，2005（3）：190-206.

［14］王振宜，刘华，孙建华，等.肛裂切除黏膜下移术治疗陈旧性肛裂的前瞻性多中心随机对照试验［J］.中西医结合学报，2011，9（4）：402-409.

［15］郝爽，殷立新，白利朋.肛门内括约肌部分切开结扎术治疗陈旧性肛裂的临床研究［J］.外科理论与实践，2022，27（3）：234-238.

［16］彭军良，陆金根.中医"治未病"理论在肛裂治疗中的应用［J］.中医学报，2014，29（10）：1440-1442.

第七节 溃疡性结肠炎

一、疾病概说

溃疡性结肠炎（Ulcerative Colitis，UC）又称非特异性溃疡性结肠炎，是一种病程长，病情极易反复的肠道炎症性疾病，以腹痛、腹泻、黏液脓血便和里急后重为主要临床表现，病位浅表，主要累及结肠黏膜和黏膜下层，以溃疡为主，特别是直肠和乙状结肠等部位多发，故患者腹痛以左下腹为主，部分患者还伴有恶心、呕吐、发热等临床表现。

UC 发病率在我国逐年增高，本病的发生多与遗传、环境、免疫等因素相关。饮食不当、大量吸烟、生活不规律等都可诱发本病。同时，病毒引起的感染是增加罹患本病的重要因素，常见病毒包括梭状芽孢杆菌毒素、巨细胞病毒，病毒的感染常导致 UC 迁延不愈[1]。另外，UC 患者普遍具有一定的焦虑、抑郁、悲观等精神心理因素[2]。但总体来说，免疫反应激活细胞产生的炎症介质与免疫调节因子主要参与了肠黏膜屏障损伤，成为此类炎症性肠病发生的使动因素。

关于 UC 的治疗，西医主要以控制炎症的发生、对症治疗和患者教育为主，部分严重患者则需要手术治疗。药物主要有水杨酸类制剂、肾上腺糖皮质激素、免疫抑制剂、生物疗法及肠道干细胞疗法等，抗菌药物治疗的同时配合激素疗法及免疫抑制剂治疗[3]。一些研究发现，营养疗法对 UC 具有显著疗效，这类饮食主要包括营养丰富、容易消化的食物等[4]。有研究发现，粪便微生物群的移植治疗对活动期的 UC 效果显著[5]。在非手术的研究当中，一些新的抗体和小分子药物成为 UC 治疗新的选择，这种疗法也为一些难治性患者提供了更多新的诊疗思路[4]。但临床发现单纯采用西医治疗的效果并不理想，激素、免疫抑制剂的长期使用可致加重感染、药物的耐药性的出现，使用激素疗法的过程中也容易出现继发性感染等并发症，免疫抑制剂的疗效也尚未明确，因此给 UC 的治疗带来一定的困难[6]。

中医学无 UC 的病名，根据本病的证候特点，多归于"泄泻""痢疾""滞下""便血""休息痢""肠澼""腹痛"等[7]。《素问·举痛论》指出了腹痛的原因和易发的部位："寒气客于小肠，小肠不得成聚，故后泻腹痛矣……腑气不通，气机不畅，亦可以成为腹痛。"《难经·五十七难》指出泄泻的不同分型："凡泄有五……有小肠泄、大瘕泄，曰后重。"《诸病源候论》总结了痢疾及脓血痢产生的病因："又言休息痢者，胃脘有停饮，因痢积久，或冷气或热气乘之……热毒乘经络，血渗肠内，则变为脓血痢。"上述各病名的描述尽管不尽相同，但总体上与 UC 的临床症状已经相近了[8]。

UC 的病因病机，中医历代医家的认识不尽相同。有认为本病是脾肾气虚为本、瘀血阻滞为标的气血同病；有认为是六淫七情导致火毒污秽盛行，阻于肠道，使血败肉腐而成肠痈；有认为先天禀赋不足致脾胃损伤，感受湿邪并由此化热，与肠道气血相搏，血络受损后，形成痢疾、黏液脓血便等。根据中华中医药学会脾胃病分会《溃疡性结肠炎中医诊疗共识（2009）》，UC 常用的中医辨证分型与治则为：大肠湿热证，治宜清热化湿、调气行血；脾虚湿蕴证，治宜健脾益气、化湿助运；寒热错杂证，治宜温中补虚、清热化湿；肝郁脾虚证，治宜疏肝理气、健脾和中；脾肾阳虚证，治宜健脾补肾、温阳化湿；阴血亏虚证，治宜滋阴清肠、养血宁络[9]。

二、溃疡性结肠炎诊治经验

陆金根教授在继承先师经验的基础上，结合长期临床实践总结，逐步形成自己的学术思想和观点：外科疾病之治疗务必"以消为贵，内治贵早""腐脱新生之效必系气血之盛衰""治病必求其本，治外必本诸内"。陆金根教授治疗炎症性肠病以"以清为先，清补结合"为法，临证时随证变通，应对复杂病机每获佳效。

（一）中医病机的认识

陆金根教授认为 UC 的形成多因患者素体脾虚，外邪内侵，饮食失节，情志失常或外邪直中，客于肠间所致。本病病位主要在大肠，涉及肝、肺、肾诸脏，脾虚是溃疡性结肠炎发病的前提和基础。现代研究发现肠黏膜机械屏障、化学屏障、免疫屏障等受损伤，导致抗原直接通过肠黏膜进入人体，肠黏膜免疫过度加强，从而导致本病一系列临床症状[10]。

陆老认为，脾有升清降浊之功，脾失健运，则清阳不升，浊阴不降，水谷精微化湿，下注大肠而发本病；或感受外邪，困阻脾土，脾失健运，清浊不分，混杂而下，并走肠间，以致腹痛、腹泻；或因过食肥甘生冷，损伤脾胃；或因情志失调，郁怒伤肝，横逆犯脾，或忧思伤脾，气机郁阻，脾失运化，腹痛、腹泻；或因脾虚生湿，内阻气机，郁而化热，湿热蕴结大肠，传化失职，故里急后重；湿热内蕴，阻于脉络，湿热与气血相搏，血腐肉败而化为脓血；热毒内盛则气机壅滞，脉络不通而成瘀，血瘀络阻不循经，出现便血、腹痛等症状。结肠镜检查可见肠黏膜充血、水肿，甚至出现糜烂、溃疡、出血等，肠黏膜活检病理组织学常见大量血栓形成[11]。

（二）辨证论治之经验

陆金根教授作为中医肛肠领域专家，积累了丰富的临床经验，尤其是对UC 的治疗，提倡根据 UC 发病情况辨虚实、查寒热、分期论治；发作期多为实证、热证，缓解期多为虚证、寒证；治以实则通之、虚则补之、热痢清之、寒痢温之。陆师同时指出，脾虚湿胜贯穿 UC 发病始终，脾虚湿滞肠腑，久而化热，气血瘀滞，肠络受伤，血肉腐败，则可见便下黏液或脓血、腹痛、里急后重之症。且湿性黏滞，阻遏脾阳，使脾愈虚，脾失健运，升清降浊失司，水谷精微不布，清浊相混，下注于肠，而成泄泻。可以说脾虚失运，湿热内蕴的病机贯穿在各个病理阶段。因此，清热解毒、健脾燥湿当贯穿始终。无论是活动期还是缓解期，都要高度重视这一治则。在分期论治的基础上，以清热解毒凉血、消导护胃用药贯穿疾病全程，辅以祛湿、化瘀、益气，取得了良好的临床疗效。

1. 发作期：清热化湿，化瘀和血

陆教授认为 UC 发作期以大肠湿热证为主，此期 UC 多有起病急、腹痛明显、痛有定处、腹泻、里急后重、痢下赤白脓血、下血色黯或有血凝块、肛门灼热、舌质紫黯或有瘀斑、舌苔黄腻、脉弦数等症状。内镜下可见结肠黏膜血管纹理模糊、糜烂、溃疡、息肉形成。四诊合参，以脾虚和湿热蕴结为基本病机，治宜清热化湿，调气和血。注意本病具有病程迁延、缠绵难愈的特点，故对此期患者祛邪要彻底，防止"伏邪"缠绵，如《灵枢·贼风》云：："此亦有故邪留而未发。"叶桂《临证指南医案》云："初病在经，久病入络，经主气，络主血。"提示 UC 发病初在气分，随着治疗继续，气分之湿热

易去，但必有湿热之邪入络，化为瘀血，壅塞于络脉，藏为伏邪。

瘀血在 UC 的发病过程中，既是发病因素，又是病理产物。瘀血形成后，更加阻滞气血运化，瘀血不去则新血不生，瘀血越甚，气血愈虚，最终使疾病迁延反复。研究证实，UC 患者虽然出现黏液血便，但机体处于高凝状态[15]。瘀血可致出血，症见活动期下利赤色黏胨。因此，瘀血也是 UC 病理过程中一个不容忽视的重要因素。针对此病理特点，在 UC 活动期，陆教授以白头翁汤合红藤败酱散为基础进行处方加减，以白头翁、红藤、败酱草、秦皮等清热解毒，以黄芩、黄连燥湿止泻，以杭白芍养血和营、缓急止痛通血痹，以槟榔理气止痛，以白术、陈皮、防风理气健脾、化湿止泻。陆教授认为脾虚湿胜是导致本病发生的重要因素，脾虚为发病之本，湿热为发病之标，脾喜燥而恶湿，湿滞困脾，湿热下注，从而引起泄痢。本病在演变过程中湿热邪气贯穿始末，其病位在大肠，使肠道津液转化受阻，气血瘀滞，肠道传导功能失司，故清肠化湿、活血化瘀同等重要。

2. 缓解期：健脾补肾，疏肝解毒

在缓解期，患者腹痛、里急后重、脓血便等症状基本消失，缓解期主要以虚证、寒证、脾虚湿盛症状表现为主。脾虚不运，水湿内生，或从寒化，或从热化，寒湿或湿热等邪气阻滞肠道，与气血相互搏结，使肠络受损，便下赤白脓血便，脾虚水湿不运，则大便稀薄；但因 UC 病程较长，且迁延难愈，难免影响情志，情志失调，肝气郁结，横逆犯脾，运化失常，而生泄痢，复又诱发而加重病情。正如《景岳全书·泄泻》所云："凡遇怒气便作泄泻者，必先以怒时挟食，致伤脾胃……脾气受伤而然。"因在脾虚的共性病机上尚有"肝"的影响，其主要病机为土虚木乘，肝脾不和，故在健脾同时也应治肝[12]。UC 患者素体脾胃虚弱，病久累及于肾，损伤肾阳，阳气不足，脾失温煦，运化失常，脾肾俱虚，且湿邪为患，黏滞重浊，不宜速去，常致病情反复，迁延不愈。正如《医宗必读·痢疾》中云："是知在脾者病浅，在肾者病深。肾为胃关，开窍于二阴，未有久痢而肾不损者。"陆金根教授认为本病缓解期患者素体虚弱，病久及肾。在 UC 缓解期，正气虚弱，必仍有湿热余邪伏留，遇诱因随时可致发作。故在益气健脾、渗湿止泻、疏肝理气的基础上兼顾清热解毒、活血化瘀之品。故此阶段陆教授注重养阴柔肝、温补脾肾，方用痛泻要方合四神丸为基础进行加减，以杭白芍、怀山药养血柔肝，白芍可通血痹；柴胡疏肝解郁；白术、陈皮、扁豆健脾补虚；防风升清止泻；白头翁、红藤、败酱草清肠化瘀解毒；肉豆蔻、补骨脂、附子、仙茅、菟丝子温补肾阳，还可以缓和药性，以防寒凉药物使用太过更伤及脾肾。

（三）主张中西并用，长期调控

西药治疗 UC 大多使用氨基水杨酸类药物，如美沙拉嗪[13]。单纯用西医西药治疗，虽然可在短期内控制 UC 的症状，但停药后易复发。陆教授也经常接诊长期服用美沙拉嗪但病情反复的患者，方用美沙拉嗪联合中药"清热解毒、健脾化湿"治疗，临床症状改善显著后停用西药，持续中药辨证治之，远期疗效佳。UC 的治疗从缓解症状到控制复发需要较长的时间，一般不少于12 ～ 18 个月，即使在 1 年半以后，间断的应用中医药辨证论治，预防复发，并对患者保持不间断随访[12]。陆金根教授认为不管是在治疗阶段还是在随访阶段，调整生活习惯和自我调控情绪非常重要。正如《素问·刺法论》指出："五疫之至，皆相染易……避其毒气。"以防止其成为致病之源。如一高三考生患者，平素学习压力大，坚持中西医治疗，效果一直不甚明显，待其高考结束，陆教授对其进行心理指导后继续前法治疗，患者病情明显缓解。

（四）诊治心得

陆金根教授从中医辨证分型和西医辨病结合的视角认识 UC，主张诊治本病应注意 4 点：①抓要点，抓某一阶段的主要症状和体征。②归大类，分型不宜过细，否则易拿捏不定，进而造成偏差。③定主线，辨清邪实、正虚、变症，即抓主症，顾兼症。④立治则，大法中容小法[15]。"清、补"二法择机而施，本病发病以"排便频次改变、便血、腹痛"为主要临床表现，本病的病理产物包括湿热、血瘀，湿热、血瘀又是本病继续发展的病因。脾虚为发病的前提和基础，大肠湿热、脾虚湿阻为本病基本病机，特征是虚中夹实。无论活动期还是缓解期，当以清热解毒、健脾化湿治之。

陆金根教授诊治本病亦以卫气营血辨证，认为病变初起在气分，以湿热为主，当以健脾化湿、活血祛瘀为治；病久、病重在血分，气分为辅，以血瘀为主，当以活血祛瘀、清热解毒为主要治法，兼顾柔肝健脾。故《杂病源流犀烛》云："湿盛则飧泄，乃独由于湿耳。不知风寒热虚……未有不源于湿也。"陆教授也强调本病多夹瘀，瘀血在 UC 的发病过程中，既是发病因素，又是病理产物，瘀不去则新不生。故应加牡丹皮、马齿苋等药物以凉血活血。因本病病程较长，患者难免情志失调，缓解期多由脾阳不振，正虚邪恋，日久迁延不愈，治宜扶正与祛邪并重，以治病求本为理念，本病有病久入络、病久及肾、病久肝郁气滞的特点，陆教授认为 UC 缓解期的治疗尤为重要，患者常常因饮食不节、情志异常刺激诱发大便次数增多、腹痛及脓血便，常伴情绪低落，身体消瘦，食少腹胀，怕冷喜暖，陆教授常说："见肝之病，知肝传脾，当先实脾。"陆教授常关注患者体重是否变化，心情是否开朗了，以此作为病情好转的标志。

UC 患者迁延不愈，临床常多见慢性复发型或慢性持续型，即"正气存内，邪不可干"。久病正损邪入，或热毒为患，或瘀血阻络，而脾为后天之本，正气不足，必累及脾胃，治宜虚实同治，早期虽有湿热之象，但脾虚之证已存，后期虽显正虚为主，但邪实之力犹存，如单用清利之法或专温补之力如折戟沉沙，功亏一篑，故"清热解毒，健脾化湿"的补虚泄实治则应贯穿疾病治疗的始终。现代医家治疗 UC，除中医辨证论治以外，同时多采取辨病分期论治，早期清热利湿为主，后期重在健脾温肾。现代研究表明，UC 患者肠黏膜屏障功能的损害，肠黏膜内微血栓形成等病理改变始终贯穿于疾病的始终[13]。基于此认识，早期发病，以有腹痛、腹泻、黏液脓血便、舌苔黄腻等湿热毒邪为主，治以清法，但若单以清法治病，势必加重脾虚，无法继续使用清热解毒药，故应清补兼施，若治疗后临床症状虽愈，但肠镜下仍可见糜烂甚至溃疡的存在，此乃患者脾虚之本常在，热毒、血瘀之标犹存，若外邪内侵、饮食不节、情志不畅，旋即而发，在活动期应坚持以辨证为主，在活动期诸症状消失后，仍应坚持辨病治疗，直到溃疡完全愈合，之后依然坚持益气健脾、化瘀通络等抗复发治疗，常用组方为黄芪 10g，白术 10g，苍术 10g，防风 10g，黄连 10g，败酱草 15g，苦参 10g，川芎 10g，肉桂 6g，炮姜 10g，甘草 6g[14]。

在疾病的缓解期，热毒之象已弱，但湿热余毒尚存，久病入络，瘀血留恋于肠间，此时若专事补法，不注意祛邪，易引发伏邪，病情反复，故治疗上不但使用健脾温肾之品，亦加清热解毒活血之药[9]。陆教授立清、补大法，择机实施如下：湿邪内蕴，脾失运化，治宜清热解毒为先，健脾化湿为辅；肝旺侮脾，肠风内生，湿浊壅滞，治宜疏肝健脾祛风为重，清浊化湿为从；湿邪未尽，脾肾阳虚，治宜温补脾肾之阳，佐以清化湿浊；湿浊困脾，肝急扰神，治宜清化之际，务以缓肝主之[9]。此外，治疗中尤其不忘肝脏之变，肝旺侮脾；不忘情志之伤，心神之变，源于肝郁，损于脾运；不忘虚损之脏，肾阳虚之变。此外，应注意口服药与灌肠相结合：降结肠 40cm 以下，配用灌肠中药，使药物直达病所，事半功倍，有效改善肠壁创面水肿、充血，同时创面脓腐较多时肛滴保留灌肠可起到良好的提脓祛腐作用。常用灌肠的药物为红藤、厚朴、白及、五倍子、青黛等。内镜诊断和治疗与中医药治疗相结合：对于病程长，并发结肠假性息肉，药物治疗无效，可采用内镜介入技术去除息肉；对于病情重或呈爆发型者，坚持中药与西药联合应用，常以西药口服配合中药保留灌肠共同治疗[14]。

（辛世勇）

【参考文献】

[1] 孙世涛，周永学.周永学教授治疗溃疡性结肠炎经验［J］.四川中医,2022,40（12）:7-10.

[2] 朱曦含，邓鑫，王澍青，等.溃疡性结肠炎复发因素分析及中医防治策略［J］.北京中医药，2022，41（9）：968-972.

[3] 高铭健，陆金根，殷立新，等.陆金根辨治慢性溃疡性结肠炎［J］.长春中医药大学学报，2021，37（2）：290-292.

[4] EDMAN J S, WILLIAMS W H, ATKINS R C. Nutritional therapies for ulcerative colitis: literature review, chart review study, and future research［J］. Altern Ther Health Med, 2000, 6(1): 55-63.

[5] 金铖钺，胡莹，金博.粪便微生物群移植在部分消化疾病治疗中的应用及安全性问题［J］.世界华人消化杂志，2020，28（4）：135-143.

[6] 俞婷，徐璇，谢珉宁，等.陆金根教授辨治溃疡性结肠炎的临证经验［J］.中国中医急症，2018，27（7）：1272-1274.

[7] 金艳，陆金根.陆金根教授治疗溃疡性结肠炎经验［J］.四川中医，2012，30（3）：10-11.

[8] 吴茂申.《诸病源候论》有关"痢疾"的病因病机证候学浅析［J］.陕西中医学院学报，2014，37（4）：88-91.

[9] 曹永清，王琛，郭修田.顾氏外科陆金根临证经验集［M］.北京：科学出版社，2016.

[10] 张良宇，陆为民.中医药治疗炎症性肠病免疫生物学机制研究进展［J］.世界科学技术：中医药现代化，2019，21（11）：2469-2473.

[11] 王晓红.瘀血与溃疡性结肠炎关系的研究进展［J］.内蒙古中医药，2017，36（1）：121-122.

[12] 陈步强，常忠生，陆金根.陆金根教授治疗轻中度溃疡性结肠炎学术思想探析［J］.西部中医药，2020，33（2）：47-49.

[13] 李伟，徐伟.溃疡性结肠炎中医治疗进展［J］.锦州医科大学学报，2022，43（2）：108-112.

[14] 陆宇平，王长洪，高文艳，等.溃疡性结肠炎的临床辨治探析［J］.中华中医药学刊，2011，29（6）：1239-1241.

[15] 江学良，权其镇，刘涛，等.溃疡性结肠炎研究的新进展［J］.世界华人消化杂志，2000，8（2）：216-218.

第八节　克罗恩病

一、疾病概说

克罗恩病和溃疡性结肠炎合称为炎症性肠病。克罗恩病又称局限性肠炎、节段性肠炎或肉芽肿性肠炎，是一种以消化道病变为主的自身免疫性疾病，可累及从口腔至肛门的全消化道，以消化道节段性、全层性、炎症性病变为主要病理特征[1]。克罗恩病是一种病因及发病机制尚不清楚的慢性非特异性肠道炎性疾病，目前认为可能与遗传、免疫、感染、饮食、环境及心理因素有关[2]。近年来在我国的发病率明显上升[3]。克罗恩病最常发生于青年期，根据我国统计资料，发病高峰年龄为18～35岁，男性略多于女性（男：女约为1.5：1）[4, 5]。临床表现呈多样化，包括消化道表现、全身性表现、肠外表现和并发症。消化道表现主要有腹泻和腹痛，可有血便；全身性表现主要有体重减轻、发热、食欲不振、疲劳、贫血等，青少年患者可见生长发育迟缓；肠外表现包括关节损伤（如外周关节炎、脊柱关节炎等）、皮肤黏膜表现（如口腔溃疡、结节性红斑和坏疽性脓皮病）、眼部病变（如虹膜炎、巩膜炎、葡萄膜炎等）、肝胆疾病（如脂肪肝、原发性硬化性胆管炎、胆石症等）、血栓栓塞性疾病等；并发症常见的有瘘管、腹腔脓肿、肠腔狭窄和肠梗阻、肛周病变（肛周脓肿、肛周瘘管、皮赘、肛裂等），较少见的有消化道大出血、肠穿孔，病程长者可发生癌变[6]。腹泻、腹痛、体重减轻是CD的常见症状，如有这些症状出现，特别是年轻患者，要考虑本病的可能，如伴肠外表现和（或）肛周病变高度疑为本病。肛周脓肿和肛周瘘管可为少部分克罗恩病患者的首诊表现[7]。克罗恩病病程多迁延，常有反复，不易根治，是公认的医学难题之一[8]。疾病导致患者生活质量下降、收入下降和医疗支出费用增加，无论从生理和心理角度对患者都有严重的影响[9]。各种药物的长期使用或将产生严重的副作用[10]。

克罗恩病肛瘘内口位于齿状线以上，外口距肛缘多≥3cm，常为多个，瘘管较宽大，常合并皮赘、非中线肛裂、肛管直肠狭窄等其他肛周病变，脓肿或瘘管复发部位与原病灶位置不同，伴随胃肠道症状，常见肛周疼痛。克罗恩病肛瘘部分女性患者会出现瘘口宽大的直肠阴道瘘。克罗恩病肛瘘患者还可能会出现性交困难和大便失禁，甚至还会出现抑郁状态及社交、性功能障碍，严重影响生活质量[11-17]。克罗恩病肛瘘中有70%～80%的肛瘘都是高位复杂性肛瘘，作为克罗恩病预后不良的危险因素，约有70%的患者需要手术干预，且其中8%～40%的病例需要进行直肠切除甚至造口[18]。克罗恩病肛瘘的治疗需要多学科协作团队（MDT）在共同讨论的基础上，结合病情及药物治疗效果等制定合理、可行的个体化治疗方案。其治疗目标是缓解症状、瘘管愈合、改善生活质量及减少造口和直肠切除，手术的原则是在治愈肛瘘的同时，最大限度地保护肛门功能[19]。克罗恩病肛瘘是一种独特的侵袭性表型，增加了致残病程、复发和重复手术的风险[20]。

中医古籍中并没有"克罗恩病"及"克罗恩病肛瘘"的病名记载。根据克罗恩病有腹痛、腹泻、血便、腹部包块、瘘管、发热、疲劳、肛周病变、营养障碍、关节病变等临床症状，可将其归属于"腹痛""泄泻""休息痢""肠澼""积聚""便血""肠痈""痹症""虚劳""肛痈""痔漏"等范畴[21]。克罗恩病的治疗目标是诱导并维持临床症状缓解及黏膜愈合，防治并发症，改善患者生命质量。加强对患者的长期管理[22, 23]。内科治疗多以一般治疗、抗生素、激素、氨基水杨酸制剂、免疫抑制剂、生物制剂、小分子药物等为主。应用激素或生物制剂诱导缓解后、重度克罗恩病药物诱导缓解后、复发频繁、临床上有被视为"病情难以控制"的高危因素等往往需考虑继续长期使用药物，以维持临床症状缓解。目前，较为认同的预测"病情难以控制"高危因素包括合并肛周病变、广泛性病变（病变累及肠段累计＞100cm）、食管、胃、十二指肠病变、发病年龄小、首次发病即需要激素治疗等。相当部分克罗恩病患者难以避免手术治疗，外科手术指征有克罗恩病并发症，以及内科治疗无效或内科治疗疗效不佳和（或）药物不良反应已严重影响生命质量者，可考虑外科手术。需接受手术的患者应考虑手术时机[24-26]。

克罗恩病并发症包括：①肠梗阻，由纤维狭窄所致的肠梗阻[27]。炎症性狭窄引起的梗阻如药物治疗无效可考虑手术治疗。②腹腔脓肿，先行经皮脓肿引流和抗感染，必要时再行手术处理病变肠段[28, 29]。③瘘管形成，非肛周瘘管（包括肠皮瘘和各种内瘘）的处理应由内外科医师密切配合进行个体化处理。④急性穿孔，需急诊手术。⑤大出血，内科治疗（包括内镜止血）出血无效而危及生命者，需急诊手术。⑥癌变。

中医学则在整体观念和辨证论治指导下，辨病与辨证相结合，多维度（治疗、饮食、作息、情绪、养生等）慢病管理诊疗模式，针对疾病的发病特点，分级、分期、分段运用不同的给药途径，随症灵活加减用药，重视个体化治疗，改善患者体质，在炎症性肠病包括克罗恩病的治疗方面具有明显特色与优势[30]。《中医消化病诊疗指南》提出克罗恩病的 5 个证型为湿热蕴结证、寒湿困脾证、气滞血瘀证、肝郁脾虚证、脾胃虚寒证。临床有"从痢治"，方用芍药汤、葛根芩连汤、参苓白术散等加减；有"从疡治"，方用薏苡附子败酱散、白头翁汤、痛泻要方等加减；有"从痛治"，方用大黄牡丹汤败酱草、鸡血藤；有"从络治"，药选露蜂房、地鳖虫、龟甲、皂角刺等；有"从劳治"，方选补中益气汤、左归丸、人参养荣汤、四物汤等。机会性感染是克罗恩病常见的一个临床问题，中医药通过益气固表、扶正祛邪起到防治感染的作用。肠道纤维化是目前克罗恩病诊治中最棘手的难题之一，中医药通过养血、散瘀、通络起到抗纤维化的作用。在克罗恩病合并肠漏、腹腔脓肿时，遵循中医外科用药原则，消、托、补三法的综合运用，通过清热解毒、消瘀散痈或扶正祛邪、透毒消痈的方法起到减少并发症的作用。中西医治疗各有所长，临床应发挥它们各自的优势及特长以达到协同增效的作用。

克罗恩病肛瘘的治疗目标分为短期目标和长期目标，短期目标即脓肿的引流和症状的缓解；长期目标是保护肛门功能、减少分泌物、治愈瘘管，尽可能避免因并发症而导致直肠切除或造口，尽可能提高患者的生活质量。单纯性无症状性克罗恩病肛瘘无须处理；有症状的单纯性肛瘘及复杂性肛瘘在药物治疗基础上，可能需要外科手术。克罗恩病肛瘘的治疗方案，应当是内外科相结合，建立在对疾病的全面评估下，根据不同患者的病情活动程度和危险程度，制定个性化的方案。内科治疗同克罗恩病治疗。对于克罗恩病肛瘘来说，外科手术的原则是在治疗肛瘘的同时，最大限度地保护肛门功能，多数手术治疗的目的都是引流、控制感染。手术时机的选择也至关重要。对于克罗恩病活动期出现的肛周脓肿或瘘管继发感染，应立即挂线引流或置管引流，防止再次出现脓肿；而确定性外科手术则应在克罗恩病的缓解期进行[31]。手术中需进行仔细探查，结合克罗恩病肛瘘的分型和瘘管病变范围，采用适合的手术方式。手术方式包括切开引流、挂线疗法、括约肌间瘘管结扎术（Lift 术）、推移黏膜瓣、肛瘘栓、干细胞注射、肛瘘镜、激光消融术、直肠切除加永久性造口等。

中医学针对克罗恩病肛瘘的治疗，重视整体与局部相结合以辨期辨证施治。有学者将本病归纳总结为三大证型：气滞血瘀证、湿邪蕴结证、脾肾两虚证，分别对应急性期、活动期、缓解期，治拟行气化瘀、清热化湿或散寒祛湿、健脾补肾[32]。外治方面，对于活动期，可行挂线引流术；非活动期，可通过掺药、熏洗、外敷、药线引流、灌肠、针灸等缓解症状。内外合治以提高疗效。

二、克罗恩病诊治经验

（一）内治以清温并进

中医古籍对本病的病因病机有相关论述。《素问·太阴阳明论》曰："食饮不节，起居不时，阴受之，阳受之则入五脏，入五脏则䐜满闭塞，下为飧泄，久为肠澼也。"《景岳全书·泄泻》曰："若饮食失节，起居不慎，以致脾胃受伤，则水反为湿，谷反为滞，精华之气不能输化，乃致合污下降而泻痢作矣。"《素问·风论》记载："风中五脏六腑之俞……久风入中，则为肠风飧泄。"《杂病源流犀烛·泄泻源流》曰："湿胜则飧泄，乃独由于湿耳？不知风寒热虚，虽皆能为病，苟脾强无湿，四者均不得而干之，何自成泄？是泄虽有风寒热虚之不同，要未有不源于湿者也。"《医学心悟》记载："湿多成五泄，泄之属湿也，明矣。"《证因脉治·痢疾论》曰："七情内伤痢之因，忧愁思虑则伤脾，脾阴既伤，则转输失职，日饮水谷，不能运化，停滞胃肠之中……气凝血泣，与稽留之水谷相胶固，则脾家壅滞，而贼邪传肾之症作矣。"《明医指掌·痢疾》记载："痢之作也，非一朝一夕之故，其所由来渐矣。盖平素饮食不节，将息失宜……以致气血俱伤，饮食停积，湿热熏蒸，化为秽浊。"《灵枢·口问》曰："中焦元气不足，溲便为之变……"《景岳全书·泄泻》云："肾为胃关，开窍于二阴，所以二便之开闭，皆肾脏之所主。今肾中阳气不足，则命门火衰，而阴寒独盛。故于子丑五更之后，当阳气未复，阴气盛极之时，则令人洞泄不止也。"《素问·脏气法时论》曰："脾病者，虚则腹满肠鸣，飧泄食不化。"陆金根教授认为本病的发病多因饮食不节、忧思恼怒，或感受湿热，脾气受损，湿从内生，蕴久化热，熏蒸肠道，气血壅滞，导致肠腑传化失司；病久则由脾及肾，而致脾肾两虚，正虚邪恋，缠绵难愈。因此，湿毒内蕴，气血壅滞，脾肾亏虚是本病发病的关键所在。从病理因素而言，本病除了湿、热因素外，还应强调毒或瘀的特征病理因素。病变部位在胃肠，与脾、肾等多脏腑相关，且病位较广，病变较深。虚实夹杂，常互为因果；寒热错杂，常互相转化。顾氏外科肛肠学组在陆金根教授的带领下，经过近20年的临床经验总结，根据本病的病因病机特点，创立红萸饮，用以清热解毒、凉血活血，兼之温补脾肾。提出治疗本病宜以清为先、清温并进为要。

红萸饮组方为红藤、败酱草、山茱萸、生黄芪4味。其中，红藤为君药，味苦，性平，归大肠经，服之清热解毒、活血通络，为治疗肠痈之要药。臣药为败酱草，入胃、大肠、肝经，常与红藤相须为用，加强清热解毒、活血排脓之功效。山茱萸为佐药，归肝、肾经，服之温补肝肾。生黄芪为使药，入脾、肺经，考虑肺与大肠相表里，故用之补气固表、托毒排脓。

对于血便或者脓血便为主者，加槐花、侧柏叶、荆芥穗、枳壳（麸炒）、茜草根、生地黄、犀角（水牛角代）、芍药、牡丹皮等；对于久泻便血不止者，加补骨脂、肉豆蔻等。对于腹痛属湿毒壅滞者，加薏苡仁、地锦草、马齿苋、白头翁、黄柏、黄连、秦皮等；对于腹痛肠鸣、痛则欲泻者，加白术、白芍、陈皮、防风、柴胡、枳实等；对于腹痛属气滞血瘀、肠道受损，加当归、白芍、川芎、香附、木香、乌药、砂仁、小茴香、干姜、延胡索、徐长卿、肉桂等；如久病腹痛，肠络失养者，加当归、熟地黄、白芍、黄精、茯苓等；肠络失温者，加附子、干姜、大枣、胶饴等，生黄芪改炙黄芪；肠络不畅者，加生地黄、麦冬、玄参等；对于右下腹痛，伴发热者，加大黄、牡丹皮、桃仁、冬瓜子、银花、蒲公英、白头翁、鸡血藤、栀子、黄连、黄柏、黄芩、野菊花、紫花地丁、紫背天葵子等；对于有腹部包块、肠道狭窄者，加露蜂房、地鳖虫、龟甲、皂角刺、白芷、乳香、没药和天花粉、当归尾等；对于神疲少气者，加白术、党参、太子参、茯苓、山药等；对于畏寒肢冷或发育不良者，加淫羊藿、菟丝子、巴戟天、熟地黄、枸杞子、怀山药、牛膝、杜仲、黄精等；对缺铁性贫血者，加灵磁石、骨碎补、鸡血藤、仙鹤草等。

（二）克罗恩病肛瘘的处理

顾氏外科肛肠学组治疗本病主张：术前全面评估，术后定期随访；多学科诊疗、全程管理疾病；中医药治疗，贯穿始终。

1. 术前全面评估，术后定期随访

术前要对克罗恩病肛瘘进行全面评估，从而制定精准的手术方案；术后定期复查评估手术效果。①瘘管分型：术前可根据美国胃肠病学会的分型标准，将克罗恩病肛瘘分为简单性肛瘘和复杂性肛瘘。简单性肛瘘通常指低位肛瘘，有且仅有单个瘘管，不合并肛周脓肿、直肠阴道瘘或肛管直肠狭窄；复杂性肛瘘指高位肛瘘，可有多个瘘管，可合并肛周脓肿、直肠阴道瘘或肛管直肠狭窄。或根据 Parks 分型，分为括约肌间型、经括约肌型、括约肌上型、括约肌外型，但本分型方法也可能无法对克罗恩病肛瘘进行分类。②影像学检查：对有症状和体征的克罗恩病肛瘘应常规进行肛周 MRI 检查，可结合麻醉下探查和腔内超声检查。国内外研究表明，麻醉下探查联合腔内超声检查或麻醉下探查联合 MRI，任意一种均可获得 100% 的克罗恩病肛瘘诊断正确率。根据 MRI 影像学表现进行圣詹姆斯大学医院分类，即根据瘘管的解剖位置，分为 5 个等级。1 级为简单线性括约肌间瘘，与括约肌间 Parks 分型相同。2 级为括约肌间瘘伴脓肿或伴瘘管分支，即伴有脓肿或瘘管分支的 1 级为 2 级。3 级为非复杂性经括约肌瘘。4 级为经括约肌瘘伴坐骨直肠窝脓肿或瘘管分支。5 级为经肛提肌或肛提肌上肛瘘伴或不伴脓肿。顾氏外科肛肠学组还根据肛周增强 MRI 图像进行瘘管结构化报告；并进行 MRI 三维建模，以期更好地指导临床和预测疾病预后。③疾病严重程度 / 疗效评价：肛周疾病活动指数（PDAI）能反映克罗恩病患者肛瘘的进展情况。其从 5 个方面对克罗恩病肛周病变进行评价：分泌物、疼痛、性生活困难、肛周病变类型和硬结。MRI 积分法（Van Assche MRI 评分）可评价肛瘘治疗的转归，此评分方法包括对内口情况、瘘管强化程度、瘘管周围水肿情况的评估。④肛门功能评估：Wexner 量表、肛门直肠测压评估患者肛门功能。

克罗恩病肛瘘复发率较高，35%～59% 患者在 2 年内会复发[33]。而 MRI 显示瘘管内部愈合较临床缓解迟滞 12 个月（中位值）[34]。因此，pfCD 的术后随访，应该结合临床检查、MRI、内镜等综合判断，以确定是否调整治疗方案。顾氏外科肛肠学组一般在术后 6 个月及 12 个月复查肛周 MRI，并主动或被动监测药物血药浓度，结合临床症状等及时调整治疗方案。并会对患者进行长程管理及治疗。

2. 多学科诊疗、全程管理疾病

综合患者临床表现、实验室检查、内镜检查（胃镜、结肠镜、小肠镜、胶囊内镜等）、影像学检查（小肠 CT 等）和病理组织学检查等进行综合分析做出疾病诊断。随而进行现病史、既往史、个人史、手术史等记录，进行临床分型（克罗恩病蒙特利尔分型），完成克罗恩病疾病活动指数评分，营养风险筛查评估，生活质量调查，克罗恩病内镜严重程度指数评分或克罗恩病简化内镜评分。与患者充分交流并取得合作之后实施药物和手术治疗，治疗过程中根据对治疗的反应和对药物的耐受情况随时调整治疗方案。逐步建立以临床为中心，涵盖肛肠科、消化科、影像科、病理科、营养科等克罗恩病肛瘘多学科特色诊疗团队。

顾氏外科肛肠学组前期临床观察发现，术前采用 MRI 进行影像学评估，术中联合应用顾氏外科特色疗法，结合内科有效治疗，能明显缩短克罗恩病肛瘘的愈合时间，改善克罗恩病疾病活动指数、肛周克罗恩病疾病活动指数评分，且对疼痛、疾病活动和生活质量等有明显的改善。

对于这个伴有消化道炎症的慢性疾病来说，肛周病变痊愈后，仍然需要定期随访、对患者的长期管理和患者自我管理也不容忽视，这些方面顾氏外科肛肠团队通过建立了微信群，更好地管理患者。

3. 中医药治疗，始终贯穿始终

西医学治疗克罗恩病肛瘘多以抗生素、激素、对氨基水杨酸制剂、免疫抑制剂、生物制剂、反应停、干细胞、高压氧等结合或不结合局部手术治疗为主，但其治愈率不高，复发率高，患者往往需承受"带瘘生存"或复发的痛苦。顾氏外科肛肠学组在中西医内科用药基础上，将中药红黄饮与切开拖线疗法相结合，以益气温阳、清热排毒，使邪去毒泄，达到改善症状的目的。并可同时联合其他顾氏外科特色疗法，如置管疗法、挂线疗法、冲洗灌注、负压疗法、垫棉疗法、线管引流、药线疗法等，加快病灶的愈合和修复。陆金根教授在 1988 年首次提出"以线代刀"的治疗观念，独创"拖线疗法"治疗肛瘘。根据中医病症结合、异病同治的治疗原则，拓展应用于坏死性筋膜炎、糖尿病性足坏疽、浆细胞性乳腺炎等可能存在窦瘘病灶的疾病，临床疗效显著[35, 36]。拖线疗法基于中医学"腐脱新生"和"煨脓长肉"的创面修复理论，将传统药捻疗法、挂线疗法与"微创"理念有机结合，以拖线的方式保证局部引流通畅，减少过多皮肤及皮下组织的切开，减少对术后肛门局部功能的影响。由于拖线疗法无须过多切除周围组织，避免了常规清创手术带来的巨大创伤，能最大限度有效地保护组织正常形态及生理功能的完整性，又能最大限度减少后遗症，具有治愈率高、手术简单、组织损伤小、创面愈合快、瘢痕小、痛苦少、治愈后功能及外形恢复较好、后遗症少的优点。治疗上当分期论治，早期以清热排毒为主，外用红油膏加九一丹、八二丹，或金黄膏外敷；后期以益气温阳为主，外用白玉膏加生肌散。手术操作要点是：结合术前影像学检查结果，术中探查内口、瘘管与周围括约肌复合体关系，彻底清除坏死组织，确定不留死腔后，浅层腔隙以多点切口的方式尽量保留皮瓣，在球头银丝探针导引下，将多股 7-0 医用丝线通过探针贯穿于窦瘘中，丝线两端打结，使之呈圆环状，放置在瘘管内的整条丝线保持松弛状态；若窦瘘长度 > 5cm，则应采用分段拖线。以拖线的方式保证局部引流通畅，减少过多皮肤及皮下组织的切开，减少对术后肛门局部功能的影响。深部腔隙可采取置管引流。治疗后期采用分批撤线的方法，能有效地避免管腔假性愈合，提高治愈率，减少复发[37]；并同时根据肠道症状、用药后应答情况及创面愈合情况决定撤线时间。

顾氏外科肛肠学组前期临床观察表明炎症性肠病患者的腹泻、黏液、脓血便等症状在红萸饮治疗后可得到明显控制[38]，体内实验表明红萸饮可以改善葡聚糖硫酸钠诱导的炎症性肠病小鼠肠黏膜损伤症状[39]；可以降低炎症性肠病小鼠机体内的氧化应激水平，减轻其体内炎症水平，缓解肠道病理损伤，保护肠上皮紧密连接超微结构，进而抑制肠上皮细胞的凋亡，从而治疗炎症性肠病。红萸饮保护炎症性肠病小鼠肠上皮屏障功能的作用机制可能是通过抑制氧化应激，抑制 NF-κB/NLRP3 信号通路，上调肠上皮紧密连接相关蛋白的表达，进而保护肠上皮屏障功能[40]。体外实验表明红萸饮有效组分可缓解肠上皮细胞的炎症反应[41]。前期研究提示，中医药的使用能明显缩短克罗恩病肛瘘的愈合时间，改善克罗恩病疾病活动指数、肛周克罗恩病疾病活动指数评分，且对疼痛、疾病活动和生活质量等有明显的改善。临床上，应辨证施治，随证加减，口服、灌肠及外洗等全程治疗，以提高临床疗效及改善患者生活质量。

（王佳雯）

【参考文献】

［1］叶子茵，肖书渊，李增山，等.中国炎症性肠病病理诊断专家指导意见［J］.中华炎性肠病杂志，2021，5（1）：5-20.

［2］DE SOUZA HEITOR S P, FIOCCHI CLAUDIO, ILIOPOULOS DIMITRIOS. The IBD interactome: an integrated eiew of aetiology, pathogenesis and therapy［J］. Nat Ree Gastroenterol Hepatol, 2017, 14: 739-749.

［3］LIU MEILING, YUAN WANG, PARK SUNMIN. Association between IL-10 rs3024505 and susceptibility to inflammatory bowel disease: A systematic reeiew and meta analysis［J］. Cytokine, 2022, 149: 155721.

［4］APDW2004 Chinese IBD Working Group.Retrospective analysis of 515 cases of Crohn's disease hospitalization in China: nationwide study from 1990 to 2003［J］. J Gastroenterol Hepatol, 2006, 21(6): 1009-1015.

［5］CHOW D K, LEONG R W, LAI L H, et al. Changes in Crohn's disease phenotype over time in the Chinese population: validation of the Montreal classification system［J］. Inflamm Bowel Dis, 2008, 14(4): 536-541.

［6］中华医学会消化病学分会炎症性肠病学组.炎症性肠病诊断与治疗的共识意见（2018）［J］.中华炎性肠病杂志（中英文）, 2018, 2（3）: 173-190.

［7］SANDS B E. From symptom to diagnosis: clinical distinctions among various forms of intestinal inflammation［J］. Gastroenterology, 2004, 126(6): 1518-1532.

［8］王佳雯.红萸饮联合切开拖线疗法治疗克罗恩病肛瘘的临床研究及实验研究［D］.上海: 上海中医药大学, 2017.

［9］BHANDARI SANJAY, LARSON MICHAEL E, KUMAR NILAY, et al. Association of Inflammatory Bowel Disease (IBD) with Depressiee Symptoms in the nnited States Population and Independent Predictors of Depressiee Symptoms in an IBD Population: A NiANES Study［J］. Gut Lieer, 2017, 11: 512-519.

［10］TAN CHANG, WANG MINGYUE, KONG IANWEN, et al. Anti-inflammatory and intestinal microbiota modulation properties of high hydrostatic pressure treated cyanidin-3-glucoside and blueberry pectin complexes on dextran sodium sulfate-induced ulceratiee colitis mice［J］.Food Funct, 2022, 13: 4384-4398.

［11］GOMOLLÓN FERNANDO, DIGNASS AXEL, ANNESE VITO, et al. 3rd European Evidence-based Consensus on the Diagnosis and Management of Crohn's Disease 2016, Part 1: Diagnosis and Medical Management［J］. J Crohns Colitis, 2017, 11: 3-25.

［12］LESPERANCE K, MARTIN M J, LEHMANN R, et al. National Trends and Outcomes for the Surgical Therapy of Ileocolonic Crohn's Disease: A Population-Based Analysis of Laparoscopic vs. Open Approaches［J］. Journal of Gastrointestinal Surgery, 2009, 13(7): 1251-1259.

［13］NIELSEN O H, ROGLER G, HAHNLOSER D, et al. Diagnosis and management of fistulizing Crohn's disease［J］. Nat Clin Pract Gastroenterol Hepatol, 2009, 6(2): 92-106.

［14］陈曦, 何晓生, 邹一丰, 等.结肠镜检查在肛瘘患者中排查克罗恩病的适用性研究［J］.中华胃肠外科杂志, 2016, （9）: 1030-1034.

［15］BATAILLE F, KLEBL F, RÜMMELE P, et al. Morphological characterisation of Crohn's disease fistulae［J］. Gut, 2004, 53(9): 1314-1321.

［16］SLOOTS C E, FELT-BERSMA R J, POEN A C, et al. Assessment and classification of fistula-in-ano in patients with Crohn's disease by hydrogen peroxide enhanced transanal ultrasound［J］.Int J Colorectal Dis, 2001, 16(5): 292-297.

［17］王佳雯，董若曦，叶孙送，等.红萸饮联合切开拖线疗法治疗克罗恩病肛瘘的回顾性临床研究［J］.上海中医药杂志，2021，55（6）：53-57.

［18］BROCHARD CHARLÈNE, RABILLOUD MARIE-LAURE, Hamonic Stéphanie, et al.Natural History of Perianal Crohn's Disease: Long-term Follow-up of a Population-Based Cohort［J］. Clin Gastroenterol Hepatol, 2022, 20: 102-110.

［19］克罗恩病肛瘘共识专家组.克罗恩病肛瘘诊断与治疗的专家共识意见［J］.中华炎性肠病杂志，2019，3（2）：105-110.

［20］GOMOLLON F, DIGNASS A, ANNESE V, et al. 3ʳᵈ European Evidenc-based Consensus on the Diagnosis and Management of Crohn's Disease 2016: Part 1: Diagnosis and Medical Management［J］. Journal of Crohn's and Colitis, 2016, 11(1): 3-25.

［21］李志雄.克罗恩病的中医古籍文献整理［D］.广州：广州中医药大学，2016.

［22］SAIBIL F, LAI E, HAYWARD A, et al. Self-management for people with inflammatory bowel disease［J］. Can J astroenterol, 2008, 22(3): 281-287.

［23］KANE S V, COHEN R D, AIKENS J E, et al. Prevalence of nonadherence with maintenance mesalamine in quiescent ulcerative colitis［J］. Am J Gastroenterol, 2001, 96(10): 2929-2933.

［24］DORN S D. Predictors of Crohn's disease［J］. Gastroenterology, 2006, 131(1): 334-335.

［25］LOLY C, BELAICHE J, LOUIS E. Predictors of severe Crohn's disease［J］. Scand J Gastroenterol, 2008, 43(8): 948-954.

［26］杨荣萍，高翔，何瑶，等.克罗恩病预后不良预测因素的研究［J］.胃肠病学，2012，17（3）：151-155.

［27］YAMAMOTO T, FAZIO V W, TEKKIS P P. Safety and efficacy of stricture plasty for Crohn's disease: a systematic review and meta-analysis［J］. Dis Colon Rectum, 2007, 50(11): 1968-1986.

［28］FEAGINS L A, HOLUBAR S D, KANE S V, et al. Current strategies in the management of intra-abdominal abscesses in Crohn's disease［J］. Clin Gastroenterol Hepatol, 2011, 9(10): 842-850.

［29］XIE Y, ZHU W, LI N, et al. The outcome of initial percutaneous drainage versus surgical drainage for intra-abdominal abscesses in Crohn's disease［J］.Int J Colorectal Dis, 2012, 27(2): 199-206.

［30］苏晓兰，国嵩，张涛，等.炎症性肠病诊治现状及中医药治疗特色与优势［J］.北京中医药，2020，39（3）：211-215.

［31］克罗恩病肛瘘共识专家组.克罗恩病肛瘘诊断与治疗的专家共识意见［J］.中华炎性

肠病杂志，2019，3（2）：105-110.

［32］陶冉，黄晓琳，龚恬韵，等.克罗恩病肛瘘中医药治疗研究进展［J］.陕西中医，2022，43（5）：666-669.

［33］MAKOWIEC F, JEHLE E C, STARLINGER M. Clinical course of perianal fistulas in Crohn's disease［J］. Gu, 1995, 37(5): 696-701.

［34］TOZER P, N g S C, SIDDIQUI M R, et al. Long-term MRI-guided combined anti-TNF-α and thiopurine therapy for Crohn's perianal fistulas［J］. Inflamm Bowel Dis, 2012, 18(10): 1825-1834.

［35］陶晓春，梁宏涛，姚一博，等.拖线疗法治疗难愈性窦瘘疗效观察及医患评价调查［J］.西部中医药，2021，34（3）：116-121.

［36］陆金根，阙华发，陈红风，等.拖线疗法治疗难愈性窦瘘的优势［J］.中西医结合学报，2008（10）：991-994.

［37］阙华发.糖尿病性足溃疡创面处理的中医外治法［J］.中医外治杂志，2013，22（01）：58-60.

［38］潘一滨.红萸饮治疗溃疡性结肠炎临床观察和实验研究［D］.上海：上海中医药大学，2011.

［39］周唯.红萸饮对炎症性肠病 IL-6/STA 的 T3 信号通路的影响和机制研究［D］.上海：上海中医药大学，2017.

［40］董若曦.红萸饮治疗克罗恩病肛周病变的临床观察及其抑制氧化应激调控 NF-κB/NLRP3 信号通路保护炎症性肠病肠屏障功能的机制探索［D］.上海：上海中医药大学，2022.

［41］WANG JIAWEN, PAN YIBIN, Cao Yongqing, et al. Salidroside regulates the expressions of IL-6 and defensins in LPS-actieated intestinal epithelial cells through NF-κB/MAPK and STAT3 pathways［J］. Iran J Basic Med Sci, 2019, 22(1): 31-37.

第九节 直肠脱垂

一、疾病概说

直肠脱垂（rectal prolapse，RP），即脱肛，是指肛管、直肠黏膜、直肠全层甚至部分乙状结肠向下移位的一种疾病。在肛肠疾病中发病率占0.4%～2.1%[1]。本病各种年龄均可发病，但多见于3岁以下儿童或60岁以上成人。在儿童多是一种自限性疾病，5岁前可自愈，成人多需手术治疗。儿童发病与性别无关，但成人中女性较常见，占80%～90%，这和女性特殊的解剖生理密切相关[2]。早期临床表现可有肛门坠胀感或里急后重，排便时时有肛门肿块脱出，便后自行还纳或需用手协助。其中全部或部分直肠脱出，称为完全性直肠脱垂或直肠全层脱垂；直肠黏膜层下移的脱出，可以是环周的或部分直肠黏膜脱出，称为不完全性直肠脱垂或直肠黏膜脱垂。直肠脱垂常伴有大便失禁、便秘、里急后重、肛门肿胀、黏液便等症状。Parks等认为，由于会阴和周围神经的扩张性损伤，直肠脱垂患者容易出现继发性大便失禁[3]。

脱肛之名首见于隋代《诸病源候论》。古代文献又称"人州出""脱肛痔""盘肠痔"等。《证治汇补·下窍门》云："因气血空虚，不能内守，肛门无力收摄，以致或大或小，块物外坠，有似去白之卵黄，故曰脱肛。"《医学入门·外感》云："脱肛全是气下陷。"《疡科心得集》认为"老人气血已衰，小儿气血未旺，皆易脱肛"。《医学入门》提出"劳倦房欲过度及产育用力，久痢久泻，小儿呼叫耗气，俱有此证"。《疮疡经验全书》记载"又有妇人产育过多，力尽血枯，气虚下陷及小儿久痢，皆能使肛门突出"。

直肠脱垂的确切病因并未完全明了，认为与多种因素有关。

1. 解剖因素

这与患者年龄相关，幼儿发育不良、年老体弱者，容易出现肛提肌和盆底筋膜薄弱无力；还与直肠乙状结肠冗长、Douglas 窝过深、肛门括约肌松弛、肛提肌分离、直肠与骶骨之间缺乏固定等有关[4]。手术、外伤损伤肛门直肠周围肌或神经等因素都可减弱直肠周围组织对直肠的固定、支持作用。

2. 腹压因素

长期的便秘、腹泻、男性的前列腺肥大、排尿困难、女性多次分娩等，经常导致腹压升高，从而推动、诱发直肠黏膜或直肠全层向下滑脱。

3. 其他

内痔、直肠肛管经常脱出，向下牵拉直肠黏膜从而诱发黏膜脱垂。

直肠脱垂目前主流学说是滑动疝学说[5]和肠套叠学说[6]，但两种学说并不能完全解释整个疾病的发生发展过程，包括肛管脱出或后期乙状结肠的完全脱出，所以较多学者对直肠脱垂的发病机制仍在从不同的角度进行深入细化的研究。因此，临床治疗的目的是纠正解剖异常，缓解相应症状。

手术是治疗直肠脱垂的主要手段[7]，手术治疗的三重目标是：①通过切除或恢复正常解剖来消除直肠脱垂；②纠正有关的便秘或肛门失禁功能异常；③避免产生新的肠道功能障碍。目前术式多样，每一种都有自身的优势和劣势，因此在选择术式时，选择患者和进行全面的评估就显得非常重要。对直肠脱垂患者的初步评估应包括完整的病史和体格检查，着重评估脱垂程度、肛门括约肌结构和功能及伴随症状和潜在疾病。术前完善相关的辅助检查，可选择性地应用 X 线或 MRI、排粪造影、结肠镜、钡灌肠和尿动力学检查，以明确诊断和确定其他重要的并发症。肛门生理学检查可用于评估和治疗与直肠脱垂有关的功能障碍，如便秘或肛门失禁[8]。

手术入路主要分为经腹入路和经会阴入路两种，这取决于患者的并发症、外科医生的偏好和经验、患者的年龄和肠道功能。对于可耐受风险的患者可选择经腹直肠固定术，选择直肠后侧或前侧的游离，根据患者术前是否合并便秘可选择结合或不结合乙状结肠切除。会阴手术与腹部手术相比，复发率较高，但其创伤更小、并发症更少、死亡率低，更适合年老体弱患者[9, 10]，主要有 Altemeier 术和 Delorme 术。Altemeier 手术主要适应证[11, 12]：①直肠全层脱垂，且长度 > 5cm（必要条件）；②RP 合并嵌顿者；③年老体弱者；④不愿接受经腹入路手术的中青年患者。Altemeier 术需要切除多余的直肠和乙状结肠、抬高 Douglas 窝、纠正解剖异常、肛提肌成形及修复肛直角，所以手术操作要求高，术后有缝合处出血、吻合口漏、盆腔感染等风险，复发率较高。Trompetto 等[13]回顾性研究发现 48 个月时复发率为 40%。Delorme 术因为没有打开盆底腹膜及肠壁，所以操作相对简单、手术出血少、术后并发症少且死亡率极低，也不会因为损伤盆底神经而造成性功能障碍[14, 15]。但由于本术式不能消除 Douglas 窝深陷及修复肛直角，所以复发率较高，为 16%～30%[16, 17]。本术式适用于脱垂长度 < 5cm 的患者，而不适用于脱垂严重及合并严重肛门失禁的患者，临床上多用于不能承受经腹手术的年老体弱患者[18]。经会阴入路除了上述 2 种主流术式，还有注射疗法、经肛直肠黏膜多点结扎固定术（Gant-Miwa 术）、直肠黏膜连续柱状结扎缝合术、经肛门吻合器直肠切除术（STARR）、肛门环缩术（Thiersch 术）等多种术式。直肠脱垂每个手术都有其优缺点，应根据患者个体差异，有选择性地应用多种术式会较单一术式能更好地达到临床效果。个体化的诊疗方案可能是今后研究的重要方向。

二、直肠脱垂诊治经验

直肠脱垂在临床属常见的盆底疾病，发病率不高，患病率与年龄呈正相关关系，且多数患者存在便秘和肛门失禁等现象。因其病因复杂，临床处理难，易复发，严重影响生活质量，治疗方式除了中医药外，仍以手术治疗为主，但手术方式繁多且术后复发率较高，目前尚无统一治疗标准。临床上一般有中医药治疗、经会阴入路手术治疗、经腹入路手术治疗及多种疗法相结合应用。上海中医药大学附属龙华医院顾氏外科肛肠学组将中药内服、中药熏洗外敷、针灸治疗、注射疗法等中医特色诊疗技术与现代治疗技术相结合，充分发挥中西医优势，取得了较好的临床疗效，可有效改善直肠脱垂患者的病情，加快疾病的恢复，提高治愈率，降低复发率。

（一）辨证论治，内外同治

陆金根教授结合直肠脱垂的临床特点，在总结诊治经验的基础上认为其是气血两虚的局部表现，多与脾肾关系密切，治疗应以调节全身症状、控制原发病为目的。小儿气血未旺，中气不足；或年老体弱，气血亏虚；或妇女分娩过程中，耗力伤气；或慢性泻痢、习惯性便秘、长期咳嗽引起脾肾亏虚。上述情况导致中气不足，无以摄纳，脾气不升而下陷，肾气不充，关门不固，故见直肠滑脱不收，肛门坠胀；中气不足则疲乏无力；脾气亏虚，运化无力则食欲不振，故证属气虚下陷。中药内服治以健脾益气、升阳举陷，重用黄芪升阳固表，补一身之气。通过辨病辨证相结合，配合其他提升药物，达到中医辨证治疗的目的。

中医外治法是顾氏外科肛肠常用的治疗方法，主要有熏洗坐浴法、敷药法、灌肠法、针灸疗法、穴位贴敷等，可以减轻患者症状、缓解肛门部不适。临床运用肛肠熏洗1号方（陆金根教授经验方）对肛门部进行熏洗，方中苦参、黄柏清热利湿，蛇床子、地肤子祛风止痒，白及、五倍子收敛止血，赤芍清热凉血，防风祛风胜湿，皂角刺消肿托毒排脓，全方起到清热利湿、祛风止痒、收敛固涩之效，可促进局部血液循环，使直肠黏膜水肿吸收、局部炎症消退、疼痛缓解，适用于各种程度的直肠脱垂及术后辅助治疗。

陆金根教授认为直肠脱垂治疗全程中中医调护很重要，嘱患者在保守治疗时或术后，改变不良的排便习惯，并每日坚持做提肛锻炼，多进食含膳食纤维的食物及适度饮水以保持大便通畅，尽可能祛除可能引起脱垂的因素。

（二）全面评估，中西结合

顾氏外科流派后学团队秉持走中医药可持续发展道路，总结陆金根教授治疗直肠脱垂的诊治经验，借鉴国内外先进技术，将顾氏外科特色与现代微创技术结合，创新发展并运用于临床，建立以临床为中心，涵盖影像、内镜等多学科诊疗团队，建立直肠脱垂中西医结合诊治体系，取得较好的临床疗效，有效改善直肠脱垂患者的病情，加快疾病的恢复，提高治愈率，降低复发率。

1. 术前充分评估

术前对直肠脱垂患者进行全面评估：①详细询问患者病史并进行体格检查，记录患者的一般情况、BMI、排便情况、大便 Bristol 分型，评估脱垂程度、肛门括约肌结构和功能及伴随症状和潜在疾病；②常规行肠镜检查，排除肠道肿瘤、炎症性肠病等禁忌证；③肛周三维超声或 MRI 及下腹部 – 盆腔 CT 平扫排除盆底其他疾病；④进行肛管直肠压力测定、Wexner 便秘评分（WCS）和 Wexner 肛门失禁评分（WFIS），评估与直肠脱垂有关的功能障碍，如便秘或肛门失禁。根据患者的症状体征、辅助检查及评分综合分析，定制针对性的个体化治疗计划，使患者临床获益最大化。

2. 术式选择个体化

顾氏外科肛肠团队针对 I 、II 度直肠脱垂患者中因高龄或者严重的基础疾病无法耐受手术治疗的，采用消痔灵进行直肠黏膜下与直肠周围间隙硬化剂注射，通过药物注射产生无菌性炎症，使直肠壁外和直肠周围组织纤维化从而粘连固定达到治疗目的，痛苦小、疗程短但复发率高。针对年老体弱或者合并其他基础疾病的Ⅱ度直肠脱垂患者，采用经肛直肠黏膜多点结扎固定术（Gant-Miwa 术），肛门镜下操作简便、准确，手术时间短。针对直肠黏膜松弛脱垂较明显的患者采用直肠黏膜连续柱状结扎缝合术，使直肠腔内形成柱状瘢痕，防止直肠向下脱垂，同时加强直肠黏膜与盆底肌的固定。针对直肠脱垂 < 5cm 同时伴有出口梗阻性便秘患者，采用经肛门吻合器直肠切除术（STARR），疼痛轻，住院时间和手术时间短，恢复快，具有良好的近期疗效，但并发症发生率较高，目前顾氏外科流派后学团队正在进行改良术式的研究探索。针对不能承受经腹手术的年老体弱或不愿接受经腹手术的Ⅰ、Ⅱ度直肠脱垂的患者，采用 Delorme 术，操作相对简单，术后并发症少且死亡率极低，但复发率较高。肛门环缩术适用于直肠脱垂伴肛门松弛的患者，顾氏外科肛肠团队将其作为一种辅助术式，与 Delorme 术联合后可明显降低复发率。

直肠脱垂的每种术式有各自的适应证，且存在不同程度的并发症和复发率，顾氏外科肛肠团队对患者进行充分的术前检查和评估，因人而异，给予个体化诊疗，以最大限度降低并发症和疾病的复发、促进直肠肛门的恢复、确保临床治疗的效果。

3. 联合中医药治疗

陆金根教授认为直肠脱垂多属气虚下陷，术前中药内服应以健脾益气、升阳举陷为法，多采用益气升提药物。方中重用黄芪升阳固表，补一身之气；配伍党参、炙甘草补气健脾，增强补益中气之功；当归养血和营，助黄芪以补气养血；陈皮理气和胃，使诸药补而不滞；升麻、柴胡协同党参、黄芪升举清阳。诸药合用，可升提中气，恢复中焦升降之功能，使下脱、下垂之证自复其位。针对术后患者出现的排便欠畅和便不尽感，应加以益气养阴等药物，可改善患者术后症状。益气开秘方是陆金根教授根据便秘的病因病机，吸纳古代验方精华，基于临床实践经验所创立，针对慢传输型便秘，以益气养阴为治则，随症加减[19]。益气开秘方加以升麻、柴胡，全方具有补中益气、养血滋阴、升阳举陷的功效。方中生黄芪为君药，补中益气、升阳举陷；生白术健脾益气、燥湿利水，枳实下气除满，通过肃降肺气以促进大肠传导功能，为臣药；佐以生地黄、首乌滋阴养血以助益气并有濡养肠道之功；当归养血和营，协助黄芪补气养血，柴胡、升麻升阳举陷，协助君药提升下陷之中气，为佐使药[20]，甘草调和诸药。术后给予益气开秘方加减内调，可以使脾胃气机畅顺、升降有序，同时能够重建人体松弛的直肠，恢复脏腑功能，减少引发直肠脱垂的部分发病因素，降低直肠脱垂的发生概率[21]。顾氏外科肛肠团队回顾分析了 19 例采用 Delorme 联合肛门环缩术配合益气养阴法治疗的完全性直肠脱垂患者，随访时间 9～56 个月，术后 3 个月治愈率为 100%，术后 6 个月随访患者治愈率为 78.95%，好转率为 21.05%。内外兼治改善术后排便症状和肛门失禁，促进肛门功能的恢复，患者满意度好[22]。

直肠脱垂的发病为多因素综合作用的结果，目前很多术式可纠正脱垂症状，但不能纠正如大便失禁、排便困难等症状，故功能恢复已成为中医辨证治疗和手术治疗后关注及今后研究的重点。顾氏外科肛肠团队诊治直肠脱垂已形成了一套详尽的评估治疗流程，根据患者实际病情给予精准的个体化诊疗方案，中医药参与全程治疗管理中，手术前后配合中药内调、中医外治，内外兼治，可以减轻术后症状，改善肛门失禁，促进肛门功能的恢复，从而提高直肠脱垂治疗疗效。

（沈　晓）

【参考文献】

［1］田振国，韩宝.中国肛肠病研究心得集［M］.北京：中医古籍出版社，2011.

［2］金定国，金纯.肛肠病中西医治疗学［M］.上海：上海科学技术出版社，2014.

［3］PARKS A G，SWASH M，URICH H. Sphincter denervation in anorectal incontinence and rectal prolapse［J］. Gut, 1977, 18(8): 656-665.

［4］刘韦成，江从庆，钱群.Altemeier 手术治疗直肠脱垂［J］.临床外科杂志，2018，26(4): 259-261.

［5］DAVID F，MARK K，MALCOLM S, et al. Rectal Prolapse［J］. Clinics in Colon & Rectal Surgery, 2007, 20(2): 125-132.

［6］WU J S, FAZIO V W. Surgical intervention for adult patients with rectal prolapse［J］.Curr Gastroenterol Rep, 2003, 5(5): 425-430.

［7］VARMA M, RAFFERTY J, BUIE W D. Practice parameters for the management of rectal prolapse［J］. Dis Colon Rectum, 2011, 54 (11): 1339-1346.

［8］BORDEIANOU L, PAQUETTEI, JOHNSON E, et al. Clinical Practice Guidelines for the Treatment of Rectal Prolapse［J］. Dis Colon Rectum, 2017, 60 (11): 1121-1131.

［9］LIEBERTH M, KONDYLIS L A, REILLY J C, et al. The Delorme repair for full-thickness rectal prolapse: a retrospective review［J］. Am J Surg, 2009, 197(3): 418-423.

［10］ALTOMARE D F, BINDA G, GANIO E, et al. Long-term outcome of Altemeier's procedure for rectal prolapse［J］. Dis Colon Rectum, 2009, 52(4): 698-703.

［11］曹永磊，周燕，江从庆，等.经会阴直肠乙状结肠部分切除术治疗直肠脱垂的多中心疗效分析［J］.中华胃肠外科杂志，2017，20（12）: 1370-1374.

［12］江从庆，丁召，钱群，等.经会阴直肠乙状结肠部分切除术治疗直肠脱垂［J］.中华胃肠外科杂志，2014，17（5）: 502-503.

［13］TROMPETTO M, TUTINO R, REALIS LUC A, et al. Altemeier's procedure for complete rectal prolapse; outcome and function in 43 consecutive female patients［J］. BMC Surg, 2019, 19(1): 1.

［14］TSUNODA A, YASUDA N, YOKOYAMA N, et al. Delorme's procedure for rectal prolapse: clinical and physiological analysis［J］. Dis Colon Rectum, 2003, 46(11): 1260-1265.

［15］GANIO E, MARTINA S, NOVELLI E, et al. Internal Delorme's procedure for rectal outlet obstruction［J］. Colorectal Dis, 2013, 15(3): 144-150.

［16］LIBERMAN H, HUGHES C, DIPPOLITO A. Evaluation and outcome of the delorme procedure in the treatment of rectal outlet obstruction［J］. Dis Colon Rectum, 2000, 43(2): 88-192.

［17］LIEBERTH M, KONDYLIS L A, REILLY J C, et al. The Delorme repair for full-thickness rectal prolapse:a retrospective review［J］. Am J Surg, 2009, 197(3): 418-423.

［18］张如洁，陈光华，冷冬玲，等.直肠脱垂会阴入路三种常用术式的研究进展与临床应用［J］.空军军医大学学报，2022，43（5）: 495-497，501.

［19］孙琰婷，梁宏涛，姚一博，等.直肠前突绑缚术联合益气开秘方治疗混合型便秘医案［J］.天津中医药大学学报，2021，40（1）: 78-80.

［20］葛广德，胡文辉.生物补片盆底重建术配合补中益气汤治疗完全性直肠脱垂疗效观察［J］.现代中西医结合杂志，2016，25（22）: 2463-2465.

［21］王文锋.针刺联合生物反馈疗法及补中益气汤治疗Ⅱ度直肠脱垂的效果及对患者排便情况的影响［J］.临床医学研究与实践，2021，6（27），122-125.

［22］沈晓，姚一博，尹璐.Delorme 联合肛门环缩术配合益气养阴法治疗成年人完全性直肠脱垂的临床疗效分析［J］.中华临床医师杂志（电子版），2022，16（7）: 614-620.

第十节　藏毛疾病

一、疾病概说

藏毛疾病（pilonidal disease，PD）是一种好发于骶尾部臀沟处的皮下感染性疾病[1]，1833 年 Herbert Mayo 首先描述了本病[2]，1880 年 Hodges 第一次使用拉丁语 pilus（头发的）和 nidus（鸟巢的）将其命名为藏毛窦[3]。藏毛窦是一种临床少见病，文献报道每 10 万人中有 26 ～ 700 人发病[4, 5]，美国每年有 7 万人罹患藏毛窦[6]，目前国内缺少藏毛窦相关的流行病学数据。藏毛疾病临床主要分为两个阶段：藏毛脓肿（急性期）和藏毛窦（慢性期），藏毛脓肿自行摩擦溃破或手术切开排脓后可反复溢液渗出，周围组织纤维化形成慢性窦道即为藏毛窦，其主要的临床表现为急性期为蜂窝织炎阶段，以红、肿、热、痛为主要临床症状，按之可有波动感，慢性期常表现为臀沟处的溃口反复渗出溢液，形成慢性纤维化的窦道。关于藏毛窦病因病机存在先天遗留学说和后天获得学说，目前共识认为藏毛窦是一种和臀沟中毛发密切相关的获得性疾病[7]。臀沟中脱落的毛发损伤并穿透皮肤，产生异物反应，导致中线小凹形成，在某些情况下继发感染[8]。藏毛窦的危险因素主要与肥胖、久坐、家族史和多毛等因素相关[6, 7, 9, 10]。

藏毛疾病的治疗方法多种多样，可采用局部窦道内注入石炭酸等保守方式治疗，也可采用手术治疗。目前手术是藏毛窦的主要治疗方式，包括藏毛窦切开 / 除术、激光消融、蛋白胶填塞等技术。急性期局部以切开排脓为主，术中可充分搔刮清除坏死组织及残存的毛发，术后结合抗生素控制炎症。慢性期可分为创面开放和闭合术式两大类，临床应用较多的采取各种缝合及皮瓣重建技术，经典的术式包括：1973 年 Karydakis 提出通过垂直偏心椭圆形切口切除藏毛窦的方法，是近年来较受欢迎的手术方式，复发率为 0 ～ 10%；

Bascom 通过深入的病因病理学研究，在 Karydakis 技术基础上提出了 Bascom 臀沟抬高偏中线缝合技术，通过游离的皮瓣缝合拉平抬高臀沟，消除潮湿及细菌等导致臀沟上皮组织损伤的因素，临床应用更加广泛；1946 年苏联学者 Alexander Limberg 首先提出菱形皮瓣转移技术，术式完整切除病灶，消除致病因素，通过皮瓣转移覆盖病灶创面，可有效抬高臀沟，改善臀沟部位的潮湿环境，减少皮肤浸渍和碎屑集聚，具有复发率低和恢复快的特点，适合复杂复发性藏毛窦患者[11]。此外，V-Y 皮瓣、Z 形皮瓣技术等都在应用于临床，各有优势，需要肛肠专科医生根据患者具体情况结合自身经验制定个体化的治疗方案。

随着微创理念的深入和治疗技术的更新，手术创面不断缩小，手术和恢复工作时间逐渐缩短，疾病复发率和并发症有所下降，但近年来我国藏毛窦发病率逐渐升高，人口基数大，潜在大量的藏毛窦患者，加之传统术式术后复发率较高，藏毛窦的诊治给临床医生提出了更高的要求。

二、藏毛窦诊治经验

藏毛窦具有发病率低、复发率高、长期反复发作的临床特点，在精准评估的基础上建议尽早手术。

（一）顾氏外科藏毛窦治疗特色

上海中医药大学附属龙华医院肛肠学组治疗藏毛窦特色鲜明，方法多样，根据疾病所处阶段采取针对性的治疗策略，感染期局部切开排脓引流，及时有效控制炎症，稳定期以经典术式为基础，结合顾氏外科特色技术的拖线疗法、冲洗灌注、药线疗法、垫棉疗法和现代微创的视频辅助下肛瘘镜、激光消融技术，有效地减轻局部损伤，加速创面的愈合。同时，顾氏外科治疗藏毛窦时刻遵循中医药全程管理的治疗理念，融入消、脱、补的内外治法理论精髓，充分发挥中医学的优势，极大地减少患者围手术期的并发症，缩短愈合周期，特色鲜明疗效显著。

（二）治疗

藏毛窦是肛肠科少见病、疑难病，需要全面采集病史，综合分析患者临床症状，精准评估病灶范围、深度，力求全部彻底切除病灶同时减轻局部的损伤，降低患者的痛苦，强调选择恰当的术式，制定个体化的治疗方案。

1. 术前精准评估

藏毛窦是尾骶部的难治性窦道，具有愈合周期长和容易复发的特点，术前的精准评估对于全面了解病灶范围和深度及疾病所处的阶段至关重要。通过综合症状、体征、探针和窦道染色、影像学检查可极大减少手术的创伤，彻底清除病灶，降低疾病的复发。尤其是通过 MRI 精准评估骶尾部藏毛窦的情况，为临床决策提供重要的依据。

2. 融合现代技术，顾氏特色疗法结合创新的经典术式

（1）多点小切口联合拖线、垫棉疗法治疗感染期藏毛脓肿：顾氏外科将应用于肛瘘疾病的成熟外科技术——拖线疗法、药线疗法、垫棉疗法拓展应用于藏毛窦的治疗，基于中医学"腐脱新生"和"煨脓长肉"的创面修复理论，针对藏毛脓肿患者红肿热痛、蜂窝织炎变化及脓液深部积聚的体征，采用多点小切口充分排出脓液，搔刮清除坏死组织，保留切口间组织，减小局部损伤，避免单一切口过大造成创面的延迟愈合，同时联合顾氏外科特色技术两两切口间拖线引流，换药掺入"提脓祛腐"丹药，促进坏死组织液化排出，刺激新生肉芽生长填塞疮腔，后期分批撤线结合垫棉压迫疗法加速疮腔闭合，适用于藏毛脓肿阶段病灶范围较大患者。

（2）改良经典缝合和皮瓣技术治疗藏毛窦：藏毛窦病灶完整切除后游离皮瓣进行组织重建，采用各种缝合技术闭合切口加速创面愈合是目前肛肠专科医生治疗藏毛窦经典主流术式，包括 Karydakis、Bascom、Limberg 等技术，但临床应用都各有利弊，一定程度上影响了手术治疗效果。Karydakis 和 Bascom 技术局部损伤小，术后恢复快，但部分病例容易出现病灶残留和切口裂开现象；Limberg 技术适合于复发性复杂的藏毛窦，但因切除组织范围广、局部损伤大、大范围转移皮瓣、愈合周期长及后期伤口容易裂开等因素，导致临床选择较为慎重。

顾氏外科后学历经多年的临床实践，对 Karydakis、Bascom 损伤较小的皮瓣重建技术进行改良，采用双侧（健侧和患侧）、双层（骶骨筋膜、皮瓣、皮肤三个层面间的组织间隙）的组织皮瓣游离，上、中、下三层（骶骨筋膜表面缝合 – 下层、游离皮瓣缝合 – 中层和皮肤对合缝合 – 上层）的缝合技术，减轻了病灶切除造成的组织缺损大，规避了经典的 Karydakis、Bascom 技术单侧皮瓣游离不充分，缝合创面张力过大，导致创面裂开、延迟愈合的缺点，结合规范化的围手术期管理（饮食、排便、体位及引流等），取得较好的临床效果。

（3）视频辅助下的拖线疗法治疗复杂性藏毛窦：藏毛窦是骶尾部臀沟皮下的慢性感染性窦道，反复发作后易出现多间隙、多层次的支管窦道或残腔形成，尚未完全探明情况下切除整体病灶，导致大范围的损伤病例时有发生。顾氏外科治疗藏毛窦遵循微创治愈的原则，结合术前 MRI 影像指引，采用视频辅助肛瘘镜寻找窦道，在视频的导引下观察窦道内部的组织形态，减少分支和残腔的残留，在内镜下实施电极烧灼窦道内坏死或纤维化组织，肛瘘刷清除窦道内烧灼的组织碎屑。在视频引导下选择恰当的部位做辅助切口，切口间拖线，每次换药在拖线掺入提脓祛腐丹药，促进坏死组织液化、脱落并沿着拖线排出，同时通过拖线摩擦刺激窦道内新鲜的肉芽组织生长，加速疮腔的填塞，促进创面的愈合，具有精准和微创的特色，临床效果显著。

（4）激光消融技术联合药线引流微创疗法治疗藏毛窦：藏毛疾病反复发作形成纤维化明显的窦道，多数患者窦道相对单纯，很少出现分支和残腔，传统的组织切开或切除过多地切除了正常组织，造成局部损伤大的缺点。顾氏外科治疗藏毛窦强调"最小的损伤、最快的愈合"治疗理念，将光纤插入纤维化的窦道内，运用环形发射的光束对窦道周围组织进行消融破坏，缩小管腔。药线蘸提脓祛腐丹药插入消融的窦道，通过螺旋的线形引流坏死、液化组织，同时刺激窦道内肉芽组织加速疮腔愈合。

3. 传承顾氏外科的特色，发挥中医内治法的优势

顾氏外科治疗藏毛窦强调中西医结合的优势，注重内外治相结合的全程管理理念，基于中医学的消、脱、补外治理论精髓，初期肿块阶段采取清热解毒、消肿止痛、软坚散结的中药促进肿块消散，中期炎性感染化脓阶段采取局部切开排脓为主，采用提脓祛腐、脱毒排脓药物促进坏死组织液化，后期脓腐已尽阶段，采用补益气血、生肌敛疮的中药加速创面愈合。

4. 注重围术期的调护，为藏毛窦的治疗效果保驾护航

手术是治疗藏毛窦的最佳手段，但手术结束仅仅是疾病愈合过程的开始，术后的调护是藏毛窦愈合的有效保证，特别是藏毛窦切除皮瓣重建技术，术后调护通常包含排便、饮食、体位、负压引流等环节的管理。

（1）排便管理：术前按照肠镜检查的肠道准备，术后遵循早期控便，尽量减少粪便的形成，中期适当少便，后期正常排便的原则。

（2）负压引流管理：早、中期疮腔分泌渗出较多，充分引流是减少感染和一期愈合的有效保证；放置引流管方向向下，旁开侧孔，促进疮腔底部的渗出液排出；每日规范记录负压引流装置内引流量，引流液的颜色和质地，为拔管提供依据；以引流液的量为依据，一般量少于 5mL，术后 7 ～ 14 天拔出引流管。

（3）饮食管理：早期 3 ～ 4 天流质饮食，中期 5 ～ 7 天半流质饮食，后期开放正常饮食。

（4）体位管理：减少尾骶部张力高的动作，如坐位和蹲位，早期以平卧局部减少张力动作，适当加压为主，后期建议适当多活动，促进引流液排便和组织生长的贴合。

（5）护理与换药管理：局部保持干燥，尽量避免接触水，每日缝合创面及引流管缝扎局部碘伏消毒，棉球擦拭后，纱布覆盖包扎。

（6）缝线拆除时间：术后引流管拔出后创面无明显红肿积液感染迹象，分批分次拆除伤口缝合线，一般 10 ～ 14 天间隔拆除缝合线，观察 3 ～ 5 天创面无异常后拆除全部缝合线。

（董青军）

【参考文献】

［1］KHANNA A, ROMBEAU J L.Pilonidal disease［J］.Clin Colon Rectal Surg, 2011, 24(1): 46-53.

［2］MAYO O H. Observations on Injuries and Diseases of the Rectum［J］. London: Burgess and Hill, 1833: 45-46.

［3］HODGES R M. Pilonidal sinus［J］.Boston Med Surg J, 1880, 103: 485-486.

［4］MCCALLUM I, KING P M, BRUCE J, et al. Healing by primary versus secondary intention after surgical treatment for pilonidal sinus (Review)［J］. The Cochrane database of systematic reviews. 2009, 17(4): CD 006213.

［5］AKIN O, SADULLAH G, MURAT K, et al. Pilonidal sinus disease: risk factors for postoperative complications and recurrence［J］. International surgery , 2012, 97 (3): 224-229.

［6］SØNDENAA K, ANDERSEN E, NESVIK I, et al. Patient characteristics and symptoms in chronic pilonidal sinus disease［J］. Int J Colorectal Dis, 1995, 10: 39-42.

［7］DA SILVA J H. Pilonidal cyst: cause and treatment［J］. Dis Colon Rectum, 2000, 43 (8): 1146-1156.

［8］HULL T L, WU J. Pilonidal disease［J］. Surg Clin North Am, 2002, 82: 1169-1185.

［9］BOLANDPARVAZ S, MOGHADAM DIZAJ P, SALAHI R, et al. Evaluation of the risk factors of pilonidal sinus: a single center experience [J] . Turk J Gastroenterol, 2012, 23: 535-537.

[10] ARDA I S, GÜNEY L H, SEVMIŞ S, et al. High body mass index as a possible risk factor for pilonidal sinus disease in adolescents [J] . World J Surg, 2005, 29: 469-471.

[11] HORWOOD J, HANRATTY D, CHANDRAN P, et al. Primary closure or rhomboid excision and Limberg flap for the management of primary sacrococcygeal pilonidal disease? A meta-analysis of randomized controlled trials [J] .Colorectal Disease, 2012, 14(2): 143-151.

第十一节　直肠阴道瘘

一、疾病概说

直肠阴道瘘（rectovaginal fistula，RVF）是先天性或后天获得性直肠和阴道之间有上皮内覆的病理性通道。其主要表现为阴道有排气或排便的症状，甚至伴有脓液，可伴有炎症引起的全身症状及性功能障碍。根据瘘口的位置分类，直肠阴道瘘可分为低、中、高位三类。本病也可按病因进行分类，直肠阴道瘘有多种病因，最常见的是产伤，它可能因会阴切开术、3～4度会阴撕裂伤引起，或者滞产、高位产钳术后等引起[1]；其次可能是盆腔恶性肿瘤，或继发于手术损伤、创伤或炎症性肠病。直肠阴道瘘在炎症性肠病中的发生率为10%[2]，目前炎症性肠病的发病率逐年升高，尤其是克罗恩病的透壁性炎症导致直肠阴道瘘逐年增多。直肠阴道瘘占肛门直肠瘘的约5%，严重影响女性的健康，也会导致患者出现严重的社会心理问题。因为复杂多变的临床表现和解剖变异，本病的治疗对外科及妇科医生来说是一种挑战，成功治疗也比较困难。

古籍对于直肠阴道瘘的记载比较少，大多归类于"肛漏"范畴。《外科大成》载有"肾囊漏、缠肠漏、屈曲漏、蜂巢漏"，《外科十三方考》有"龟尾漏、雌雄漏、瓜蒂漏、曲尺痔"等。《疡科心得集》云："在两边出脓者，为肛门痈，如延久不敛，每多成漏……至成漏后，有串臀者，有串阴者，有秽从疮口而出者，形虽不同，治颇相似，其初起时，肠头肿而成块者，湿热也。"

直肠阴道瘘的病因对于治疗有很大的影响，产伤导致的小瘘管 RVF，一般可观察3～6个月，其中约50%可自愈[3, 4]。因克罗恩病导致的 RVF，对于无症状的患者，不需要进行特殊手术治疗，对于有症状的患者，可采取分期治疗，先予以泄液线（挂线）引流治疗局部感染，在引流期间，可优化药物治疗克罗恩病[5-7]。如果在克罗恩病积极治疗后局部感染已经控制，则可以去除泄液线（挂线），并等待瘘管自愈[8, 9]。因盆腔恶性肿瘤引起的，需要完整评估转移情况后进行治疗。

绝大多数直肠阴道瘘需要手术干预，手术的入路可通过腹部或局部进行修补，主要为经肛门直肠入路、经会阴入路、经阴道入路及经腹入路。

（一）推移瓣修补术

推移瓣修补术是比较常用的术式，适合于中低位直肠阴道瘘，用于修复简单的直肠阴道瘘，在切除瘘管后，将局部黏膜瓣游离、推进，以健康的上皮组织覆盖、闭合瘘口以修补 RVF。该术式失败的主要原因是推移瓣游离不够，张力过大，回缩和推移瓣坏死。因此，需要充分游离推移瓣，使推移瓣基底的宽度是顶部的两倍，以使血液循环通畅。局部缝合时也需要对周围组织进行充分游离，以减少缝合时的张力，并重叠缝合直肠和阴道缝合线，以加固缝合区域。经肛门入路优先闭合压力较高的瘘管直肠侧，减小了瘘管愈合过程中的张力且阻止了肠道细菌的污染，手术成功率为 70% ～ 80%[10]。但该术式并不适用于有活动性直肠炎症、肛门狭窄及局部组织较差的情况，这些情况下可考虑选择阴道黏膜推移瓣。推移瓣修补术是将传统复杂的手术步骤变成简单的黏膜吻合，减少了手术对会阴及肛门括约肌的损伤，具有创伤小、术后恢复快的优点。

（二）瘘管切除分层缝合术

瘘管切除分层缝合术式可以修补伴有括约肌缺损的直肠阴道瘘，操作相对简单，并发症发生率较低，常选择经阴道或经会阴入路。切除瘘管及周围瘢痕组织，适当游离直肠阴道隔后，依次缝合直肠黏膜层、括约肌、直肠阴道隔、阴道黏膜层，应避免各层缝合线并排在一起，阴道侧可保持开放引流状态，然后 V-Y 皮瓣技术关闭弧形切口重建会阴体。瘘管的上皮细胞残留及周围瘢痕、硬化组织是影响愈合的主要因素，因此彻底切除是减少复发的关键[11]。若该术式未充分游离周围组织，切除范围较大，修补的局部组织张力大且血运较差，则复发率较高[12]。

（三）组织瓣转移修补术

组织瓣转移修补术主要适用于 RVF 反复修复失败的患者，可经会阴入路。将健康且血供丰富的组织引入直肠阴道间隙，分隔开两侧瘘口缝合部分，通过加强该间隙达到促进组织愈合的目的。移植的组织瓣可以增强该区域的血液供应，消除死腔，保护直肠和阴道两侧的缝合处，避免感染的发生，从而提高 RVF 修复的成功率，但同时也增加了手术的复杂性。多种组织瓣可应用于此项技术，其中较常用的有股薄肌肌瓣和 Martius 瓣，其他还包括阴股沟皮瓣、网膜等[13-15]。

（四）经腹手术

经腹手术常用于高位、复杂或复发的 RVF。术式包括经腹肛拖出式直肠切除术（Maunsell-Weir 术式）、Parks 结肠 – 肛管直肠肌袖内吻合术等。经腹入路手术时，首先分离直肠和阴道，切除瘢痕组织，并用健康组织如大网膜修补。放疗相关的、复杂性、复发直肠阴道瘘，可能需要直肠切除，结肠下移或行结肠肛管吻合治疗。经腹手术相对复杂，需要低位直肠切除吻合的手术经验。

（五）微创技术

随着微创观念的推广和普及，运用腹腔镜、肠镜及肛门内镜等进行传统手术操作以修补 RVF 的新方法逐渐出现。腹腔镜较开腹具有微创优势，尤其适用于多次手术后、盆底粘连明显、狭窄骨盆、合并结肠阴道瘘或膀胱阴道瘘的患者。其具有切口少、患者术后恢复较快、住院时间较短等优势，但也存在隔膜血肿、术后复发、肛门括约肌损伤等并发症的发生，因此还需要长期的大规模随访证实其可靠性与安全性。

二、直肠阴道瘘诊治经验

直肠阴道瘘最常见的病因是产伤，但目前炎症性肠病发病率逐年升高，因炎症性肠病尤其是克罗恩病导致的直肠阴道瘘也渐渐增多。目前顾氏外科肛肠科接诊比较多的患者是克罗恩病肛瘘伴有 RVF，因此我们也结合克罗恩病及肛瘘的治疗综合治疗此类 RVF，内外结合，充分发挥中西医优势，取得了较好的临床疗效。

(一) 针对病因，治本为主

对于克罗恩病肛瘘伴 RVF，首先要内科治疗克罗恩病，通过治疗患者的病因来控制病情的发展。克罗恩病在临床不同的发病阶段，可表现为腹泻、腹痛甚至肠梗阻等症状，据其症状表现在中医理论中可归为"腹痛""肠痛""泄泻""积聚""便血"等病证。克罗恩病属"外感""内伤"两端，为外感时邪、饮食不节、情志内伤、素体脾肾不足所致。

泄泻为克罗恩病常见症状，湿邪是其主要病因，刘完素《素问玄机原病式》中提出："然诸泻痢皆兼于湿，今反言气燥者，谓湿热甚于肠胃之内，而肠胃怫热郁结，而又湿主乎痞，以致气液不得宣通，因以成肠胃之燥，使烦渴不止也。"外感湿邪，日久湿邪阻滞，伤及脾胃，脾气受损，运化功能失调，内生水湿，清浊混杂，湿邪中病，湿为阴邪，中于下焦，而见大便溏泄。脾虚则可出现内生之湿，或蕴久化热，则下注于大肠，毒熏灼肠胃气血，化为脓血，而见下痢脓血；热毒阻滞气机则腹痛。脾胃失于运化，湿邪困脾，大肠传导失司，或致脾阳不振，升降不利，从热化为湿热，发为本病。

中药红萸饮是陆金根教授在多年炎症性肠病临证经验的基础上创立的经验方，药物组成为大血藤（红藤）、败酱草、山茱萸、生黄芪、白头翁和太子参。红藤为君药，味苦，性平，入胃、大肠经，具有清热解毒、活血通络的功效，是治疗肠痛的要药。败酱草、白头翁为臣药，与红藤合用，加强清热解毒、活血排脓的作用。生黄芪补益中土，温养脾胃。《神农本草经》记载黄芪："主治痈疽久败创，排脓止痛，大风痢疾，五痔鼠瘘，补虚。"《珍珠囊补遗药性赋》曰："黄芪，味甘性温无毒。升也，阳也。其用有四：温肉分而实腠理；益元气而补三焦；内托阴证之疮疡；外固表虚之盗汗。"太子参体润性和，补气生津，配黄芪，补益之效大增。山茱萸为佐药，壮元气、温补肝肾。三药协同共为佐使药。全方急攻缓补，共奏益气温阳、清热排毒之功。

(二) 针对症情，内外兼施

克罗恩病肛瘘伴 RVF 多为复杂性肛瘘，局部或伴有感染，在早期患者可能局部伴有疼痛、溢液及瘙痒等不适症状。如若局部红肿疼痛不适伴炎症，可在红萸饮基础上加入黄柏、皂角刺等加强清热消肿止痛的作用，另外用上海中医药大学附属龙华医院自制制剂金黄膏清热解毒消肿，将金黄膏平摊于纱布上，膏药厚度 0.4 ～ 0.6cm，大小以超过患部边缘皮肤 1.0 ～ 2.0cm 为宜，贴敷患处，注意避开阴道，橡皮膏固定。2 次 / 日。另外用熏洗方熏洗，陆金根教授按多年临床经验拟定丹卿方熏洗，由丹参 15g，徐长卿 30g，莪术 15g，芒硝 9g 组成，可起到活血化瘀、散瘀止痛的作用。方中丹参为君，祛瘀止痛，活血通经，同时丹参化瘀止痛不伤气血，有补血和血之效，攻补兼施，祛瘀养血，疼痛自除；徐长卿为臣，祛风止痛，解毒消肿，适用于气滞、血瘀所致各种痛症；佐以莪术，破血行气止痛；以芒硝为使，清热消肿。将丹卿方浓煎至 100mL 后倒入熏洗盆中，随即加 1000mL 温水（60℃），趁热先熏蒸患部，待水温降至 42℃左右将患部浸入盆中药液内坐浴 10 ～ 15 分钟。

（三）针对疾病，择机而治

如若患者肛门会阴部红肿甚，有脓肿形成则可先行局部脓肿切开引流控制病情。术前充分评估，除了常规的理化检查，可加上肛周 B 超及肛周 MRI，另请妇科及影像科联合 MDT 讨论制定方案。早期引流手术只为暂时控制病情，如若肛门会阴部脓肿范围较大，可采取顾氏外科"拖线疗法"。拖线疗法是基于中医学腐脱新生的疮面修复理论，将医用丝线或纱条贯穿于脓腔中，通过每日拖拉，将提脓祛腐药物引入管腔内，促使管腔内脓腐组织液化流出，邪去而正复。术后则分阶段治疗，早期使用提脓祛腐药物，包括八二丹、九一丹、红油膏等加速祛腐；中、后期则使用生肌散、白玉膏等促进创面愈合。等到感染的症情得到有效控制，患者肠道内炎症也得到修复，肛门直肠及阴道内没有活动性炎症后，我们可以进一步做修补手术。如推移瓣修补术、瘘管切除分层缝合术及组织瓣转移修补术等。

术后创面的修复则以补益脾肺为主，兼清热利湿，陆金根教授创立促愈汤口服，由生黄芪 30g，太子参 15g，焦白术 9g，黄柏 9g，炙甘草 3g 组成。其中黄芪为补气之圣药，血的运行有赖于气的推动，气行则血行，气虚则血滞，用黄芪可补气养血，有祛瘀散结之效。太子参、白术共为臣药，太子参补肺健脾，白术补气健脾。黄柏清热燥湿，泻火解毒。甘草健脾，调和诸药，为佐使药。机体正气充实，湿热得清，则推动血行无碍矣。

（蒋伟冬）

【参考文献】

［1］GOLDBERG S M, GORDON P M, NIVASTVONGS S. Essentials of anorectal surgery［J］. Philadelphia and Toronto: KB Lippincott Company, 1980, 118(6): 775.

［2］VENKATESH K S, RAMANUJAM P S, LARSON D M, et al. Anorectal complications of vaginal delivery［J］. Dis Colon Rectum, 1989, 32(12): 1039-1041.

［3］LOWRY A C, THORSON A G, ROTHENBERGER D A, et al. Repair of simple rectovaginal fistulas: influence of previous repairs［J］. Dis Colon Rectum, 1983, 31(9): 676-678.

［4］KNIERY K, JOHNSON E K, STEELE S R. How I do it: Martius flap for rectovaginal fistulas［J］. J Gastrointest Surg, 2015, 19(3): 570-574.

［5］RUSSELL T R, GALLAGHER D M. Low rectovaginal fistulas. Approach and treatment［J］. Am J Surg, 1977, 134(1): 13-18.

［6］WHITE A J, BUCHSBAUM H J, BLYTHE J G. Use of the bulbocavernosus muscle (Martius procedure) for repair of radiation-induced rectovaginal fistulas［J］. Obstet Gynecol, 1982, 60(1): 114-118.

［7］WEXNER S D, RUIZ D E, GENUA J, et al. Gracilis muscle interposition for the treatment of rectourethral, rectovaginal, and pouchvaginal fistulas: results in 53 patients［J］. Ann Surg, 2008, 248(1): 39-43.

［8］DE PARADES V, FAR H S, ETIENNEY I, et al. Seton drainage and fibrin glue injection for complex anal fistulas［J］. Color Dis, 2010, 12(5): 459-463.

［9］ELLIS C N. Outcomes after repair of rectovaginal fistulas using bioprosthetics［J］. Dis Colon Rectum, 2008, 51(7): 1084-1088.

［10］SUDOL-SZOPINSKA I, JAKUBOWSKI W, SZCZEPKOWSKI M. Contrast-enhanced endosonography for the diagnosis of anal and anovaginal fistulas［J］. J Clin Ultrasound, 2002, 30(3): 145-150.

［11］BHOME R, MONGA A, NUGENT K P. A transvaginal approach to rectovaginal fistulae for the colorectal surgeon: technical notes and case series［J］. Tech Coloproctol, 2018, 22(4): 305-311.

［12］FU J, LIANG Z, ZHU Y, et al. Surgical repair of rectovaginal fistulas: predictors of fistula closure［J］. Int Urogynecol J, 2019, 30(10): 1659-1665.

［13］KERSTING S, ATHANASIADIS C J, JUNG K P, et al. Operative results, sexual function and quality of life after gracilis muscle transposition in complex rectovaginal fistulas［J］. Colorectal Dis, 2019, 21(12): 1429-1437.

［14］PARK S O, HONG K Y, PARK K J, et al. Treatment of rectovaginal fistula with gracilis muscle flap transposition: long-term follow-up［J］. Int J Colorectal Dis, 2017, 32(7): 1029-1032.

［15］ROTTOLI M, VALLICELLI C, BOSCHI L, et al. Gracilis muscle transposition for the treatment of recurrent rectovaginal and pouch-vaginal fistula: is Crohn's disease a risk factor for failure? A prospec-tive cohort study［J］. Updates Surg, 2018, 70(4): 485-490.

第十二节 直肠前突

一、疾病概说

直肠前突是直肠前壁经薄弱的直肠阴道隔向阴道后壁膨出的一种疾病，属于后盆底松弛性疾病。因长期排便，在大便压迫下直肠向阴道内突出，粪块积存于前突内，引起排便困难，是出口梗阻型便秘的一种类型[1]。目前直肠前突的确切发病率尚不明确，但女性明显高于男性，且经产妇、老年患者居多[2]。中国一项流行病学调查研究显示指诊直肠前壁前凹在 2cm 以上者占 21.63%[3]。美国女性中直肠前突的患病率为 12.9% ～ 18.6%，发病率为每年每 100 位女性中约 5.7 例[4, 5]。直肠前突发病多与会阴下降、肛提肌缺陷、盆底功能障碍、阴道产伤等因素相关[6]。轻微的直肠前突没有任何症状，而临床有症状的患者常以便秘为主，便意频繁但排出困难、费力，不尽感明显，便时肛门及会阴部坠胀，肠道内气体排出不畅引起腹胀，有时需手法助便。此外还包括盆腔疼痛或压迫感、性功能障碍、大便失禁等[1, 7]。

古籍中无直肠前突的明确称谓，但对其所引起的症状描述可归于有关"便秘"的相关记载。《黄帝内经》称之为"后不利""大便难""闭"等，《伤寒论》谓之为"脾约""阴结""阳结"等[8, 9]。《素问·厥论》："后不利……食饮入胃，脾为转输，逆气在脾，故后便不利。"亦有详细辨证分型、施治之法，《伤寒大白》："大便秘结，杂症门有实秘、虚秘、风秘、冷秘、热秘、气秘、血枯之分；外感门，证分表未解、半表半里、表已解、表邪传里，治分应下、急下、微下、大下、可下、未可下、不可下、俟之蜜导等法。"

临床诊断需要结合问诊、体格检查、钡剂灌肠或磁共振排粪造影、经阴道超声[10, 11]。肛门直肠指检可在肛管上端直肠前壁触及易突入阴道的松弛区域，用力排便时更为明显。根据造影，结合国人情况将前突深度共分为：

> 6mm 者考虑异常，6 ～ 15mm 为轻度，16 ～ 30mm 为中度，> 31mm 为重度[12, 13]。国外则以 < 2cm 为轻度，2 ～ 4cm 为中度，> 4cm 为重度[14]。通常 < 2cm 的前突无明显不适，> 4cm 的前突会伴随着排便困难等典型症状[7]。

　　轻度直肠前突首选保守治疗，如增加膳食纤维的摄取量，多饮水（每日饮水总量 2000 ～ 3000mL），多运动，养成良好排便习惯，配合腹部按摩等，还可通过改变排便体位，采用蹲位姿势加大肛直角，更有助于产生排便反射，改善排便困难的情况[15]。此外，采用药物治疗、生物反馈、针刺结合注射疗法亦可取得较好的临床疗效。直肠前突本质是一种解剖学结构的异常，需要通过手术纠正。中、重度直肠前突伴有明显症状的患者可采用外科手术治疗，目的在于修补薄弱缺损区，加固直肠阴道隔。根据入路方式不同，可分为经肛门、经阴道、经会阴和经腹修补术。经肛门入路手术时间短，术中出血量少，能同时处理伴随的肛肠病变，但易出现大便失禁、里急后重感等并发症；经阴道手术能较好地显露肛提肌及周围筋膜组织，但可能发生术后性交痛、直肠阴道瘘等风险；经会阴入路的优势在于能够治疗同时存在括约肌缺损；经腹手术可以精细地进行盆腔操作，但无法切除直肠内多余黏膜，腹腔镜手术、机器人手术作为新技术，与传统方式相比，耗时较长、费用较高，但能清晰显示盆底重要结构，有助于术中精细操作，且术后恢复较快，住院时间少[7, 16, 17]。尽管手术能够纠正解剖缺陷，但若有肛门括约肌收缩反常或盆底肌协调障碍，则需要在手术开展前进行生物反馈治疗，否则术后仍无法减轻症状；若患者同时存在结肠传输缓慢，则需要针对此类便秘开展相应治疗[18]。

二、直肠前突诊治经验

　　直肠前突作为出口梗阻型便秘的一种，多以女性患者为主。女性直肠前壁仅由直肠阴道隔作为支持，而男性因有前列腺的保护，不易发生前突。以前突为主要原因的便秘需尽早明确诊断，治疗强调在饮食调整、排便习惯养成、药物助便的基础上，结合手术纠正直肠前突的角度，同时解决引起便秘的伴随因素。目前西医采用的外科手术方式各具优势，但能达到良好疗效的主流方法仍存在争议[19]。上海中医药大学附属龙华医院顾氏外科肛肠学组基于中医传统绑缚疗法理论，进一步发扬创新，将其改良并运用于直肠前突所致出口梗阻型便秘的治疗，联合益气养阴中药，充分发扬中医内外同治的优势，有效提高此类便秘患者的临床疗效。

（一）精准诊断，多学科协作

通过临床实践发现许多功能性便秘的症状与排便姿势、粪便性状关系密切，尤其对直肠前突型便秘患者影响更为明显。为更加贴切实际地了解每位患者的前突程度，顾氏外科肛肠后学从患者自身便质特点入手，参考公认的Bristol大便分类法，制作仿真排粪造影剂组，更真实地模拟排便过程[20, 21]。传统排粪造影虽是诊断金标准，但具有辐射性，动态核磁共振成像则难以在生理状态下排便姿势时进行检查。针对上述检查方法的优缺点，顾氏外科肛肠后学对传统排粪造影的检查方式进行改良，并对新采用的影像学方法进行评估。在超声科、影像科的共同协作下，团队发现经会阴超声与传统排粪造影在测量前突深度方面具有较好的一致性，操作简便、无辐射性，还能检测前突体积等其他重要诊断指标[22]。通过不断优化检查方案，让更多长期饱受功能性便秘困扰的患者明确了患病的真正原因，也为容易被内科医生忽视的直肠前突型便秘的诊断提供了更加客观且科学化的依据。

（二）灵活运用，内外合治

通过对直肠前突治疗的不断探索，结合临床中常见的气阴两虚型便秘患者，陆金根教授采用改良绑缚术联合益气养阴中药，在纠正直肠前突角度后，经四诊合参、整体辨证，通过调节人体气血津液阴阳平衡，从源头上采取个体化精准治疗，消除患者排便困难的根本病因，发扬中医内外合治之长，提高气阴两虚型直肠前突的临床诊治疗效。

1. 灵活运用——绑缚疗法在肛肠领域的创新发展

绑缚疗法是传统的中医外科疗法，古籍中绑缚法的作用分为两种：一是固定作用，此用途散见于各类外用药膏的用法中，如明代赵宜真《外科集验方》："……用油纸贴药，敷疮上，绢帛缚定。"就是用布条绑缚以固定膏药在创面的位置治疗臁疮。二是辅以棉垫以起到压迫、促进创面愈合的作用，最早记载于明代陈实功所著《外科正宗·痈疽内肉不合论》第141条："大疮内外腐肉已尽，惟结痂脓时，内肉不粘连者，用软绵帛七八层放患上，以绢扎紧……内外之肉自然粘连一片，如长生成之肉矣。"即脓腐虽已排尽，但空腔仍存，迟迟不能长肉生肌愈合，则以棉垫绑缚扎紧，借助压力作用，使较大的溃疡空腔内壁皮肉黏和，促进创面愈合。

顾氏外科肛肠学组基于"绑缚疗法"，进一步发扬创新，将其用于复杂性肛周脓肿、复杂性肛瘘术后促进创面愈合，保护肛周肌肉组织。在后期发展过程中，依据痔的发病理论"肛垫下移学说"，创新性的将绑缚疗法改良为"绑缚术"用于重度混合痔的治疗，通过绑缚的方式固定下移的肛垫，复位生理结构以解决症状，疗效确切且复发率低[23, 24]。改良绑缚术操作简便、安全、经济、有效，值得临床推广应用。

基于绑缚术治疗重度混合痔的经验，陆金根教授将改良绑缚术运用于改变直肠前突角度的异常。相较于西医术式，此法损伤小、耗时短、术后恢复快。术中取俯卧折刀位，消毒直肠、肛管及阴道下段，置入C型肛门镜，充分暴露术野，经肛门将前突的直肠前壁进行纵行绑缚加固，左手食指辅助将阴道后壁向直肠方向顶起，明确绑缚层次，防止损伤阴道。于直肠前突顶部上方予可吸收线8字缝合固定一针，从前突部位顶部外侧0.5cm处进针，跨前突部位0.5cm出针，同线自上而下连续缝合至齿线附近。缝合深度需达到黏膜下层及部分肌层，才能起到加固薄弱前突区域的效果。再次探查，若前突部位仍有凹陷，可同法加强处理，直至前突消失[25]。

改良绑缚术的作用机制在于初期直肠前突部位在绑缚作用下，皮肉黏和，局部加固，改变形态结构之"虚"象，能够在便时起到有效支撑使得排解更加顺畅。后期随着可吸收线在体内吸收，在局部创面的修复过程中，又可起到埋线的作用，达到"入里疗顽疾"的效果，排便时局部挤压摩擦刺激，"静中有动，动静互涵"，使局部作用持久。

2. 内外合治——益气养阴中药联合绑缚疗法

陆金根教授认为，便秘的根本病因在于气虚或气滞、阴血虚或瘀，气虚则推动无力，气滞则壅塞不通，阴血亏虚则肠道失于濡养，阴血瘀滞则络脉不通。便秘日久、年老体衰、产后气血难复等皆为虚证，且以气阴两虚为主；加之组织发育缺陷、结缔组织退变、分娩损伤、不良排便习惯等使腹压升高，直肠阴道隔过于薄弱，不能抗衡压力，致使直肠前壁突向阴道后壁，形成的凹陷，亦属于形态结构之"虚"象。

因此，对于气阴两虚型直肠前突引起的便秘需要在纠正前突角度的同时，根据不同患者的症状，采用益气养阴中药辨证加减，有针对性地进行机体调理。陆金根教授主张应"以气为主，以阴为先"，以益气养阴、宣肺清化为总则，吸纳古代验方精华，基于临床经验创立益气开秘方。药物包含生黄芪、生白术、杏仁、枳实、生地黄、当归，可明显改善结肠慢传输型便秘患者临床症状，提高生活质量[26]。用药时根据病程长短对药量进行调整，若患者病程日久，长至 5 年以上；或长期需口服泻剂，外用开塞露；或家族成员有类似疾病史，则对于君药黄芪、白术加大用量，轻则 30g，重则达 60g。《本经疏证》云："黄芪，直入中土而行三焦，故能内补中气，中行营气，下行卫气。"重用黄芪以补一身之气[27]。

久病则瘀血内生，气血阴液亏虚，瘀滞不行，停积不化，尤其是便秘妇女伴有月经后期、经行血块者，因此处方中常用红花、桃仁，红花长于破血行血、和血调血，桃仁善于活血通滞、润燥滑肠，二者合用以达祛瘀生新之效[28]。久病亦致情志不畅，五志过极化火，火热灼津，津亏失润，循环往复，加重秘结之证。对于情志异常的患者常加用清心宁神之药，如百合、玫瑰花、石菖蒲、知母、大枣、怀小麦等。取法百合知母汤之补虚清热、养阴润燥，甘麦大枣汤之养心安神、和中缓急，石菖蒲开窍醒神，玫瑰花行气解郁[29]。在临证过程中，还结合行气、活血、润下、宁神之法，配合情志疏导、手术治疗、新兴技术等，以提高长远疗效。

直肠前突型便秘在临床诊断中往往容易被忽视，若单纯采用缓泻药只能起到短暂缓解症状的作用，并非从根源上解决。顾氏外科肛肠团队对反复行保守治疗无效的便秘患者额外重视，多学科协同评估，通过详细检查明确病因，再针对性地制定个性化治疗方案，灵活运用中医传统疗法，内外合治，强调治疗思路多元化。通过治疗方式的探索、治疗模式的升级、治疗理念的革新，不断为直肠前突的临床诊疗提供创新思路。

（梁宏涛　孙琰婷）

【参考文献】

［1］MUSTAIN W. Functional Disorders: Rectocele［J］. Clinics in Colon and Rectal Surgery, 2017, 30(1): 63-75.

［2］SUARES N C, FORD A C. Prevalence of, and Risk Factors for, Chronic Idiopathic Constipation in the Community: Systematic Review and Meta-analysis［J］. American Journal of Gastroenterology, 2011, 106(9): 1582-1591.

［3］吴青眉. 直肠前突的流行病学调查研究［J］. 江西中医药, 2005,（6）: 19-20.

［4］BARBER M D, MAHER C. Epidemiology and outcome assessment of pelvic organ prolapse ［J］. International Urogynecology Journal, 2013, 24(11): 1783-1790.

［5］SUNG V W, HAMPTON B S. Epidemiology of Pelvic Floor Dysfunction［J］. Obstetrics and Gynecology Clinics of North America, 2009, 36(3): 421-443.

［6］BERGER M B, KOLENIC G E, FENNER D E, et al. Structural, functional, and symptomatic differences between women with rectocele versus cystocele and normal support［J］. American Journal of Obstetrics and Gynecology, 2018, 218(5): 510.e1-510.e8.

［7］BHARUCHA A E, KNOWLES C H. Rectocele: Incidental or important? Observe or operate? Contemporary diagnosis and management in the multidisciplinary era［J］. Neurogastroenterology & Motility, 2022, 34(11): e14453.

［8］宋瑞芳.《内经》关于便秘的认识［J］.现代中医药, 2021, 41（1）: 106-110.

［9］刘启鸿, 黄铭涵, 赵培琳, 等.《伤寒论》便秘治疗用药规律分析［J］.中医杂志, 2018, 59（11）: 983-985.

［10］DIETZ H P, KORDA A. Which bowel symptoms are most strongly associated with a s rectocele?［J］. The Australian and New Zealand Journal of Obstetrics and Gynaecology, 2005, 45(6): 505-508.

［11］GROSSI U, HEINRICH H, DI TANNA G L, et al. Systematic Characterization of Defecographic Abnormalities in a Consecutive Series of 827 Patients With Chronic Constipation［J］. Diseases of the Colon & Rectum, 2021, 64(11): 1385-1397.

［12］杜永红, 薛雅红, 金黑鹰.直肠前突影像学诊断的研究进展［J］.世界华人消化杂志, 2016, 24（14）: 2198-2203.

［13］沈辉, 王卫星, 田冰, 等.出口梗阻型便秘影像学诊断［J］.中国实用外科杂志, 2013, 33（11）: 925-929.

［14］MELLGREN A, BREMMER S, JOHANSSON C, et al. Defecography. Results of Investigations in 2, 816 Patients［J］. Diseases of the Colon & Rectum, 1994, 37(11): 1133-1141.

［15］张祯捷, 王琛.坐位及蹲位对直肠前突患者排便过程的影像学及动力学影响研究［J］.现代医药卫生, 2019, 35（21）: 3302-3304.

［16］HARRIS M A, FERRARA A, GALLAGHER J, et al. Stapled Transanal Rectal Resection vs. Transvaginal Rectocele Repair for Treatment of Obstructive Defecation Syndrome［J］. Diseases of the Colon & Rectum, 2009, 52(4): 592-597.

［17］ALBAYATI S, CHEN P, MORGAN M J, et al. Robotic vs. laparoscopic ventral mesh rectopexy for external rectal prolapse and rectal intussusception: a systematic review［J］. Techniques in Coloproctology, 2019, 23(6): 529-535.

［18］ANDROMANAKOS N, SKANDALAKIS P, TROUPIS T, et al. Constipation of anorectal outlet obstruction: Pathophysiology, evaluation and management［J］. Journal of Gastroenterology and Hepatology, 2006, 21(4): 638-646.

［19］杨立胜, 何安琪, 刘刚.直肠前突的外科治疗进展［J］.中华结直肠疾病电子杂志, 2017, 6（5）: 410-413.

［20］张祯捷，王琛.仿真排粪造影剂组及其制备方法、使用方法［P］.上海市：CN109453396B，2021-07-06.

［21］姚一博，肖长芳，曹永清，等.顾氏外科综合治疗功能性便秘的传承和创新［J］.临床外科杂志，2022，30（5）：408-412.

［22］YAO Y-B, YIN H-Q, WANG H-J, et al. Is the transperineal ultrasonography approach effective for the diagnosis of rectocele? ［J］. Gastroenterology Report, 2021, 9(5): 461-469.

［23］陶晓春，周清，梁宏涛，等.改良绑缚闭合术治疗老年重度混合痔的临床研究［J］.老年医学与保健，2020，26（6）：1046-1049，1059.

［24］丁超，梁宏涛，姚一博，等.悬吊绑缚动脉结扎切除闭合术治疗重度混合痔的临床研究［J］.上海中医药杂志，2020，54（1）：64-67.

［25］孙琰婷，梁宏涛，姚一博，等.直肠前突绑缚术联合益气开秘方治疗混合型便秘医案［J］.天津中医药大学学报，2021，40（1）：78-80.

［26］何春梅，陆金根，曹永清，等.益气开秘方对慢输型便秘疗效和生存质量的影响［J］.上海中医药大学学报，2008，（5）：33-36.

［27］彭军良，陆金根.陆金根教授重用生黄芪治疗肛肠疾病的临床经验［J］.中国中医急症，2015，24（1）：89-91.

［28］彭军良，王琛，郑德，等.陆金根从瘀血论治习惯性便秘经验［J］.湖南中医杂志，2018，34（12）：20-23.

［29］冯璐，齐子欣，姚卓，等.甘麦大枣汤合百合知母汤加减联合心理疗法治疗抑郁症的临床效果观察［J］.中华中医药学刊，2021，39（10）：169-172.

第十三节　结直肠息肉

一、疾病概说

结直肠息肉是隆起于结直肠表面的肿物，泛指起源于结肠和直肠黏膜上皮层的突向肠腔内的隆起性病变，在未确定其病理性质前统称为息肉，可发生在结肠和直肠的任何部位。息肉有单发或者多发，研究显示[1, 2]，结直肠息肉好发于乙状结肠部和直肠部，其发病率达44%～53%，回盲部较少见。根据其病变部位、大小、形状及病理学有多种分类方法，按照2018年WHO的病理分类[3]，可分为锯齿状病变和传统的腺瘤。结直肠传统的腺瘤是良性的上皮性癌前病变，占全部结肠癌癌前病变的85%～90%，甚或更高[4]，被认为是结肠癌重要的癌前病变，结肠腺瘤癌变的演变过程，被称为"腺瘤－腺癌序列"[5]。结直肠总体癌变原因中锯齿状瘤变通路占15%～35%，增生性息肉或无蒂锯齿状腺瘤/息肉及某些亚型增生性息肉被归为锯齿状瘤变通路之一，具有潜在恶性可能[6, 7]。本病起病隐匿，通常无特异性消化道症状，少数患者常见临床表现为便血，鲜红色或暗红色，长期慢性失血可致贫血或可有腹痛、腹泻、排便习惯改变等表现。近年随着生活条件改善，结直肠息肉发病率正逐年攀升，流行病学研究显示不同地区大肠息肉检出率在10.25%～26.64%[8, 9]。而随着年龄的增长，患病率及癌变率也呈上升趋势，平均5～15年的时间，癌变率达3%～27%[10]。一项荟萃分析[11]显示，结肠息肉切除后1～5年的复发率分别为37%、47%、41%、48%、60%。研究发现，持续幽门螺杆菌感染是结肠息肉复发的一个独立危险因素。肠道的慢性炎症可造成肠道黏膜的慢性损伤，黏膜屏障破坏也是引起结直肠腺瘤危险因素之一，同时正常人的肠道菌群结构与肠道肿瘤及腺瘤患者有显著差异[11]，说明改善肠道内环境在预防结直肠息肉复发上有重要意义。

　　肠道微生态是由肠道菌群及其所寄居的环境共同构成，正常情况下，肠道微生物参与人体的代谢和营养、抗菌保护作用、维持肠黏膜的完整性、调节免疫反应等几方面功能，肠道微生态在消化系统疾病如肠易激综合征、炎症性肠病、肝脏疾病等方面的地位早已得到证实，近年来随着对肠道菌群认识的不断加深，也有越来越多的国内外研究表明，肠道微生态在结直肠息肉的发生中扮演了重要的角色，有研究者将肠息肉患者与正常人结肠黏膜上皮内的定殖菌做对比，发现肠息肉组比正常结肠黏膜上皮内的定殖菌明显减少[12]。另有研究发现，结直肠息肉和结直肠癌（colorectal caner，CRC）患者粪便标本中的粪肠球菌数明显高于健康人，再次证明结直肠息肉的发生与肠道菌群失衡密切相关[13]。Sama 等人对 118 例标准筛选结肠镜检查患者的粪便细菌进行了评估，发现肠道细菌可能因息肉的组织学、大小、级别和位置的不同而存在差异[14]。肠道菌群的组成、代谢产物在肠息肉的发生发展[15]及腺瘤 – 癌发展中均起到重要作用[16]；且肠道菌群已被证明在结直肠癌的发病机制中起重要作用，大量数据可靠地证明了肠道菌群及其代谢产物参与了导致 CRC 发病的途径和分子机制，有望将肠道菌群作为 CRC 的预测和（或）预后标记物[17]。某研究通过对结直肠息肉患者粪便中肠道菌群分析发现，结直肠息肉患者粪便中 *Weissella* 和 *Lactobacillus* 的丰度降低，*Bacteroides* 和 *Citrobacter* 的丰度增加，且与结直肠息肉的发生呈正相关，进一步强调了肠道菌群在结直肠息肉发生发展中的重要性[18]。肠道中的慢性炎症也是结直肠息肉患者复发的重要危险因素之一，吴礼浩等[19]指出超敏 C 反应蛋白（hypersensitive C–reactive protein，hs-CRP）可以作为肠道炎症的监测指标，其研究结果表明年龄偏大（> 50 岁）及 hs-CRP 水平增高可提示腺瘤发病率明显升高。

　　直肠指诊是最简便和经济的低位直肠和肛管疾病的诊断方法。结肠镜检查目前仍是结直肠息肉诊断的金标准，有很高的诊断价值。而普通结肠镜在总体息肉和腺瘤诊断上存在 20% ～ 25% 的漏诊率[20]，近年来，随着内镜技术发展在一定程度上减少了息肉及腺瘤的漏诊，如高清结肠镜被认为在提高腺瘤检测的系列技术中最具优势[21]；靶向染色内镜能够针对特定病变定向喷洒染剂，能显著增加非息肉状平坦 / 凹陷型息肉的检出[22]；还有虚拟染色内镜[23]、透明帽辅助结肠镜[24]、Endocuff 辅助结肠镜[25]、EndoRings 结肠镜[26]、G-EYE 结肠镜[27]、全频谱内镜[21]、第三只眼全景内镜[21]、水交换结肠镜[20]、结肠胶囊内镜[28]、共聚焦激光显微内镜[29]、计算机辅助诊断[30]等不同技术也在增加不同类型腺瘤检出率和降低漏检率方面优势明显。

及早发现并切除息肉[31]，是预防结直肠癌的重要措施之一，也可有效降低结直肠癌的发病率及死亡率[32]。临床上，通过评估息肉的生长部位、大小、形态、数目、浸润程度采取不同的治疗方式，主要包括冷（热）活检钳咬除术（Cold/Hotbiopsyforceps，CBF/HBF）、冷（热）圈套器切除术（Cold/Hot snarepolypectomy，CSP/HSP）、氩离子束凝固术（Argon plasma coagulation，APC）、内镜下黏膜切除术（endoscopic mucosal resection，EMR）、水下内镜黏膜切除术（underwater endoscopic mucosal resection，UEMR）、内镜下黏膜剥离术（endoscopic submucosal dissection，ESD）等。通常检测中发现的大部分小型息肉，通过活检钳钳除即可达到治疗目的。1～3mm 息肉多推荐 CBF，但其具有较高的复发率，HBF 可能损伤活检组织而影响病理判断，所以不排除有小部分腺瘤漏诊情况[33]。欧洲胃肠内镜协会推荐，圈套器冷切应作为 5mm 及以下微小息肉的首选切除方法，而 6～9mm 无蒂息肉推荐使用热圈套器[34]，超过 10mm 及以上的息肉可采用 EMR，黏膜下注射液体将病变与黏膜肌层分开，病变切除相对安全，操作较为简单，但对 20mm 以上及黏膜下病变有局限。研究显示，EMR 尤其是内镜下分块黏膜切除术（endoscopic piecemeal mucosal resection，EPMR）术后具有一定程度的复发，使用 APC 能有效清除残余腺瘤组织，成功率达 78%，但无法行组织学检查[35]。UEMR 是一种针对 10mm 以上息肉的新型黏膜切除术。无蒂息肉黏膜层与黏膜肌层在水下自然分开，病变被抬举有利于后续操作，其在整块切除率上高于 EMR（98.6% 比 87.1%）且操作效率高，安全性也不低于 EMR[36]。

古籍中并未明确提出"结直肠息肉"这一病名，根据其疾病进程及临床特征，可将其归属于"肠澼""肠覃""积聚""肠瘤"等范畴。《素问·太阴阳明论》云："饮食不节，起居不时者，阴受之。阴受之则入五脏，入五脏则满闭塞，下为飧泄，久为肠澼。"《灵枢·水胀》曰："肠覃何如……寒气客于肠外，与卫气相搏，气不得营，因有所系，癖而内着，恶气乃起，瘜肉乃生，其始生也，大如鸡卵，稍以益大。"首次记载了有关肠息肉的病名和形态大小。《证治准绳·杂病》："夫肠者大肠也，覃者延也。大肠以传导为事，乃肺之腑也。肺主卫，卫为气，得热则泄，得冷则凝；今寒客于大肠，故卫气不荣，有所系止而结瘕在内贴着，其延久不已，是名肠覃也。"《灵枢·五变》曰："人之善病肠中积聚者，何以候之？少俞答曰：皮肤薄而不泽，肉不坚而淖泽。如此则肠胃恶。恶则邪气留止，积聚乃伤。脾胃之间，寒温不次，邪气稍至，稽积留止，大聚乃起。"

现代医家对此疾病的中医病因病机有不同的理解，大多认为脾虚是本病的病机重点，湿热、寒湿、湿浊、痰浊及由此而引起的瘀浊、瘀血则是该病的病因。先天禀赋不足，脾胃虚弱，脏腑升降失机，日久则生痰湿，阻滞气血运行，痰瘀互结而形成息肉；同时，患者饮食不节，损伤脾胃，运化失节，聚湿生痰，均会引起瘀血内生，痰瘀互结而形成息肉。一项关于中医体质与肠息肉相关性的 meta 分析显示，结直肠息肉患者的体质以湿热质、痰湿质等居多[37]。王建平等人通过对 100 例符合标准的结直肠息肉患者进行中医辨证分型，发现脾虚湿困证占 36%，位居第一[38]。田璐对 297 名结直肠腺瘤息肉患者进行中医辨证并统计分析，结果显示脾虚湿蕴证占 28.3%[39]。

中医学近年来关于结直肠息肉治疗及预防术后复发的研究也有所增多，包括专方验方治疗、中医外治、中西医结合治疗等方面。郭海军等[40]结合自身临床经验，探究健脾消积清热法对大肠腺瘤息肉复发的防治效果，发现自拟健脾消积清热方在改善症状方面效果显著，且对大肠腺瘤性息肉具有良好的治疗和预防作用（治疗组 6 个月复发率 6.98%，对照组 23.26%）。吴洪磊等[41]发现对行结肠息肉内镜下切除术患者给予温阳散结汤进行预防复发治疗，能有效降低息肉复发率。王吉利等[42]研究发现，中药五倍子乌梅汤保留灌肠能有效改善肠息肉患者术后临床症状，降低术后复发风险。张旖晴等[43]通过研究发现，肠息肉术后应用中药温肾健脾方灌肠不仅可有效改善临床症状及肠道菌群，亦或能取得一定复发防治获益，但需进一步深入探究。宫欣茹等[44]研究者发现中药敷贴联合穴位按摩可促进肠息肉内镜下切除术患者肠道功能恢复，减少术后并发症。中医药在结直肠息肉治疗中发挥了重要的作用，但值得一提的是，目前多发性息肉的术后复发率仍然处在较高的水平，尤其是直径大于 5cm 的腺瘤，5 年的复发率可达 90% 以上，这可能和治疗中忽略了肠道内环境的调节有关，肠道菌群的紊乱和持续的慢性炎症是结直肠息肉复发的重要因素。

近年来，由于中药在肠道内环境治疗中的关键作用，引起了更多的中医药领域的研究者开始关注肠道内环境，一旦肠道菌群紊乱，内环境遭到破坏，肠道黏膜屏障功能受损，就可能伴随着肠道的各种疾病，随着中医药对肠道微生物群研究的不断深入，愈发证实肠道微生态是打开中医奥妙的钥匙。张成岗等[45]将中医学藏象学说、脏腑理论与西医学中肠道菌群概念相结合，提出很多中药是通过靶向调控肠道菌群微生态系统，而不是直接作用于人体发挥治疗作用，从而为以改善肠道菌群异常为核心的中药评价和研发提供新思路。

二、多发性结直肠息肉诊治经验

《杂病之要·积聚》言："凡脾肾不足及虚弱失调之人，多有积聚之病。"《景岳全书》曰："壮人无积，虚人则有之。"陆金根教授指出：肠息肉作为有形之积聚，正如历代医家所言，脾肾不足为根，脾胃是后天之本，主运化水谷精微，滋养五脏六腑；又是气血生化之源，脾气旺盛则正气充足，胃肠气机通畅，水湿、痰浊、糟粕不能留滞。脾阳充旺，则健运有权，可温化痰浊，保持血气通畅；若中焦火衰则化生无源，脾阳亏虚，则不能滋养肾阳，久则命门火衰，可致气血凝滞、痰浊瘀阻。故健脾温阳可使脾气旺盛，阳气充盈，脾胃气机调畅，运化正常，其湿浊、痰饮、瘀血得以气化消散，积聚无处可生。陆金根教授认为脾肾不足的同时夹杂痰、湿、浊、瘀等病理产物导致息肉增生。正如《济生方·积聚论治》曰："忧、思、喜、怒之气……过则伤乎五脏……留结而为积。"情志不畅，首先病及气分，使肝气不和，脾气郁结，导致肝脾气机郁滞，继而由气及血，血行不畅，经隧不利，脉络瘀阻，而成积聚。《医林改错》认为积聚无不与瘀血有关，其云："无论何处，皆有气血。……气无形不能结块，结块者，必有形之血也。"脾虚阳亏则其气机不运，脾气不升，胃气不降，其升降失调，气机不畅，血行瘀阻，造成气滞血瘀，乃息肉、腺瘤生成之重要病机。脾虚阳亏则脾失健运，不能输布水谷精微，使湿浊内生蕴结，久则凝聚成痰，痰瘀相结可成积聚。正如《灵枢·百病始生》指出："温气不行，凝血蕴里不散，津液涩渗，著而不去，而积皆成矣。"肠息肉虽成因繁杂，但不外乎内外因，积聚而生。其诱因既有先天不足，或饮食不节、情志不舒，或外感，或内生发为息肉。其病位在肠腑，但与脾、肾、肝等脏腑相关。临床上可见虚证、实证或虚实夹杂之证。顾氏外科陆金根教授认为脾虚湿滞是最常见的肠息肉中医证型，虽见气血凝滞，实则脾失运化，乃本虚标实之病证。陆金根教授指出参苓白术散虽是现代中医临床治疗各种疾病所属脾虚湿困证的经典方，但在多发性结直肠息肉反复发作治疗过程中达不到预期效果，深究其因，未得其法而已。陆金根教授治疗多发性结直肠息肉反复发作常用草药为：龙葵、山慈菇、芙蓉叶、蜀羊泉、岩柏、白头翁、秦皮、生黄芪、皂角刺、生甘草。其中山慈菇、龙葵、芙蓉叶为君药，起软坚散结之功效。临床药理学研究发现，山慈菇含有丰富的秋水仙碱，而秋水仙碱有很好的抗炎功效，山慈菇中含有菲类、联苄类、糖苷类等多种成分，为蒙医常用的经典抗癌药，具有一定的抗肿瘤、抗菌、抑制血管生成、抗氧化等作用，对抑制结直肠息肉复发也具有很好的作用。同样，龙葵和芙蓉叶不但具有抗炎作用，也是抗肿瘤的常用药物，可以抑制细胞的增殖，对于一些易复发的结肠腺瘤有很好的抑制作用；蜀羊泉、白头翁、岩柏、秦皮有清热解毒祛湿之功效为臣药，蜀羊泉与白头翁清热解毒散结，同时两药也均具有抗炎抗肿瘤的功效，再配伍岩柏、秦皮清热利湿消肿。四药清热解毒消肿既抑制了肠道的慢性炎性增生，又很好地增强了君药山慈菇、龙葵、芙蓉叶的消肿散结之功。生黄芪为佐药，既增强臣药健脾祛湿之功效，又温阳化气防止过度清热利湿。皂角刺为使药。生甘草既可调和诸药，又可防攻伐过度。陆金根教授治疗多发性结直肠息肉侧重清、补二法，尤善择机而施。陆金根教授将多发性结直肠息肉病反复发作分4型，辨证施治：湿邪内蕴，脾失运化，治宜健脾化湿为先，清热解毒为辅；肝旺侮脾，湿浊壅滞，治宜疏肝健脾为重，清浊化湿为从；湿邪未尽，脾肾阳虚，治宜补脾肾之阳，佐以清化湿浊；湿浊困脾，肝急扰神，治宜清化湿浊，柔肝缓急。同时陆金根教授还指出，临床辨证施治之时既要标本兼顾，又要注重轻重缓急，注意合理加减用药。脾虚湿困较甚者，可加用党参、白术、山药等益气健脾；脾肾阳虚较甚者，可加用干姜、附子、桂枝、吴茱萸等扶阳温中之药；肝郁脾虚较甚者，可加用柴胡、青皮、白芍、香附等疏肝解郁之品；瘀浊较甚者，可加用莪术、三棱、田七粉等散瘀化浊。总之要对结直肠息肉进行有效防治，关键在于肝脾同治、清化湿浊、温中扶阳、化瘀散结。针对病因病机，正本清源，标本同治。只有脾胃气机通畅，运化如常，血脉经络调和，使得瘀浊、积聚皆得消散。

（陈步强）

【参考文献】

［1］MARCO, CANNISTRÀ, MICHELE, et al. The impact of BMI on early colorectal neoplastic lesions and the role of endoscopic diagnosis: An Italian observational study［J］. International Journal of Surgery, 2016, 33(Supplement 1): S71-S75.

［2］林果为，王继耀，葛均波. 实用内科学［M］. 第 15 版. 北京：人民卫生出版社，2017.

［3］NAGTEGAAL I D, ARENDS M J, ODZE R D, et al. Tumours of the colon and rectum［M］. Geneva: IARC Press, 2018.

［4］中华医学会消化病学分会，中华医学会消化病学分会肿瘤协作组. 中国结直肠癌预防共识意见（2016）［J］. 中华消化杂志，2016，36（11）：721-733.

［5］JASS J R . Colorectal Cancer: A Multipathway Disease［J］. Critical reviews in oncogenesis, 2006, 12(3-4): 273-287.

［6］MCCARTHY A J, SERRA S, CHETTY R. Traditional serrated adenoma: an overview of pathology and emphasis on molecular pathogenesis［J］. BMJ Open Gastroenterology, 2019, 6(1): e000317.

［7］MURAKAMI T, SAKAMOTO N, NAGAHARA A . Clinicopathological features, diagnosis, and treatment of sessile serrated adenoma/polyp with dysplasia/carcinoma［J］.Journal of Gastroenterology and Hepatology, 2019, 34（10）: 1685-1695.

［8］刘智尚，彭侠彪，阮巍山，等. 中山地区大肠息肉流行病学相关分析［J］.黑龙江医学，2015，39（6）：2.

［9］闫再宏，张俊英，梁慧霞，等. 廊坊地区健康体检人群大肠息肉流行病学调查［J］. 实用预防医学，2016，23（9）：2.

［10］KUO Y, SHIH S, YU L, et al. Age and gender may be the key points in hyperglycemic patients with Helicobacter pylori infection combined colorectal adenoma［J］. Helicobacter, 2018, 23 (2): e12473.

［11］SHI X, YANG Z, WU Q, et al. Colorectal adenoma recurrence rates among post-polypectomy patients in the placebo-controlled groups of randomized clinical trials: a meta-analysis［J］. Oncotarget, 2017, 8（37）: 62371-62381.

［12］LIU L, CHEN Y, LIU T, et al. Genome-wide DNA methylation profiling and gut flora analysis in intestinal polyps patients［J］.Eur J Gastroenterol Hepatol, 2021, 33 (8): 1071-1081.

［13］GERAVAND M, FALLAH P, YAGHOOBI M H, et al. Investigation of Enterococcus faecalis population in patients with polyp and colorectal cancer in comparison of healthy individuals［J］.Arquivos de Gastroenterologia, 2019, 56: 141-145.

［14］REZASOLTANI S, ASADZADEH AGHDAEI H, DABIRI H, et al. The association between fecal microbiota and different types of colorectal polyp as precursors of colorectal cancer［J］.Microb Pathog, 2018, 124: 244-249.

［15］POP O L, VODNAR D C, DIACONEASA Z, et al. An Overview of Gut Microbiota and Colon Diseases with a Focus on Adenomatous Colon Polyps［J］.International Journal of Molecular Sciences, 2020, 21 (19): 7359.

［16］VACANTE M, CIUNI R, BASILE F, et al. Gut microbiota and colorectal cancer development:

a closer look to the adenoma-carcinoma sequence［J］. Biomedicines, 2020, 8 (11): 489.

［17］MONTALBAN-ARQUES A, SCHARL M. Intestinal microbiota and colorectal carcinoma: Implications for pathogenesis, diagnosis, and therapy［J］. EBioMedicine, 2019, 48: 648-655.

［18］Chen C, Niu M, Pan J, et al. Bacteroides, butyric acid and t10, c12-CLA changes in colorectal adenomatous polyp patients［J］. Gut pathogens, 2021, 13 (1): 1-9.

［19］吴礼浩，谢文瑞，蔡洁毅，等.代谢综合征与大肠腺瘤相关性研究［J］.河北医学，2010，17（10）: 1281-1284.

［20］DIK V K, MOONS L M, SIERSEMA P D. Endoscopic innovations to increase the adenoma detection rate during colonoscopy［J］.World J Gastroenterol, 2014, 20(9): 2200-2211.

［21］SAUID, ISHAQ, KEITH, et al. Technological advances for improving adenoma detection rates: The changing face of colonoscopy［J］. Digestive & Liver Disease, 2017, 49(7): 721-727.

［22］MATSUDA T, ONO A, SEKIGUCHI M, et al. Advances in image enhancement in colonoscopy for detection of adenomas［J］. Nature Reviews Gastroenterology & Hepatology, 2017, 14(5): 305-314.

［23］KENTARO M, MIKIHIRO F, RYU S, et al. Back-to-Back Comparison of Auto-Fluorescence Imaging (AFI) Versus High Resolution White Light Colonoscopy for Adenoma Detection［J］.Bmc Gastroenterology, 2012, 12(1): 75.

［24］RASTOGI A, BANSAL A, RAO D S, et al. Higher adenoma detection rates with cap-assisted colonoscopy: a randomised controlled trial［J］. Gut, 2012, 61(3): 402-408.

［25］REX D K, SLAVEN J E, GARCIA J, et al. Endocuff Vision Reduces Inspection Time Without Decreasing Lesion Detection in a Randomized Colonoscopy Trial［J］. Clinical Gastroenterol Hepatol, 2020, 18(1): 158-162.

［26］REX D K, REPICI A, GROSS S A, et al. High-definition colonoscopy versus Endocuff versus EndoRings versus Full-Spectrum Endoscopy for adenoma detection at colonoscopy: a multicenter randomized trial［J］. Gastrointest Endosc, 2018, 88(2): 335-344.

［27］SHIRIN H, SHPAK B, EPSHTEIN J, et al. G-EYE colonoscopy is superior to standard colonoscopy for increasing adenoma detection rate: an international randomized controlled trial (with videos)［J］. Gastrointest Endosc, 2019, 89 (3): 545-553.

［28］PASHA S F. Applications of colon capsule endoscopy［J］. Curr Gastroenterol Rep, 2018, 20 (5): 22.

［29］PITTAYANON R, RERKNIMITR R. Confocal laser endomicroscopy［M］. Cham: Springer International Publishing, 2018.

［30］AHMAD O F, SOARES A S, MAZOMENOS E, et al. Artificial intelligence and computer-aided diagnosis in colonoscopy: current evidence and future directions［J］.Lancet Gastroenterol Hepatol, 2019, 4(1): 71-80.

［31］MEESTER R G, DOUBENI C A, LANSDORP-VOGELAAR I, et al. Variation in adenoma detection rate and the lifetime bene-fits and cost of colorectal cancer screening: a microsimulation model［J］.JAMA, 2015, 313(23): 2349-2358.

［32］WANG H, WANG P, LIU X, et al. Factors predicting the colorectal adenoma detection rate in colonoscopic screening of a Chinese population: A prospective study［J］. Medicine (Balti-more), 2019, 98(15): e15103.

［33］LEE C K, HONG S N. Colonoscopic Polypectomy［M］. Singapore: Springer Singapore, 2019.

［34］FERLITSCH M, MOSS A, HASSAN C, et al. Colorectal polypectomy and endoscopic mucosal resection (EMR): European Society of Gastrointestinal Endoscopy (ESGE) Clinical Guideline［J］.Endoscopy, 2017, 49 (3): 270-297.

［35］BIRK J W, KAUR A. Argon Plasma Coagulation［M］. Totowa, NJ: Humana Press, 2011.

［36］SCHENCK R J, JAHANN D A, PATRIE J T, et al. Underwater endoscopic mucosal resection is associated with fewer recurrences and earlier curative resections compared to conventional endoscopic mucosal resection for large colorectal polyps［J］.Surg Endosc, 2017, 31(10): 4174-4183.

［37］张平, 李人亮, 项凤梅.中医体质类型与肠息肉相关性的系统评价与 Meta 分析［J］. 中医药通报, 2021, 20（5）: 50-56, 64.

［38］王建平, 陈文辉, 王庆莲, 等.100 例腺瘤性结肠息肉的中医证型特点［J］.慢性病学杂志, 2020, 21（12）: 1890-1892.

［39］田璐.结直肠腺瘤性息肉发病相关因素及中医证型的研究［D］.太原: 山西省中医药研究院, 2020.

［40］郭海军, 郭秀霞, 王本贤.健脾消积清热法防治大肠腺瘤息肉复发临床研究［J］.新中医, 2020, 52（9）: 66-69.

［41］吴洪磊.温阳散结汤预防结肠息肉患者内镜下切除术后复发的效果［J］.深圳中西医结合杂志, 2020, 30（3）: 42-43.

［42］王吉利.中药五倍子乌梅汤保留灌肠预防内镜下肠息肉摘除术后复发的效果研究［J］.实用临床医药杂志, 2019, 23（23）: 55-57.

［43］张旖晴, 郭宇, 许爱丽, 等.中药温肾健脾方灌肠防治结肠息肉术后再发的预防效果及其对患者肠道菌群影响［J］.辽宁中医药大学学报, 2018, 20（10）: 176-178.

［44］宫欣茹.中药敷贴联合穴位按摩对促进肠息肉内镜下切除术患者肠道功能恢复的影响［J］.天津中医药, 2019, 36（12）: 1192-1195.

［45］张成岗, 巩文静, 李志慧, 等.基于肠道菌群和菌心学说探讨中医现代化发展新思路［J］.中华中医药杂志, 2020, 35（9）: 4304-4307.

第十四节　骶前囊肿

一、疾病概说

　　骶前囊肿又称直肠后囊肿，属于骶骨的一种囊性病变，是直肠与骶骨间发生的囊性和囊实性肿瘤，中医学称之为"锐疽""鹤口疽""尾闾发"。本病属于临床少见病，文献报道发病率为 1/60000 ～ 1/40000，主要见于幼儿或成年女性患者，男女比例 1：15[1, 2]。根据骶前囊肿组织病理学特征和分化来源主要分为表皮样囊肿、皮样囊肿、尾肠囊肿和畸胎瘤等[2, 3]。根据疾病的性质分为良性和恶性肿瘤，临床以良性为主，部分患者有恶变可能，其中恶变率最高的为畸胎瘤，文献报道成人的畸胎瘤恶变率高达 40% ～ 50%[4]。

　　骶前囊肿好发部位位于直肠和骶骨间的潜在间隙，后方为骶骨和尾骨筋膜，前方为直肠后侧固有筋膜，上方为直肠膀胱或子宫凹陷，下方为肛提肌，两侧为盆壁。该潜在间隙解剖位置较深，病灶隐匿，患者多无典型的症状表现，多在体检时发现，部分患者随着囊肿体积的逐渐增大出现会阴部或骶尾部肿胀、肛门坠胀、便后不尽感、排便困难、小便欠畅或肛门失禁等症状，因其病灶隐匿，位置较深很难被发现，经常被临床医生漏诊。当囊肿继发感染时可出现红肿或胀痛不适，局部破溃后出现溢液反复窦道形成，经常被误诊为肛周脓肿、肛瘘或骶尾部藏毛窦等疾病。

　　骶前囊肿的早期诊断较为困难，部分患者肛管后方正中线的小凹是骶前囊肿的重要体征，即"酒窝征"，通常在其他肛周疾病专科检查或囊肿体积增大出现压迫症状就诊时发现，文献报道肛门指检可发现 60% ～ 70% 的骶前囊肿[2, 5]。盆腔的影像学检查是骶前囊肿的有效诊断方法，包括直肠腔内超声、CT 及 MRI，尤其 MRI 的诊断具有很大的优势，是目前诊断骶前囊肿的最佳方式，可以明确囊肿的位置、大小、范围和周围组织的关系，明确囊内的不同成分，有助于初步鉴别囊肿的性质，对指导手术决策具有十分重要的意义。

目前，手术是骶前囊肿的主要治疗方式。随着骶前囊肿的逐渐增大，病灶受到反复刺激与周围组织粘连增加手术难度，且少数囊肿病例有发生恶变的可能[6]，因此，一经发现应尽早手术切除。根据手术入路的方式，主要分为三大类：经会阴或骶骨旁手术入路、经腹手术入路（开放切除或腹腔镜辅助下的骶前囊肿切除）、经腹会阴联合手术入路方式。

（一）经会阴或骶骨旁手术入路

骶前囊肿的位置分为中心型囊肿和偏心型囊肿，偏心型囊肿多采用骶骨旁的纵行或S形切口，中心型囊肿可选择经尾骨和肛门间的横向弧形切口，经会阴入路手术方式多适用于骶3与耻骨联合连线以下的囊肿，建议术中采用钝性联合锐性分离的方式，尤其是直肠后壁和骶骨前壁处的手术风险较高区域，尽量减少对局部周围组织的损伤，必要时手指进入直肠进行引导，降低直肠瘘和骶前大出血的风险，病灶切除时可实施直肠充气试验，对直肠瘘进行及时的修补降低术后的并发症，经会阴入路手术具有暴露充分、视野清晰、病灶易完整切除的优点，为充分暴露囊肿，完整切除病灶，术中可切除尾骨或骶5，经会阴入路是目前临床治疗骶前囊肿的主流入路术式。

（二）经腹手术入路

经腹手术可采取腹部开放切除，也可采用腹腔镜辅助下囊肿切除的方式，主要适用于囊肿位置高于骶3水平经会阴手术难以切除的患者，如囊肿过大暴露不充分时，可切开小口抽吸囊液减压，便于完整病灶的切除，从而减少术后复发的概率。术中注意避免造成生殖血管和神经的损伤，影响患者的性功能及排尿功能。骶前囊肿后壁与尾骨关系密切，经常与骶骨前侧筋膜粘连，经腹手术相对较难完整切除囊肿下极与骶骨或尾骨融合的部分，是造成囊肿术后复发的风险之一。

（三）经腹会阴联合手术入路

当患者的囊肿体积较大，上极高于骶3水平，下极与骶骨或尾骨融合的病例，建议采用经腹会阴联合入路手术。采取截石位体位，腹腔镜下游离至骶4或更低水平，经会阴横向弧形或骶骨旁纵向切开，向上游离囊肿，上下汇合完整地切除病灶。

骶前囊肿的严重并发症为直肠穿孔和骶前大出血，经直肠充气试验证实直肠破溃的应碘伏反复消毒后，及时实施局部修补，术后充分引流，多可同步痊愈；骶前大出血是较为凶险的并发症，要求术者术中精细化操作，避免损伤骶前静脉丛，出血时及时缝扎或压迫填塞是有效止血的重要手段。此外，骶前囊肿的诊治需要注意，在患者身体状况允许的情况下建议完整切除病灶，不建议：①注射乙醇、硬化剂或使用电刀烧灼、破坏囊壁分泌功能；②单纯切开引流；③经肛门或直肠切开引流；④术前穿刺活检病理。以上情况容易造成囊壁残留、恶性肿瘤的种植转移、病灶组织感染及形成顽固性窦道等并发症，增加复发风险和反复手术的痛苦[7]。

二、骶前囊肿诊治经验

顾氏外科肛肠团队治疗骶前囊肿充分发挥中医药的特色和优势，强调微创化的治疗原则，结合现代诊治技术，继承中勇于创新，多年来积累了丰富的临床经验。

（一）顾氏外科骶前囊肿治疗特色

上海中医药大学附属龙华医院顾氏外科肛肠学组治疗骶前囊肿特色鲜明，强调"中西医结合、内外合治"的治疗方式，遵循"最小的损伤获益最大化"的治疗理念，注重全程规范化的管理，实现个性化的诊治方案，获取最佳的临床效果。

（二）治疗

术前综合症状、体征及影像学精准诊断，当怀疑囊肿所致反复发作的窦道借助肛瘘镜辅助检查，观察窦道内壁情况以明确诊断；术中坚持"以点带面，步步为营"的理念，沿着内囊、外囊间隙钝性与锐性结合剥离的方式向周围拓展，力求完整切除的前提下减少对周围组织的损伤；术后规范化的管理，充分发挥中医中药的特色和优势，提高患者的治愈率，加速患者的康复。

1. 术前精准评估

骶前囊肿多数病例无典型的临床症状，经常在肛周其他疾病就诊或健康体检时发现，临床非常容易漏诊；骶前囊肿多无特征性的局部体征，少数患者存在肛管后方正中线的小凹"酒窝征"，局部感染或破溃时容易误诊为肛周脓肿或肛瘘等疾病，因此，术前结合局部症状、体征和影像学检查综合评估十分重要。MRI 是精准评估的有效手段，可以全面了解病灶范围、深度、与周围的组织关系，明确囊内的不同成分，为彻底清除病灶前提下减少手术的创伤及临床决策提供重要的依据。对反复发作的复杂性肛瘘或窦道，尤其是在肛门后侧病灶，借助肛瘘镜辅助探查窦道，观察窦道的内壁形态，可提高误诊骶前囊肿性窦道的诊断准确率。

2. "点面结合"的微创理念，创新骶前囊肿剥离技术

骶前囊肿是发生于直肠后和骶骨前方间隙的囊性或囊实性病变，不完全切除容易导致疾病的复发。囊肿一般具有内囊和外囊两层解剖结构，研究发现内囊残留是临床复发的关键。顾氏外科治疗骶前囊肿采取骶骨旁纵行切口或肛门与尾骨间的弧形切口，必要时切除尾骨（是降低复发率的措施之一），止血钳钝性结合电刀锐性分离的方式找到病灶，切开外囊，组织钳适当牵拉外囊及周围组织，以此切口为切入点，沿着此间隙缓慢剥离向周围拓展，"以点带面，步步为营"。内、外囊间存在潜在的间隙，没有丰富的血管分布，所以术中出血量相对较少。如囊肿过大无法充分暴露，可适当抽吸囊液，降低张力确保手术层面在正确的间隙中进行。当遇到周围组织粘连较重的病例，可适当扩大范围，沿外囊外侧壁切除，以求完整剥离、切除囊肿病灶，比传统的囊肿切除具有局部损伤小、术中出血少、复发率低的优势。

3. 传承顾氏外科的特色，发挥中医药优势

顾氏外科治疗骶前囊肿强调中西医结合的优势，术前口服活血化瘀通络、清热解毒、消肿止痛的中药，减少感染的发生，减轻感染的症状，降低与周围组织的粘连；术后口服提脓祛腐、补益气血、生肌敛疮的中药，促进囊肿切除后周围坏死组织的液化，联合负压引流加速坏死组织的排出，后期生肌敛疮的中药加速疮腔内肉芽组织生长，促进创面的愈合，具有鲜明的中医特色。

4. 注重围术期的调护，提升顾氏外科疗法的效果

手术是治疗骶前囊肿的主要方法，术后的调护是骶前囊肿高质量愈合的重要保证，全程的规范化管理通常包含排便、饮食、体位、负压引流等环节的管理。①负压引流管理：负压引流是保证手术痊愈的重要手段，尤其是较大的囊肿术后残留很大的疮腔，分泌物较多且很容易积聚感染，导致缝合创面的失败，所以早、中期疮腔分泌渗出较多，充分引流是减少感染和一期愈合的有效保证；建议放置引流管方向向下，促进疮腔底部的渗出液排出；术后需要每日规范地记录负压引流装置内引流量，引流液的颜色和质地，为拔

管提供依据；放置时间以引流液的量为依据，一般量少于 5mL，术后 7 ～ 14 天拔出引流管。②排便管理：术前按照肠镜检查的肠道准备，术后遵循早期控便，尽量减少粪便的形成，中期适当少便，后期正常排便的原则。③饮食管理：早期 3 ～ 4 天流质饮食，中期 5 ～ 7 天半流质饮食，后期开放正常饮食。④体位管理：术后建议多变换体位，适当下床活动，促进引流液排出和组织生长的贴合，加速疮腔的愈合。⑤护理与换药管理：局部保持干燥，尽量避免接触水，每日缝合创面及引流管缝扎局部碘伏消毒，棉球擦拭后，纱布覆盖包扎。⑥缝线拆除时间：术后引流管拔出后创面无明显红肿积液感染迹象，分批分次拆除伤口缝合线，一般 10 ～ 14 天间隔拆除缝合线，观察 3 ～ 5 天创面无异常后拆除全部缝合线。

（董青军）

【参考文献】

［1］LEVCHELOUCHE D, GUTMAN M, GOLDMAN G, et al. Presacral tumors: a practical classification and treatment of a unique and heterogeneous group of diseases ［J］. Surgery, 2003, 133(5): 473-478.

［2］JAO S W, BEART R W, JR, et al. Retrorectal tumors. Mayo Clinic experience, 1960-1979 ［J］. Dis Colon Rectum, 1985, 28(9): 644-652.

［3］DAHAN H, ARRIV L, WENDUM D, et al. Retrorectal developmental cysts in adults: clinical and radiologic-histopathologic review, differential diagnosis, and treatment ［J］. Radiographics, 2001, 21(3): 575-584.

［4］WALDHAUSEN J A, KOLMAN J W, VELLIOS F, et al. Sacrococcygeal Teratoma ［J］. Surgery, 1963, 54: 933-949.

［5］杨柏林，邵万金，吴彬，等.骶尾旁入路治疗成人骶前囊肿 ［J］.临床外科杂志，2006，（4）：230-231.

［6］张迪，苏丹，胡邦，等.经骶尾入路手术治疗 43 例骶前发育性囊肿的疗效分析 ［J］.中华结直肠疾病电子杂志，2017，6（6）：506-509.

［7］海峡两岸卫生交流协会肿瘤防治专家委员会，中国医师协会结直肠肿瘤专业委员会脏器联合切除与质量控制学组.骶前囊肿规范化诊疗中国专家共识 ［J］.中华肿瘤杂志，2021，43（10）：1034-1042.

第十五节　肛周皮肤病

一、概述

肛周皮肤病是发生在肛周皮肤及皮肤附属器官疾病的总称，属肛肠病的重要组成部分。肛周皮肤病较多，如肛周湿疹、肛周瘙痒症、肛周尖锐湿疣、肛周化脓性汗腺炎、肛周神经性皮炎、肛周接触性皮炎、肛周皮肤癣、肛周皮肤结核等。

对于肛周皮肤病，第二代传人顾筱岩提出"形之于外，必根于内"的观点，认为治外而不治其内，是舍本求末，及其所治，岂可舍于内而仅治外乎。顾氏外科第三代传人顾伯华将其发病因素归为风、湿、热、虫、毒、血瘀、血虚风燥、肝肾不足等，往往不止一种因素引起，常为多种病因互相作用，故治疗前需确定局部皮损情况及发病因素。由此奠定肛周皮肤病之治法，多合外内之道，局部与整体并重。

目前临床上肛周皮肤病以肛周湿疹、肛周尖锐湿疣、肛周化脓性汗腺炎较为多见。本节仅介绍部分常见病。

二、肛周湿疹诊治经验

（一）疾病概述

肛周湿疹是一种常见的非传染性变态反应性皮肤病。本病可发生在任何年龄，且发病与性别无关。我国成人肛肠疾病总患病率为 50.10%，其中肛周湿疹患病率为 0.14%，在所有单类肛肠疾病中居第三位[1]。常因痔疮、肛隐窝炎、肛裂、肛瘘等所引起，多局限于肛门周围皮肤，偶可蔓延及臀部、会阴及阴囊。以局部出现红疹、红斑、糜烂、渗出、结痂、脱屑为特点。主要特点表现为渗出、瘙痒、反复发作。由于病变部位的私密性，可导致患者因延误病情出现失眠、焦虑甚至胃肠功能紊乱。肛周湿疹目前尚未有明确的发病机制，西医学认为其发病可能与局部感染、免疫系统、内分泌紊乱、刺激性物品接触等有关[2, 3]。

湿疹在古代又叫"湿毒疮""浸淫疮""血风疮""四弯风"等。《外科正宗》云："血风疮，乃风热、湿热、血热三者交感而生。发则瘙痒无度，破流脂水，日渐沿开。"《医宗金鉴·外科心法要诀》中"四弯风……形如风癣，属风邪袭于腠理而成。其痒无度，搔破津水，形如湿癣。"《诸病源候论》记载："肤腠虚，风湿搏于血气生瘑疮。"古籍中虽未直接提及肛周湿疹，但湿疹是由风湿热邪侵袭肌表，邪犯腠理，留滞肌肤。而湿性重浊，其性趋下，致病多在下部，故而诱发肛周湿疹。另《素问·至真要大论》云："诸湿肿满，皆属于脾。"《疡科心得集》云："湿毒疮……此因脾胃亏损，湿热下注，以致肌肉不仁而成；又或因暴风疾雨，寒湿暑热侵入肌肤所致。"由此可认为肛周湿疹也与脾虚有关。

肛周湿疹治疗的关键在于辨证论治，明确湿疹类型，以控制症状、减少复发、提高患者生活质量为基本目的[4]。药物治疗常用糖皮质激素、抗组胺药物等，尤其适合急性、亚急性肛周湿疹。而肛周常有多种细菌定植，湿疹皮肤的屏障功能被破坏，更易合并感染，故使用莫匹罗星[5]等抗生素的治疗效果亦尤为显著[6]。常用的手术治疗方法有肛周皮下神经离断术、肛周皮肤间断切除术、肛周皮下神经游离挂线术等。其机理主要是破坏神经末梢感受器，从而达到止痒的目的[7]。非药物治疗包括注意肛周清洁的同时避免过度卫生，养成良好的排便习惯，加强健康教育和心理疏导等[8]。

（二）肛周湿疹诊治经验

顾氏外科认为肛周湿疹多见风、湿、热邪留滞肌肤。根据皮损特点可分为急性期、亚急性期和慢性期三型。急性期多为实证（湿热型），宜祛风清热利湿，常用方有龙胆泻肝汤、萆薢渗湿汤及二妙散。亚急性期为虚实交杂，湿盛正气渐衰，应以祛风清热除湿润燥，常选用的方药有消风散、土茯苓苦参汤和除湿胃苓汤。慢性期虚证为多，常为血虚风燥，宜养血除风、健脾利湿、活血润燥，以慢性湿疹汤合四物消风饮加减为基本方剂。目前肛周湿疹单用西医治疗病情易反复。顾氏外科通过标本兼顾，内外并治，整体与局部相结合的中医药治疗，减少肛周湿疹的复发率，有效缓解症状，改善患者生活质量。

顾伯华教授认为下焦主湿，内湿蕴久化热，湿热之邪流溢肛周皮肤，发为肛周湿疹。湿热互结是病之本。选方为萆薢渗湿汤合二妙丸加减，重用清热利湿之法，配合川牛膝、车前子等利水通淋类药物。若瘙痒甚者则加徐长卿、白鲜皮、地肤子等。若湿疹反复发作，病程缠绵，流滋日久，伤阴耗血，则加用养血祛风、清热化湿之药。

顾氏外科第四代传人马绍尧教授在治疗肛周湿疹时，多使用白鲜皮、苦参这一药对，二药同用以加强清热燥湿止痒之功。另外，马绍尧教授认为肛周湿疹为本虚标实，虚实夹杂之证。其发病的内因在于先天禀赋不足或后天嗜食肥甘，导致脾胃虚弱，运化水谷失司，湿浊内生，与外感风湿热邪相合。故治疗以清热利湿、健脾益气为主，常兼用苍术与白术两味，起运脾健脾之功，治疗脾虚湿蕴型湿疹有良效[9]。

顾氏外科第四代传人陆金根教授临床重视局部与整体的关系，陆金根教授认为肛周湿疹多由于肝经郁热、湿浊下注肛门所致。顾氏外科第五代传人曹永清教授认为肛周湿疹发生与湿邪有关，"伤于湿者，下先受之。"湿为阴邪，其性趋下，易袭阴位，湿性黏滞，故其致病多缠绵难愈或反复发作。肛周湿疹病程反复可致阴血亏虚。故两位教授均认为治疗肛周湿疹以清肝化湿、养血润燥为主，辅以清热利湿、祛风止痒，采用龙胆泻肝汤加减治疗，临床效果满意[10, 11]。

顾氏外科在中医内治的基础上联合使用外治法，治疗肛周湿疹的效果显著。目前顾氏外科常用的外治法有坐浴熏洗和药物涂擦两种，根据皮损特点和临床表现选择不同药物，常用的中药有苦参、土荆皮、白鲜皮等祛湿止痒类，黄柏、蒲公英、野菊花等清热解毒类。顾筱岩教授常嘱患者在煎服后的药渣中加入些许明矾，复煎后浸洗[12]。内外合治，直达病所，具有消肿止痒之功。顾伯华教授治疗急性湿疹时采用土茯苓、黄柏溶液，或蒲公英6g，野菊15g煎汤待冷后湿敷，或用三黄洗剂外搽，1日5～6次[13]。顾伯华教授在《外科正宗》的指引下，首创了电吹风热烘疗法治疗慢性湿疹。即在病变部位均匀涂抹药物后，再加热烘，每次20分钟，热力使局部气血流通，腠理开疏，药物可以更好地渗入，从而达到活血祛湿、消风止痒的功效。

"形之于外，实根于内。"顾氏外科主张中药内服和外用熏洗坐浴相结合，充分发挥中医药治疗肛周湿疹的优势。

三、肛周尖锐湿疣诊治经验

（一）疾病概述

尖锐湿疣为各种原因引起局部感染人乳头瘤病毒（HPV）而导致发病的一种性传播疾病。流行病学调查显示尖锐湿疣在性传播疾病中约占16%，主要通过性接触而传播，少数可通过日常生活用品如内裤、浴巾、浴盆而传染。常于皮肤黏膜交界处出现菜花状疣体，最常见于外生殖器和肛门周围等，少数亦见于口腔黏膜、腋窝、脐窝、趾窝、趾缝等[14]。有学者对708例尖锐湿疣患者进行研究统计，显示肛周受累者达26.6%[15]。两性均可发生肛周尖锐湿疣，好发年龄主要为20～40岁，男性发病率多于女性。其临床表现主要为疣状赘生物，易发生糜烂、渗出，挤压易出血，对患者生活造成严重影响[16]。本病具有高复发率、强传染性等特点，甚至发生癌变[17]。

古籍中对于肛周尖锐湿疣的描述类似于"疣目""千日疮""刺瘊""瘙疣"等。《外科启玄》曰千日疮"生于人手足上……生一千日自落"。《灵枢·经脉》记载了"虚则生疣，小者如指痂疥"。《薛己医案》曰："疣属肝胆少阳经，风热血燥，或怒动肝火，或肝客淫气所致。"

目前没有一种有效药物可以彻底杀死肛周尖锐湿疣的致病病毒，治疗关键在于早发现、早治疗，不可延误时机，主要的治疗原则是除疣体、防复发、预防病毒感染。西医具体的治疗方式包括物理治疗（冷冻、激光、微波疗法等）、药物治疗（鬼臼毒素、咪喹莫特、干扰素、胸腺五肽、甘露聚糖肽、卡介菌多糖核酸等）和手术治疗[18]。中医治疗能够更好地减少复发。中医学认为本病主要由于房事不洁、直接或间接接触污秽之物，湿热毒邪由外侵入肛周、外阴皮肤黏膜等，以致气血不合，邪毒阻滞，肌肤气血凝结，壅结化热成疣。内治主要以清下焦湿热，佐活血散结为主[19]。同时联合中药熏洗治疗，疏通人体经络，促进局部血液循环，同时提升细胞组织的免疫能力，降低复发率[20]。

（二）肛周尖锐湿疣诊治经验

顾氏外科在肛周尖锐湿疣的治疗上以内服与外用药物结合为主，标本兼治。顾伯华教授认为肛周尖锐湿疣多因感染湿热疫毒之邪下注肛周黏膜，蕴久成毒而生，治当以清热利湿解毒为法。选用《疡医大全》中的萆薢渗湿汤作为肛周尖锐湿疣的内治法主方，随症加减使用。方中萆薢为君药，归肝经，祛除下焦湿热。泽泻、薏苡仁、茯苓健脾利湿，扶正祛邪；通草、滑石引热下行、通利小便，使湿热毒邪从小便而去，共为臣药，协同君药加强除热利湿之功。佐以板蓝根、黄柏、大青叶、白花蛇舌草、马齿苋清热解毒并有抗病毒作用；牡丹皮凉血祛瘀，使瘀去络通。全方共奏清热除湿、化瘀解毒之功。陆金根教授认为针对尖锐湿疣的病因病机，治疗以清热解毒、平肝镇潜为主，佐以和营通络、疏肝健脾、益气活血等药物。

在内治的基础上，顾伯华教授还应用熏洗法等外治法辅助治疗肛周尖锐湿疣，拟方：马齿苋60g，大青叶30g，明矾20g，煎水先熏后洗，每日2次，每次15分钟。熏洗后，外用六一散30g，枯矾粉10g，混合撒疣体上，保持干燥清洁，亦可用鸦胆子油外用。

除了中药内服外治外，顾伯华教授还强调积极结合现代外科手术疗法，疣体小者，可用电灼，疣体过大者，可采用外科手术切除。中医内外治与西医现代化技术相结合，对于肛周尖锐湿疣多有良效。顾氏外科有效结合中医和西医的特点，建立治疗肛周尖锐湿疣最优之选，形成中西医结合的特色治法。

四、肛周化脓性汗腺炎诊治经验

（一）疾病概述

肛周化脓性汗腺炎是一种大汗腺感染引起的皮肤及皮下组织慢性炎症疾病。本病常易混淆而不易识别，因而也常被误诊而不加重视。1832年Velpean首先提出并于1864年命名。本病易与肛瘘、肛周脓肿及藏毛窦混淆。据Wlts统计报告，误诊率为81%，其中37%诊为肛瘘，28%诊为藏毛窦，16%诊为肛周脓肿[21]。本病好发于20～40岁青壮年，肥胖多汗、吸烟、痤疮者多发，且易反复发作，日久不愈，严重影响患者生活和工作。其临床特点为肛周、会阴及臀部反复出现范围较广的疖肿、炎症，伴有肛门疼痛、潮湿奇痒并逐渐形成脓肿，积脓溃破后形成相互交通的瘘管，可有脓液溢出，局部皮肤隆起变硬，伴色素沉着，呈紫褐色或皮革样改变。若长期不愈有恶变可能，恶变率为3.2%左右。若继发感染，可伴有发热、头痛等全身不适。炎症侵犯肛门括约肌可造成括约肌纤维化，影响肛门功能[22-23]。

本病属中医学"串臀瘘""蜂窝炎"等范畴，多因外感六淫，过食膏粱厚味，内郁湿热火毒，致邪毒壅积皮肤之间，营卫不和，热腐肉烂，化脓成瘘。根据"有诸于内必形诸于外"的理论，五脏功能失调是导致肛周肌肤疖肿的主要原因[24]。青壮年气血充盈，多肝火偏旺，发病部位又为足厥阴肝经循行部位，会阴部亦为所络，故可将本病病位定位于肝。《素问·生气通天论》载："营气不从，逆于肉里，乃生痈肿。"由于臀部属下焦，潮湿多汗，加之肝经湿热之邪下迫，邪毒壅积皮肤之间，搔破染毒，瘀滞更甚，蕴结成疮。

西医学认为化脓性汗腺炎的发生主要与局部细菌感染和雄激素作用有关，局部皮肤顶泌汗腺腺管阻塞导致真皮深部腺体炎症，顶泌汗腺的发育与雄激素调控有关[25]。目前一般采用抗菌药物、糖皮质激素、激光、免疫抑制剂治疗，局部或广泛切除，放射治疗，窦道切开治疗等方法，疗程长，且容易反复发作。中医学以手术为主配合中药内外结合治疗。中药采用解毒祛湿、通络活血之法治疗化脓性汗腺炎，复发率低，疗效显著。

（二）肛周化脓性汗腺炎诊治经验

顾氏外科认为本病常由肝经湿热，加之潮湿多汗，搔破染毒，气滞血凝而成。故以清肝泄热、养阴利湿为其治则。治疗初起时当以清肝利湿为主，例如黄芩、山栀、生石膏清热泻火，黄柏、苍术清热燥湿，川牛膝祛风利湿，夏枯草清肝散结，车前子清热利湿，虎杖、白花蛇舌草散瘀消痈，生山楂、制大黄活血散瘀，丹参凉血消瘀，地骨皮凉血泄热。陆金根教授指出"脓本气血化生"，本病溃脓后若一味施以苦寒清热之药，恐耗伤阴液，加重气血受损，故后期应酌加玄参、生地黄、麦冬等养阴增液之品以补益阴液，助化生气血。诸药共奏清肝利湿、和营托毒、消肿散结、养阴清热之效。另外，在内治的基础上结合局部外用治疗，采用顾氏外科特色药物金黄散水调外敷或三黄液等中药洗剂湿敷，起清热解毒利湿之效。

化脓性汗腺炎的西医手术治疗一般采用全部瘘道切开暴露的方法，虽然引流通畅，但存在切除范围广、损伤修复慢、需要二期植皮等不足，且术后肛周纤维瘢痕收缩而致局部变形。顾氏外科结合"腐脱新生""以线代刀"的流派特色，利用拖线疗法[26]，疏通经络，活血祛瘀，调整局部气血运行功能，促使毒随脓泄，邪去而正复，从而促进组织缺损修复。手术方式采用中医微创手术理念，在拖线治疗的同时，对于小窦道仍然保留了开放式创面的优势，便于引流，防止复发，有效解决肛周化脓性汗腺炎由于窦道蔓延广泛、反复感染而难以愈合的问题。

顾氏外科手术方式结合内服外治，形成肛周化脓性汗腺炎的优势治疗方案，呈现顾氏外科的流派特色。

（郑　德）

【参考文献】

［1］田振国，陈平.中国成人常见肛肠疾病流行病学调查［M］.武汉：武汉大学出版社，2015.

［2］NAKAMURA M, LEE K, SINGH R, et al. Eczema as an adverse effect of anti-TNFαtherapy in psoriasis and other Th1-mediated diseases: a review［J］. J Dermatolog Treat, 2017, 28(3): 237-241.

［3］LANGAN S M, IRVINE A D, WEIDINGER S. Atopic dermatitis［J］. Lancet, 2020, 396(10247): 345-360.

［4］胡建生，张欣颖，孙林梅.德国皮肤病学会肛周湿疹诊断和治疗指南解读（2020）［J］.临床皮肤科杂志，2023，52（2）：114-117.

［5］李林，李晓华.肛周湿疹的诊疗研究进展［J］.结直肠肛门外科，2022，28（6）：640-644.

［6］翟孟凡，贾小强.肛周湿疹的治疗进展［J］.中国肛肠病杂志，2020，40（6）：72-73.

［7］任航宇，贾旗，刘燕，等.肛周湿疹的中西医诊疗进展［J］.光明中医，2023，38（2）：395-399.

［8］尹方方，李新力.浅谈肛周湿疹的治疗现状［J］.中国肛肠病杂志，2022，42（12）：75-76.

［9］吴胜利.马绍尧教授治疗皮肤病药对拾隅［J］.新疆中医药，2010，28（5）：34-36.

［10］朱煜璋，郭修田，陆金根，等.陆金根治疗肛肠疾病常用药对举隅［J］.天津中医药大学学报，2021，40（4）：413-416.

［11］梁宏涛，李一帆.龙医脉案——曹永清验案（4）［J］.上海中医药杂志，2020，54（9）：15.

［12］顾乃强.外科名家顾筱岩学术经验集［M］.上海：上海中医学院出版社，1987.

［13］顾伯华.实用中医外科学［M］.上海：上海科学技术出版社，1985.

［14］吴涛，张兵，饶佳，等.中西医结合治疗肛周尖锐湿疣疗效观察［J］.山西中医，2022，38（3）：29-31.

［15］曹宁校，陈琴芳，常宝珠，等.肛周尖锐湿疣的发病情况［J］.中华皮肤科杂志，

1997（3）：59.

［16］卿勇，喻专容，陈竹，等.64例合并HIV感染男男性行为者肛门直肠尖锐湿疣临床特征及心理评估［J］.中华实验和临床感染病杂志（电子版），2019，13（2）：117-121.

［17］王家璧.预防尖锐湿疣复发问题之探讨［J］.中国性科学，2006（3）：9，13.

［18］郭冬梅.重组人α-2b干扰素凝胶联合液氮冷冻治疗肛周尖锐湿疣［J］.深圳中西医结合杂志，2018，28（15）：164-166.

［19］杨健.龙胆泻肝汤加味治疗肛周尖锐湿疣92例疗效观察［J］.中国处方药，2021，19（4）：129-131.

［20］黄河，蔡丽群，池伟.中药熏洗辅助治疗肛周尖锐湿疣的效果［J］.中国乡村医药，2016，23（19）：30-31.

［21］金虎.现代肛肠病学［M］.北京：人民军医出版社，2009.

［22］汪丽娜，赵向东，姚伟，等.肛周化脓性汗腺炎手术治疗进展［J］.结直肠肛门外科，2009，15（5）：369-371.

［23］何永恒，凌光烈.中医肛肠科学［M］.北京：清华大学出版社，2012.

［24］赵元辰，苏婷，贾建东.中西医结合治疗会阴、肛周化脓性大汗腺炎［J］.长春中医药大学学报，2014，30（2）：84-85.

［25］SCUDERI N, MONFRECOIA A, DESSY L A, et al.Medical and Surgical Treatment of Hidradenitis Suppurativa: A Reriew［J］. Skin Appendage Disorders, 2017, 3(2): 95-110.

［26］王琛，姚一博.拖线疗法在肛瘘治疗中的应用与发展［J］.中华胃肠外科杂志，2015，18（12）：1203-1205.

第十六节 肛门直肠异物

一、疾病概说

肛门直肠异物（anal-rectal foreign bodies）是各种原因进入直肠或者肛门的外来物体，又称为非粪物体。该病好发于 20～30 岁年龄段，其中男性发病率高于女性[1]，约为 28∶1，也有小儿肛门直肠异物的文献报道[2]。肛门直肠异物常见的有内源性异物，比如消化道内形成的结石、毛粪石，此类情况非常少见。较为常见的是外源性异物，如吞咽的假牙、食物残渣[3]（鸡骨、鱼刺、枣核等）等形状不规则物体，随着粪便到达肛门直肠时，在排便过程中，会导致排出困难，或者刺入组织造成肛门直肠损伤，引发出血或者感染；由肛门进入的异物，如果太大，或者形状不规则，则排出困难，有时患者尝试自行取出异物，会导致肛门括约肌痉挛，增加排出的难度[4]；进行外科手术或者内窥镜检查过程中，滞留于肠道的异物，如缝针、针头、纱布等。该病病史较短，属于临床急症[5]。主要表现：①肛门堵塞感：如果进入肛门直肠的异物较大，容易产生堵塞感；②疼痛：异物存留肛门直肠，会导致肛门直肠或者会阴部疼痛，如果异物损伤周围组织，引起肛周感染，疼痛更加明显；③肠道出血：如果异物刺入肠壁，损伤周围组织，会有出血症状，如果患者尝试自行取出异物，会加重出血症状，严重的出血可能引发低血压、晕厥；④发热：异物损伤周围组织，造成感染会出现发热；⑤排尿障碍：由于肛门和尿道括约肌受骶 2～4 神经支配，肛门括约肌紧张时会反射性导致小便困难，小便点滴而下，或者尿潴留，腹胀不适；⑥腹部听诊肠鸣音异常：亢进提示可能存在肠梗阻[6]，如果显示肠鸣音低或者出现腹膜刺激征，提示可能存在肠穿孔[7]。

《灵枢·本脏》曰："五脏者，所以藏精神血气魂魄者也；六腑者，所以化水谷而行津液者也。"大肠属六腑之一，主要功能是受纳、传化、排泄，传化物而不藏，实而不能满。大肠以通为用，若有异物堵塞，可致腑气不通，不通则痛，损伤可致血溢脉外而见出血。

肛门直肠异物的治疗关键在于早期明确诊断和及时治疗。根据患者病史、症状，完善实验室检查，如血常规、尿常规、肝肾功能、出凝血时间、心电图、腹部或者盆腔 X 线、腹部 CT、B 超、肛周超声、直肠镜、结肠镜、结肠气钡造影等检查。通过所收集到的信息，配合肛门指检，可以了解异物的位置、形状、质地和大小。肛门直肠异物一旦明确诊断，要及时取出异物，如果有严重并发症，要及时手术治疗。对于较小、较为规则的异物，可以口服液体石蜡油、番泻叶等，促使异物排出。对于小的欠规则的异物，可以采用内窥镜取异物[8]；使用足量镇静剂或者止痛药，对于位置较低、较小的异物，肛指可以辅助取出，或者肛门镜充分润滑，缓慢进入扩开肛门，暴露异物，用镊子或者血管钳取出[9]。如果异物过大或者过长，或者已经发生梗阻、穿孔及大出血、休克等情况，应及时进行手术治疗，如经腹手术[10]，同时迅速建立有效的静脉通道扩容，输血，抗休克治疗。常用的手术方式有 Miles 手术、经腹直肠修补、乙状结肠造瘘术、经会阴直肠肛管修补术、经骶部修补引流术、单纯乙状结肠造口术、经会阴修补术等。如果异物损伤导致感染化脓，形成肛门直肠脓肿，则需要做肛周脓肿切开引流术治疗。

术后常见并发症有继发性感染、出血、肠穿孔等，因此在取出结直肠异物后，予以应用足量抗生素控制感染或者预防术后感染。同时予以腹部 X 线检查，必要时行结肠镜检查，即使经过肛门途径取出异物过程顺利，也应留院观察 48～72 小时，监测腹部体征，注意患者有无腹胀、腹痛情况，关注术后大便颜色，如果发现鲜血便或者引流管有鲜红色血液，或者腹部创口渗出鲜红色液体，均考虑出血，应及时采取止血处理。便血者给予去甲肾上腺素稀释液保留灌肠，腹部创口出血予压迫止血，予以静脉或肌内注射止血药，同时观察记录出血量，判断止血效果。如果出血量大、止血效果不理想，建议再次采取手术止血。异物摩擦肠壁可导致肠道受损，严重的时候会发生肠道穿孔，经腹切开肠管者[11]还可发生肠管缝合口漏，从而导致腹膜炎等严重并发症。因此，有报道建议手术探查取出异物，理想情况下应在闭合腹部切口前进行结肠镜检查，确认有无隐匿结肠穿孔[12]。术后密切观察患者有无腹胀、压痛、反跳痛或者腹肌紧张等症状及体征，同时关注体温变化，若出现腹胀、腹部压痛、反跳痛、腹肌紧张、体温升高、引流管引出粪性液体等情况，立即予以对症处理，必要时再次手术治疗[13]。

需要注意的是，肛门直肠异物患者和性自慰患者，均应进行心理干预和教育[14]，心理干预也可以缓解遭受恶意攻击的受害者的心理创伤[15]。

二、肛门直肠异物诊治经验

顾氏外科团队诊治不同情况下的肛门直肠异物损伤，方法灵活多变，效果显著。

（一）肛门直肠异物探查

通过相关理化检查，结合肛肠科专科检查，可以确定肛门直肠异物的位置、形状、质地、大小，有无严重并发症，要及时手术治疗。顾氏外科团队在异物探查方面，具有独特经验。如果异物位置较高，肛门指检或者肛门镜无法探查清楚的时候，会应用肛瘘镜进行探查，可以观察到异物的性状和质地。在手术操作过程中，必要的时候也可以采用肛瘘镜进行辅助探查，直视下操作，可以避免或者减少组织损伤，提高疗效。

（二）肛门直肠异物损伤引发肛周感染

取出异物后，无论是否有脓液形成，体表肿块可以用金黄膏厚涂外敷，清热解毒，消肿散结。腔内肿块可以用清热解毒的中药浓煎保留灌肠。术后均应密切关注患者体温，如果术后患者体温持续升高，应考虑是否存在感染或者感染是否未能有效控制。针对这种情况，团队常常应用具有清热解毒、活血化瘀中药，以达到活血化瘀止痛，促进炎症因子或者脓液吸收的作用[16]。陆金根教授拟定的针对肛周脓肿药方组成有黄芪、黄柏、金银花、连翘、皂角刺、赤芍、鸡血藤、生甘草等。不同时期，根据患者体征、表现和局部创面表现，辨证论治，使用的药物组成和药物剂量不同。

如果脓液形成均应进行手术切开引流，充分引流脓液，以免炎症扩散。顾氏外科在治病的同时，也非常重视功能的保护。如果脓肿范围小，可以直接切开引流，如果脓肿范围广，为保护肛门功能，团队的经验是采用"拖线疗法"[17]。术中根据病灶情况，做多点小切口，留置拖线引流[18]，可以减少手术损伤，减少术后疼痛，缩短愈合时间。拖线材料多采用7号慕丝线，如果脓腔位置高，可以用医用橡胶管代替丝线，橡胶管可以有效保证切口开放状态，保证术后有效引流，防止脓液或者分泌物潴留。随着切口生长，逐步拆除拖线，或者将原有橡胶管更换为管径更细的橡胶管或头皮针管，切口恢复后期，脓腐基本去除，分泌物较少，此时拆除全部拖线或者引流管，使用垫棉压迫疗法[19]促进创腔闭合，帮助切口愈合。术后早期，多数情况下，切口内脓腐较多，可以按照切口形状和深度，修剪适合的红油膏纱条，并将八二丹或者九一丹撒于红油膏纱条，将红油膏纱条置入病灶，或者将丹药撒于拖线，拖进病灶内，增强脱腐效果，兼顾引流，防止分泌物潴留，促使切口新鲜肉芽组织增生，切口恢复后期，脓腐已尽，新鲜肉芽生长旺盛，可以将丹药换成生肌散，撒于创面，生肌收口，同时可以口服促愈颗粒，促进创面愈合，缩短病程。

（三）异物损伤导致的出血及术后切口出血

针对出血情况，可以配合中药口服止血。陆金根教授常用的方药组成：苍术、黄柏、赤芍、牡丹皮、生地榆、生槐米、生蒲黄、藕节炭、仙鹤草、旱莲草等，诸药合用，共奏活血化瘀、凉血止血之效。针对患者的不同情况，可以加减运用，阴虚加生地黄、竹茹、天冬、麦冬、知母等；阴虚内热加青蒿、龟甲、知母等；腰膝酸软可以加牛膝、淫羊藿、巴戟天等。也可以口服复黄片，尤其是出血伴有大便硬、难解的患者，应用复黄片通便、止血。在应用三腔双囊管充气压迫治疗食管及胃底静脉曲张出血的启发下，陆金根教授创新性地将三腔双囊管充气压迫治疗肛管直肠出血，尤其是术后切口出血明显，药物效果不佳，或者为较多散在出血点出血，应用三腔双囊管充气压迫止血，损伤小，效果显著。

（张 强）

【参考文献】

［1］KASOTAKIS G, ROEDIGER L, MITTAL S. Rectal foreign bodies: A case report and review of the literature［J］. Int J Surg Case Rep, 2012, 3(3): 111-115.

［2］孟晓锐. 1例小儿肛门直肠异物致肛周脓肿的治疗和护理［J］. 全科护理，2014，12（24）：2303.

［3］PLONER M., GARDETTO A., PLONER F., et al. Foreign rectal body-Systematic review and meta-analysis［J］. Acta Gastro-Enterologica Belgica, 2020, 83(1): 61-65.

［4］戴结，白芸，付鑫，等.结肠镜下巨大直肠异物取出术 1 例报道并文献复习［J］.胃肠病学和肝病学杂志，2018，27（10）：1195-1196.

［5］蔡碧波，张振勇，张霓.肛管直肠异物嵌顿的诊治体会［J］.实用医学杂志，2013，29（7）：1147-1149.

［6］

［7］马安全，关天庆，方俊杰.直肠异物致肠梗阻的损伤程度鉴定 1 例［J］.中国法医学杂志，2022，37（1）：102-103.

［8］汪建平.中华结直肠肛门外科学［M］.北京：人民卫生出版社，2014.

［9］张陈，魏键，雷跃华，等.肛管直肠异物损伤的发病特点及诊治体会［J］.海南医学，2008，（9）：76，56.

［10］HEIL J, BECHSTEIN W O, SCHNITZBAUER A, et al. A Challenge: Colorectal Foreign Bodies［J］. Zentralbl Chir, 2020, 145(1): 48-56.

［11］KOKEMOHR PIA, HAEDER LARS, Frömling Fabian Joachim, et al. Surgical management of rectal foreign bodies: a 10-year single-center experience［J］. Innovative surgical sciences, 2017, 2(2): 89-95.

［12］张晟瑜，施文，阮戈冲，等.结直肠异物病例的临床特点及内镜诊治［J］.基础医学与临床，2020，40（7）：971-974.

［13］钟紫凤，王飞霞.直肠及结肠异物取出术 12 例的围手术期护理［J］.护理与康复，2013，12（7）：639-640.

［14］杜宁超，刘秀卿，梁靖华，等.结直肠和肛门异物取出术的应用与方法分析［J］.深圳中西医结合杂志，2022，32（18）：10-13，137-138.

［15］李胜利，陈尔东.结直肠异物的诊断和治疗［J］.医学综述，2007，13（5）：380-382.

［16］张强，陆金根.陆金根教授应用中医药治疗肛痈经验撷英［J］.中国中医急症，2017，26（9）：1554-1556，1612.

［17］陆金根，曹永清，姚一博.肛瘘拖线疗法临床实践指南（2019）［J］.结直肠肛门外科，2020，26（1）：1-4.

［18］丁雅卿，董青军，林晖，等.顾氏外科特色多切口分段拖线疗法治疗低位复杂性肛瘘的多中心临床研究［J］.西部中医药，2018，31（5）：4-7.

［19］沈晓，曹永清，姚一博，等.垫棉压迫法治疗低位复杂性肛瘘术后创腔闭合的临床研究［J］.世界中医药，2019，14（12）：3228-3232.

第十七节　肛门痛

一、疾病概说

肛门痛（anal pain）是指肛门疼痛、直肠坠痛或平时肛门、直肠胀痛、灼痛，一般是病理性的，多数因直肠或肛门病变引起，称为肛门痛或肛门直肠痛。中医学一般称为"魄门疼痛""谷道痛"。作为一种常见的症状，它可以由许多病证引起，包括痔疮、肛裂、肛周脓肿、炎症性疾病、功能性疾病、盆腔肿瘤、术后并发症等。肛门直肠痛也可能是由功能性疾病引起的，如肛提肌综合征、痉挛性肛门痛、尾骨痛和阴部神经管综合征（Alcock 管综合征），严重的肛门疼痛，可严重影响患者的生活质量。尽管肠易激综合征（IBS）患者没有器质性病变，但患者也会有肛门直肠痛，中枢神经系统在 IBS 的病理生理中也起着重要作用。肛门直肠肿瘤通常也引起疼痛。性传播感染可引起直肠炎，感染性直肠炎最常见的症状是肛门直肠痛，淋球菌、衣原体、单纯疱疹病毒和梅毒螺旋体是最常见的病原体。肠道子宫内膜异位症也会引起多种症状，从直肠出血到排便时的肛门痛。痔疮、肛裂和肛周脓肿是与肛门疼痛相关的最常见的肛门直肠疾病。在许多外科手术后，如 PPH 和 STARR 也出现肛门直肠痛。总之，肛门痛涉及多种疾病，准确地收集医学信息和进行体格检查至关重要，应由多学科联合会诊进行综合治疗，以求在诊断和治疗中获得最佳结果。痔疮、肛裂和脓肿等相关疾病引起的肛门痛在具体的疾病章节中已有论述，本节重点讨论功能性肛门直肠痛。

功能性肛门直肠痛（functional anorectal pain，FAP）是一种发生在直肠肛门的非器质性疾病。根据疼痛发作的持续时间和肛门直肠触痛的存在与否主要分为三种形式：痉挛性肛门直肠痛、肛提肌综合征、非特异性功能肛门直肠疼痛[1]。功能性肛门直肠痛的发病机制尚不明确，其症状主要表现为肛门部疼痛，坠胀难忍，疼痛可放射至臀部、腰骶、大腿部等。该病常反复发作，往往导致患者产生不良情绪，引起睡眠及排便障碍[2]。功能性肛门直肠痛的患病率逐渐增高，国外一项大样本流行病学研究显示，FAP 的患病率为 7.7%，且以女性居多[3]。

中医学对疼痛的认知、诊断及治疗历史悠久，有着独特的治疗方法及理论体系。《黄帝内经》对疼痛病理、病因、诊疗方法等均有详细的阐述，并提出刺灸的治疗方法。张仲景针对外感和内伤提出了疼痛的辨证论治理论体系。金元四大家之一的朱震亨提出从痰论治痛证学说。明代温补学派的张介宾等确立了补虚治痛学说。清代王清任以活血化瘀治疗痛证，并开创了膈下逐瘀汤、少腹逐瘀汤、身痛逐瘀汤等 6 首方剂，被后世医家广泛应用。

"肛门痛"作为病名在中国古代医学类论著中并没有明确的记载，后世医家在面对这一疾病时，常常根据患者临床主要表现为肛门直肠部位的坠痛不适感，将其归纳为"谷道痛""魄门痛""大孔痛"及"大肠胀"等范畴，也可见于"便血""痢"等病作为症状论述。除了肛门直肠部位的不适以外，大部分患者还存在焦虑抑郁等情志问题，因临床辅助检查均未发现明显的器质性病变，又将"肛门痛"归纳为"郁证""脏躁"范畴。《病源论》云：痢久肠虚，风邪客于肛门，邪气与真气相搏，故令疼痛也。《赤水玄珠》脱肛门治肛门肿痛：木鳖子去壳、取油，四五枚，研如泥，入水盆中，以滚汤泡之，乘热洗，另用少许为末，敷上。肛门肿痒，杏仁捣膏，敷上，亦治谷道痛蚀。《寿世保元》：大肠痛不可忍，肛门肿起，此下焦热毒盛也，宜加味解毒汤。《医学正传》：大孔痛（肛门痛也），因热流于下也，木香、槟榔、芩、连，加炒干姜。《普济方》治肛门赤痛：用枳壳烧熏；煎枳壳洗；服枳壳末为上药。地榆散出《御药院方》，治肛门痛痒或肿。中医学认为其病机为各种致病因素如七情、劳倦、饮食、年老等，导致气血不调、运行不畅，脉络瘀滞，湿浊热毒内生，下注魄门，湿热阻滞则"不通则痛"，或气虚血亏，失于濡养则"不荣则痛"。

目前生物反馈治疗仍是治疗 FAP 的主要方法。从国内外应用情况来看其有效率为 35.0%～87.5%[4]，应用所获疗效存在较大差异。而 FAP 的发病机制尚不明确，可能与遗传因素、括约肌疾病、盆底肌功能、神经感觉异常等诸多因素有关。因此，在临床应用生物反馈疗法时，可以考虑联合其他疗法以提高临床疗效。谢昌营等以热敏灸联合生物反馈治疗功能性肛门直肠痛患者 100 例，经 3 个疗程治疗后，患者疼痛评分明显低于治疗前，患者生活质量明显改善[5]。骶神经刺激在欧美等国家的疼痛神经治疗中应用广泛[6]，而国内骶神经刺激应用尚不普及，大多被局限于长期便秘、小便困难、脊髓损伤等疾病，目前一些临床研究证实其在 FAP 方面的应用价值。于秀芝等通过骶神经电刺激治疗功能性肛门直肠痛，治疗后患者肛门直肠感觉功能显著优于药物治疗组[7]。王志民等对 120 例功能性肛门直肠痛患者进行骶神经刺激治疗，经一年治疗后总有效率为 96.7%，患者症状改善显著[8]。

药物治疗 FAP 的给药途径主要有口服、吸入及局部运用等。其机制是通过药物缓解肛门括约肌的异常收缩，松弛肌肉，从而达到止痛的目的，但此类用药疗法可能仅对功能性肛门直肠痛中部分类型有效。Eckradt 等曾以吸入沙丁胺醇治疗肛门疼痛，相比安慰剂，沙丁胺醇缩短了剧烈疼痛的持续时间，结果显示其治疗效果对长期发作患者更为有效，但其机制尚未明确[9]。近年来以药物局部注射治疗较为多见。有研究表明，对疼痛出发点进行注射治疗对特定的患者有一定疗效。Langford 等用布比卡因和利多卡因联合氟羟强的松龙局部注射封闭盆底，其总有效率达 72%[10]。而有国外学者检索了以肉毒杆菌局部肌肉注射治疗慢性肛门直肠痛的病例发现，47% 的保守治疗失败的患者可以使用肉毒杆菌局部肌注成功治疗慢性功能性肛门直肠痛，但部分患者可能需要重复注射以维持疗效[11]。也有运用手术方法治疗 FAP 的案例。郝润春等认为部分肛门直肠疼痛是内括约肌处于超敏状态，受到刺激后产生痉挛性疼痛[12]。故运用内括约肌挑断术是一种手术治疗的方法，但此手术易引起肛门松弛等后遗症，在临床上应用较少。

二、肛门痛诊治经验

顾氏外科先贤以中医外科为业，至第四代传人陆金根教授又专研肛肠疾病，颇多建树。对于肛门痛的诊治散见于痈、痔漏等具体病症中，本节不再赘述。陆金根教授坚持中学为体、西学为用的医学实践模式，在洞悉疾病的西医学病因、病理、治则治法的同时，借助于深厚扎实的中医理论根底，融入中医的整体观念、辨证论治，中西互参，西为中用。一方面把局部作为一个整体来认识，另一方面是局部的问题要从整体的观念来分析[13]。陆教授认为对于肛门痛的诊治也应从局部与整体的关系加以分析，《素问·五脏别论》提出"魄门亦为五脏使，水谷不得久藏"。《素问·举痛论》指出的疼痛发病机理为"不通则痛"和"不荣则痛"。肛门局部的生理功能需五脏的协调有序，五脏所藏神、魄、魂、意、志的功能异常不仅影响肛门启闭功能，还可引起肛门直肠部的疼痛、憋胀等。同时，脏腑气机的升降协调有赖于肛门功能的维持，二者相互影响。辨证方面强调整体与局部兼顾，首辨虚实，再辨寒热、气血、脏腑及经络。实证以七情不遂，如思虑伤及心脾或肝气郁结，导致肛门部气机不利，或痰湿、寒邪侵袭经络或下注大肠，郁阻魄门致局部气血不通，不通则痛。虚证以气血不足较为常见，多因脏腑精血不足，气血亏虚，脏腑经脉失于濡养所致的"不荣则痛"。疼痛剧烈，持续不断，按压疼痛明显者多为实证；疼痛隐隐，痛势较缓，按压疼痛不显者多为虚证；冷痛憋胀，受寒则甚，得热痛缓者多为寒证；灼痛下坠，口干便结者多为热证；胀痛或窜痛者多为气滞；刺痛、剧痛，入夜尤甚者多为寒凝血瘀。辨脏腑、经络即是辨病位，该病虽在肛门直肠局部，但涉及肝、脾、心、肾、大肠、胆等脏腑及肝经（肝脉入毛中，过阴器，抵小腹），肾经（起于胞中，下出会阴），膀胱经（支者：从腰中，下夹脊，贯臀）等经脉。如肝经"进入阴毛中，环绕阴器，抵少腹，布胁肋"，指出了肝脉绕后阴之说；督脉、任脉、冲脉均"起于胞中，下出会阴"，亦与肛门有关。其次对肛门痛，陆教授特别重视情志致病，正如《灵枢·百病始生》云："喜怒不节则伤脏，脏伤则病起于阴也。"生活压力大（如工作压力、生活家庭压力等）及个性特征（如性情急躁、情绪激动等）等致情志过极，情志不遂，易于诱发或加重该病。在治疗方面，根据"通则不痛""荣则不痛"的理论，陆教授强调"以通为用"，重视肝肾。正如清代高士宗所论"通之三法，各有不同，调气和血，调血和气，通也……虚者助之使通，寒者温之使通"，从虚实和气血辨证的角度遣方用药，虚则补之，实则泻之，调和气血阴阳。常用防风、大白芍、延胡索、徐长卿、虎杖、独活、桑寄生、炒杜仲、制狗脊、怀牛膝、乌药、荔枝核、炙甘草。防风祛风止痉、胜湿止痛，徐长卿祛风止痛，延胡索活血散瘀、利气止痛，三药相合，祛风湿、活经络、散瘀止痛。白芍味苦、酸，性微寒，养血柔肝止痛。甘草味甘性平，补脾益气。芍药甘草缓急止痛。独活、桑寄生、炒杜仲、制狗脊、怀牛膝、乌药滋补肝肾，行气活血止痛。

重视外治。陆教授认为肛门疼痛亦常见于手术损伤局部脉络，络破血溢，血瘀气滞，局部经络、经筋气血不通，不通则痛。若术后感受风、寒、湿、燥、热等邪气侵袭机体，加重瘀血内阻，气血被遏，经脉循行不畅，疼痛不减。或大肠传导失司，糟粕内结，瘀邪阻滞经络，则可引起肠络不通而痛。因此，陆教授认为可以通过熏洗等外治法，药物借热力的作用使药效直达病所，依据多年临床经验拟定治疗肛肠疾病的熏洗方[14]。方由丹参、徐长卿、莪术、芒硝等组成。丹参为君，其性味苦、微寒，祛瘀止痛，活血通经，清瘀热以消痈肿；同时丹参化瘀止痛不伤气血，有补血和血之效，攻补兼施，祛瘀养血，疼痛自除。徐长卿为臣，祛风止痛，解毒消肿，适用于气滞、血瘀所致各种痛症。佐以莪术，破血行气止痛。以芒硝为使，清热消肿。外用药物一般药量较大，否则药效不够，不能达到很好的效果。

强调情志调摄。陆教授认为此病多因患者情志不畅，肝气郁结，气机不调，枢机不利，久之气阻湿滞、血瘀结于肛门，不通则痛。针对其肝郁气滞、血瘀的病机，可选用芍药甘草汤合甘麦大枣汤[15]。芍药甘草汤（白芍、甘草）出自《伤寒论》，方中芍药性味苦、酸、微寒，取之滋阴养血，柔肝缓急，敛阴止汗；甘草性味甘、平，补中缓急。二药相伍，酸甘化阴，柔肝和脾，缓急止痛，疏肝理气以和脾胃。若伴有情绪不稳、心神不宁，加用甘麦大枣汤（甘草、大枣、小麦），重用小麦取其甘凉之性，补心养肝，益阴除烦，宁心安神；甘草甘平，补养心气，和中缓急；大枣甘温质润，益气和中，润燥缓急。三药配伍，养心安神，和中缓急。综合二方，性味变为甘酸。甘能缓急，酸能增液，酸甘则可化阴，阴柔液旺，进而阳亢之急自平，故疼痛得以缓解。另外，陆教授认为在治疗本病过程中单靠药物治疗是不行的，要尽可能调动患者的主观能动性，建立其对治疗的信心，怀"大慈恻隐之心"，取得患者信任，建立良好的医患关系，耐心倾听患者的诉说，使其发泄内心积郁的情感。治疗的同时，应积极解决患者的思想矛盾，耐心细致地向患者解释病情，尽量消除其焦虑、怀疑、恐惧的心理，认真对待患者的疾苦。《灵枢·师传》所谓"告之以其败""语之以其善""开之以其所苦"，正是此理。另外，要鼓励患者参加社交体育活动如打太极拳等，舒缓情绪，增强体质，调整神经和内脏功能，使患者树立信心，充分调动其主观能动性，达到更理想的治疗效果。

功能性肛门直肠痛是临床常见病、难治病，临床诊治要辨病与辨证相结合，局部与整体相结合，具体分析每一个体的特殊性，谨守病机，精准治疗，同时强调理法方药的统一性。正如《温热经纬》云："立法之所在，即理之所在，不遵其法，则治不循理矣。"还可以结合心理疏导及外治法，如温水坐浴、中药熏洗坐浴、中药灌肠及栓剂塞肛等，以提高临床疗效。

（郭修田 李 鹏）

【参考文献】

［1］方秀才.罗马Ⅳ功能性肠病诊断标准的修改对我国的影响［J］.胃肠病学和肝病学杂志，2017，26（5）：481-483.

［2］张大景，蓝静，宗轶，等.功能性肛门直肠痛患者临床特征与综合治疗分析［J］.深圳中西医结合杂志，2016，26（11）：3-6.

［3］BOYCE P M, TALLEY N J, BURKE C, et al.Epidemiology of the functional gastrointestinal disorders diagnosed according to Rome Ⅱ criteria: an Australian population based study［J］.Intern Med J, 2010, 36(1): 28-36.

［4］CHIARIONI G, NARDO A, VANTINI I, et al.Biofeedback is superior to electrogalvanic stimulation and massage for treatment of Levator Ani Syndrome［J］.Gastroenterology, 2010, 138(4): 1321-1329.

［5］谢昌营，肖慧荣，邹华利，等.热敏灸联合生物反馈疗法治疗功能性肛门直肠痛的临床研究［J］.实用中西医结合临床，2016，16（3）：27-28.

［6］BAS G, JARNO M, MAARTEN V K, et al.Sacral neuromodulation for the treatment of chronic functional anorectal pain: a single center experience［J］.Pain Pract, 2010, 10(1): 49-53.

［7］于秀芝，刘海龙，郑豪，等.骶神经电刺激治疗功能性肛门直肠痛疗效观察［J］.新乡医学院学报，2017，34（6）：535-537.

［8］王志民，辛学知，段明明.骶神经电刺激治疗功能性肛门直肠痛［J］.中华胃肠外科杂志，2012，15（12）：1236-1239.

［9］ECKARDT V F, DODT O, KANZLER G, et al.Treatment of proctalgia fugax with salbutamol inhalation［J］.Am J Gastroenterol, 1996, 91(4): 686-689.

［10］LANGFORD C F, NAGY S U, GHONIEM G M.Levator ani trigger point injections: an underutilized treatment for chronic pelvic pain［J］.Neurourol Urodyn, 2007, 26(1): 59-62.

［11］JEVAAR R E, FELT-BERSMA R J F, HAN-GEURTS I J, et al.Botox treatment in patients with chronic functional anorectal pain: experiences of a tertiary referral proctology clinic［J］.Tech Coloproctol, 2019, 23(3): 239-244.

［12］郝润春，宋志红，吴思.手术治疗神经性肛痛症58例［J］.武警医学,2006,17（12）：937.

［13］郭修田，王琛，潘一滨，等.陆金根教授诊治肛肠外科疾病的学术思想初探［J］.上海中医药大学学报，2012，26（1）：1-3.

［14］蒋伟冬，陆金根，曹永清，等.散瘀止痛方熏洗对大鼠炎性反应足趾 PGE-2 含量及 COX-2 表达影响的实验研究［J］.中华中医药学刊，2011，29（6）：1390-1392.

［15］董若曦，王敏，陆金根，等.芍药甘草汤加甘麦大枣汤联合生物反馈治疗老年功能性肛门直肠痛的临床观察［J］.老年医学与保健，2021，27（2）：343-347.

第四章

顾氏外科肛肠特色医案

第一节 医案汇编

一、混合痔医案九则

（一）混合痔案 1——内痔出血致贫血案

廖某，女，38 岁。初诊日期：2022 年 10 月 7 日。

患者反复便血 2 年余，加重伴头晕乏力 2 周。数日前因乏力头晕明显在急诊就诊，查血红蛋白 50g/L，在急诊输红细胞 3u 后，头晕乏力稍缓解，便血仍存在，血红蛋白 63g/L，遂至门诊就诊。

刻诊：便血，色鲜红，手纸染血，伴肛门肿物脱出，大便质溏软，每日 1～2 次，无脓血黏液便，纳呆腹胀，乏力、头晕，面色㿠白，少气懒言，活动后气促、胸闷，舌淡，脉细弱无力。

诊断：中度贫血，内痔出血。辨证：气血两虚。治法：益气健脾，养血止血。

处方：生黄芪 45g，白术 30g，党参 15g，茯苓 10g，甘草 5g，白芍 10g，熟地黄 15g，当归 15g，川芎 10g，地榆炭 10g，槐花 10g，赤芍 10g，牡丹皮 10g，陈皮 10g，鸡内金 15g。7 剂，水煎服。

二诊（10 月 14 日）：无便血，无腹胀，胃纳改善，仍有乏力、头晕，一般活动后无胸闷气促。舌淡红，苔薄，脉细。治法：益气养血。处方：上方去鸡内金、地榆炭、槐花、赤芍、牡丹皮，加女贞子 30g，阿胶 30g（烊服）。14 剂，水煎服。

三诊（10 月 28 日）：偶有便血，手纸染血，面色明显改善，无明显乏力、头晕，无腹胀，胃纳佳，大便质软成形。守方不变，7 剂，水煎服。

一周后，复查血常规，血红蛋白 87g/L，肠镜检查排除肠道肿瘤后，行混合痔手术，顺利康复。

按：笔者有幸师从陆金根教授，侍诊左右，蒙陆师垂训，获益良多，故行医以来，遣方用药，谨遵恩师教诲。《丹溪心法》记载"痔者，皆因脏腑本虚，外伤风湿，内蕴热毒，醉饱交接，多欲自戕以故气血下坠，结聚肛门，宿滞不散，而冲突为痔也"。痔疮实证居多，但亦不乏虚证为主的表现。患者长期内痔失血，迁延不愈，血为气之母，血能载气，气随血脱，造成气血两虚之局面。故中医学属于"血证"范畴，辨证为气血两虚。气血无以上荣则头晕、面色㿠白，脾气虚无以运化则纳呆腹胀，水谷精微无以滋养肌体则乏力、少气。临证当以益气健脾，养血止血。方用加味八珍汤加减。有形之血，生于无形之气，且血虚每兼气虚，气虚常可导致血虚。因此，补血方剂常配伍补气药，以奏补气生血之功。《景岳全书·血证》云："有形之血不能即生，无形之气所当急固。"《温病条辨·杂说·治血论》中说："血虚者，补其气而血自生。"又因为脾为后天之本，气血生化之源，补气的同时尚需健脾，脾旺方能使生化有源，气血皆旺。故重用生黄芪为君药，益气摄血止血、补气升提。黄芪古有"补药之长"之称，《本草正》记载黄芪"其所以止血崩、血淋者，以气固而血自止也，故曰血脱益气"，《本草便读》则指出"（黄芪）之补，善达表益卫，温分肉，肥腠理，使阳气和利，充满流行，自然生津生血"。八珍汤则源自明代薛己《正体类要》，由人参、白术、茯苓、甘草、当归、熟地黄、白芍、川芎组成。本方实为四君子汤和四物汤的复方。四君子汤能健脾益气，四物汤可补血养血，故八珍汤能汇两方之功，为臣。并佐以槐花、地榆炭凉血止血，赤芍、牡丹皮散瘀，鸡内金健胃消食化积，陈皮理气健脾，体现补中有消、补而不滞。

二诊时，便血已止，并无腹胀，胃纳改善，故去止血散瘀消积之药，加女贞子、阿胶等专注补血。三诊巩固疗效。女贞子具有补益肝肾之阴的功效，阴津是血液的重要组成部分；阿胶补血止血，滋阴润燥，与前述补益气血药物合用，共奏补气生精、养营养血之功。故患者贫血明显改善，之后治愈痔疮，水到渠成。此法此方遵循了"善治血者，不求之有形止血，而求之无形之气"的原则，改善贫血疗效显著。

（黄　河）

（二）混合痔案 2——便血案

陆某，女，65 岁。初诊日期：2019 年 7 月 18 日。

患者因反复便血 1 年，遂至陆金根教授门诊就诊。

患者 1 年前无明显诱因出现便血，色鲜红，量多，先血后便，呈喷射状，便后有物脱出，可自行回纳。但近来自觉面色㿠白，动则气促乏力更甚，本院肠镜检查未发现异常。专科检查：3、7、11 点齿线上黏膜隆起，以 11 点位尤甚，指检未及明显新生物。

刻诊：便血，色鲜红，量多，面色㿠白，动则气促，舌淡、苔薄白，脉细数。

诊断：混合痔。辨证：气血亏损，气不摄血。治法：益气养血，清热化湿。

处方：黄芪 60g，党参 15g，炒白术 12g，茯苓 12g，当归 12g，杭白芍 30g，熟地黄 15g，仙鹤草 30g，侧柏叶 30g，藕节炭 30g，生蒲黄 18g，女贞子 15g，旱莲草 30g，灶心土 30g(包)，红枣 15g，炙甘草 12g。14 剂，水煎服。

二诊（8 月 1 日）：诉服用药后便血消失，症情好转。苔脉同前，方药同前。

按：陆师认为Ⅰ、Ⅱ度内痔便血多由于湿热下注、热盛迫血妄行引起，而久病后若出现面色㿠白、神疲乏力、动则气促等症状时则应考虑为气血亏损、气不摄血所致，故在清热化湿的同时还要考虑到兼补气血。方中以十全大补汤为主方，党参、黄芪、炒白术、茯苓、炙甘草健脾益气；当归、白芍、熟地黄滋养心肝；加入红枣助参、术入气分以调和脾胃。同时也不忘用生蒲黄、侧柏叶、仙鹤草以凉血止血。蒲黄，味甘，性平，入肝、心经，本品甘缓不峻，性平而无寒热偏胜之弊，长于活血化瘀、收涩止血，具有止血不留瘀之妙。《本草汇言》："蒲黄，至于治血之方，血之上者可清，血之下者可利，血之滞者可行，血之行者可止。凡生用则性凉，行血而兼消；炒用则味涩，调血而且止也。"《药品化义》："蒲黄……若诸失血久者，炒用之以助补脾之药摄血归源，使不妄行。又取体轻行滞，味甘和血，上治吐衄咯血，下治肠红崩漏。但为收功之药，在失血之初用之无益。若生用，亦能凉血消肿。"此外，陆师还在方中加用灶心土，起到温经止血的作用，主治脾气虚寒，摄血无力所致吐血、便血、崩漏下血等证，每配伍行气温阳摄血药。《本草汇言》："伏龙肝，温脾渗湿，止大便秽血之药也……性燥而平，气温而和，味甘而敛，以藏为用者也。"《本草便读》："伏龙肝即灶心土，须对釜脐下经火久炼而成形者，具土之质，得火之性，化柔为刚，味兼辛苦。其功专入脾胃，有扶阳退阴、散结除邪之意。凡诸血病，由脾胃阳虚而不能统摄者，皆可用之，金匮黄土汤即此意。"现代药理研究发现本品有缩短凝血时间、抑制纤维蛋白溶解酶及增加血小板第三因子活性等作用。故诸药配合，起到益气养血、凉血止血的作用。

（孙　健）

（三）混合痔案 3——贫血案 2 则

1. 贫血医案 1

夏某，男，56 岁。初诊日期：2022 年 9 月 5 日。

患者素有血红蛋白并血小板偏低史，此次因"肛门肿物外脱伴便血，色鲜红滴下 1 个月"入院。检查：血红蛋白 85g/L，血小板 86×10^9/L，PT（凝血酶原时间）11.0～13.9 秒，APTT（活化部分凝血活酶时间）26.5 秒，空腹血糖 6.6mmol/L。

诊断：环状混合痔。

治疗：根据患者病情特殊性，初步考虑保守治疗，故予局部中药熏洗换药并口服消脱止消肿治疗。一周后，便血止，但肛门异物外脱依旧，患者坚决要求手术治疗。2022 年 9 月 12 日予局麻下行内痔结扎术、外痔切剥术，术顺。术后一周换药见伤口色淡红，未见明显渗血，生长较缓慢，复查血常规：血红蛋白 89g/L，血小板 77×10^9/L，贫血明显。舌淡红，苔薄白，脉细弱。中医辨证属气血两虚，予口服中药养血止血，局部配合生肌散外敷，曹永清教授拟方：生黄芪 30g，生白术 12g，肉苁蓉 20g，山楂 20g，参三七 15g，茜草根 20g，生大黄 20g，脱力草 20g，墨旱莲 20g，蒲黄炭 12g，炙甘草 10g，大小蓟各 15g。14 剂。

方解：本方为曹永清教授拟方，以生黄芪、白术益气健脾；脱力草收敛止血补虚；肉苁蓉补肾益精养血；山楂、参三七行气化瘀活血；茜草根、蒲黄炭、大小蓟凉血止血；炙甘草调和诸药。综合本方以益气止血、凉血补虚为主。

患者服药两周后，复查血常规：血红蛋白 100g/L，血小板 120×10^9/L，伤口恢复较快，一周后出院。

2. 贫血医案 2

钱某，女，55 岁。初诊日期：2022 年 11 月 7 日。

患者素有再生障碍性贫血 8 年，服用司坦唑酮维持治疗，此次因"间歇性肛旁肿痛溢液 1 周"入院。入院前一周患者曾于外院行肛旁脓肿切排术，术后至入院前期间肛旁切口反复溢脓不断。

诊断：肛周脓肿。

检查：A/G（血清白蛋白与球蛋白比值）1.1；血气分析正常；PT 13.3～15.0秒，APTT 27.4秒；血常规：血红蛋白100g/L，血小板62×10⁹/L；结核OT试验排除结核性肛瘘。

治疗：由于患者脓肿引流欠畅，故入院后急诊手术先予肛旁脓肿切开引流，在原先切口处延伸使之引流通畅，术后对症处理。由于脓水淋沥不净，患者要求手术根治。两周后（2022年11月21日）腰麻下行高位复杂性肛瘘切挂术，环状混合痔切扎术，术顺，术后常规对症处理。

考虑到患者患有"再障"，平素神疲乏力，动则气喘，故除常规换药外配合中药内服。查舌胖边有齿痕，色淡红，苔薄白，脉细。中医辨证属气血两虚，治以益气养血。曹永清教授拟方：黄芪15g，白术12g，当归9g，女贞子15g，木香6g，厚朴9g，茯苓15g，川芎9g，地榆炭15g，槐花炭15g，肉苁蓉15g，生首乌15g。14剂。

方解：本方以八珍汤为基础方，方中黄芪、木香、厚朴理气行气；白术、茯苓健脾渗湿益气；当归养血和营；佐以川芎活血行气，使之补而不滞；肉苁蓉、首乌补肾益精养血；地榆炭、槐花炭凉血止血。本方以益气补血为主。

由于患者创面渗血及异常肉芽增生，较易形成窦道，故常规换药的同时予云南白药胶囊口服及外用止血生肌。经1个月治疗后，伤口上皮生长正常，查血常规：血红蛋白110g/L，血小板94×10⁹/L。1个半月后创面痊愈出院。

讨论：根据曹永清教授治病原则，气血是维持人体生命活动的物质基础，在人体脏腑功能活动中起着重要作用。气血不足则可使脏腑功能活动失常，导致脏腑本虚而发病。正如《素问·调经论》说："血气不和，百病乃变化而生。"气血津液异常是肛肠疾病的常见病理变化。气不摄血，则可见便血；气虚无力鼓动血行，可致魄门筋脉瘀滞，扩张而致痔疾。故《外科秘录》说："天地之六气，无岁不有，人身之七情，何时不发，乃有病有不病者，何也？盖气血旺而外邪不能感，气血衰而内正不能拒。"

中医治疗肛肠疾病的方法较丰富，可概括为内治法和外治法等。肛肠科疾病虽多，究其治则，可以消、托、补三法概括。而气血亏虚患者多以补法治疗。

补者，补其虚，《经》云"虚者补之""损者益之。""形不足者，温之以气；精不足者，补之以味。"《外科启玄》说："言补者，治虚之法也。"肛肠科临床补法常用于气血虚损或痔瘘手术后调理，助养其新生。《外科正宗》云："凡疮溃脓之后，五脏亏损，气血大虚，外形虽似有余，而内脏真实不足，法当纯补，乃至多生。"

两例都是贫血患者，一般情况下建议予保守治疗，但一位出血不止，一位局部溢脓，因贫血更易导致感染，保守治疗已不能达到较好的效果，故考虑手术。但术后的伤口愈合是一个较难解决的问题，血小板数量减少会导致血小板凝聚能力降低，"再障"进一步导致代谢障碍，伤口较易渗血，难以愈合。两例均属于中医学气血两虚，气虚则不能摄血，血溢脉外，创面易渗血；血虚则创面失于濡养，生长缓慢，且易于感染。故在治疗过程中对患者辨证论治，以中药口服及外敷，有一定辅助疗效。创面外敷生肌散、云南白药也会起到很好效果，但局部换药药棉嵌塞时应注意从创面上缘轻柔地压入基底部，切忌过紧而影响正常肉芽生长，同时应注意药棉引流作用，防止炎性刺激及感染。

通过中药的运用，可以提高机体的愈合能力，既促进愈合又增强了局部抗病能力。近年来，随着饮食结构的改变，血液系统病变合并肛肠疾病日益增加，针对此类患者，采取何种最佳的治疗手段值得我们进一步思考与探索。

（杨文宏）

（四）混合痔案 4——便血案

林某，男，38 岁。初诊日期：2014 年 1 月 10 日。

患者反复便血近 2 个月，色鲜量较多，遂至陆金根教授门诊就诊。

刻诊：患者便时滴鲜血，色鲜量较多，排便每日 1 行、质干，溲赤，肛门灼热疼痛。2 年前曾行痔疮手术。舌质红，苔黄腻，脉浮数。肛检：截石位 7 点位见手术疤痕，3、11 点位混合痔，内痔黏膜充血、糜烂。

诊断：混合痔。辨证：湿热下注，迫血妄行。治法：凉血清热化湿。

处方：生地黄 15g，赤芍 15g，牡丹皮 15g，苍术 15g，黄柏 12g，川牛膝 12g，生地榆 30g，生槐花 12g，生蒲黄 12g，侧柏叶 30g，藕节炭 30g，仙鹤草 30g，旱莲草 15g，生甘草 9g。14 剂，水煎服。

二诊（1 月 24 日）：患者便血及其他诸症皆消。舌质红，苔黄腻，脉浮数。治法：凉血清热化湿。处方：继服上方以巩固疗效。14 剂，水煎服。

按：陆金根教授认为 I、II 度内痔便血多由于湿热下注，热盛迫血妄行引起，采用凉血清热利湿为主治疗，效果满意。方中生地黄能清营血分之热而凉血，通过凉血尚有止血之功效，可用于血热引起的各种出血症。陆金根教授认为凉血止血药物多有留瘀之弊，治疗应不忘"疏其血气，令其调达，而致和平"的宗旨，可在止血剂中少佐散瘀之品，使止血而不留瘀，如牡丹皮、赤芍之属。地榆凉血止血，其性沉降，尤宜治疗下焦出血，乃痔科要药。槐花具有凉血止血、清肝泻火的功效，为治疗便血的常用药；蒲黄生用凉血止血效果较佳，单味生蒲黄煎服、吞服或外敷等都能凉血止血，若随证配伍其他药物，则效果更佳；侧柏叶生用，长于凉血而止血热妄行，在止血方剂中，无论寒热吐血，都可佐用侧柏叶。苍术苦温燥湿健脾；黄柏苦寒清热燥湿，偏走下焦，为治下焦湿热要药。两药配伍即为二妙丸，是中医用于清热燥湿的名方，广泛应用于湿热下注引起的炎症、红肿、渗出等症。川牛膝乃引经之品，可引药下行，因此多用于治疗下部疾患。藕节炭具有收敛止血的功能，《本草纲目》载藕节炭"能止咳血唾血，血淋溺血，下血血痢血崩"。仙鹤草功能止血，性既不温热也不寒凉，乃平和之性，作用广泛，可用于身体各部位出血病证，且无论寒、热、虚、实者均可应用，可单独服用，也可配合其他止血药同用，常与旱莲草相须为用。墨旱莲性味酸凉甘，酸能收敛，凉能止血、能清热，对因肝肾阴虚和血热引起的各种出血症，都有很好的止血作用。陆金根教授认为气与血的关系密切，"气为血之帅，血为气之母"。因患者出血较多，损伤气血，可酌情加用仙鹤草、旱莲草益气摄血，体现了气能生血、气能摄血之意。

（彭军良）

（五）混合痔案 5——排便困难案

张某，女，28 岁。初诊日期：2014 年 10 月 24 日。

患者便血、排便困难 3 个月，遂至陆金根教授门诊就诊。

刻诊：患者自述 3 个月来便血色鲜量多，外院曾拟"内痔出血"治疗。患者平素排便 2～3 日 1 行，服用通便药可每日 1 行。舌质红，苔薄，脉细数。肛指检查：肛内截石位 3、7、11 点位内痔。

诊断：内痔。辨证：阴虚肠燥，血热妄行。治法：养阴清热，凉血止血。

处方：生地黄 30g，麦冬 12g，赤芍 15g，牡丹皮 15g，黄柏 12g，生地榆 30g，生槐米 18g，侧柏叶 30g，藕节炭 30g，生甘草 9g。14 剂。

二诊（11 月 7 日）：患者服药后症情明显改善，偶见便后手纸染血，唯排便较为艰涩，2～3 日 1 行，质干。舌质红，苔薄，脉细。

诊断：便秘。辨证：气阴亏损。治法：益气养阴，凉血润燥。

处方：生黄芪 30g，生白术 30g，生地黄 30g，玄参 30g，麦冬 12g，生地榆 30g，生槐米 18g，炒枳实 30g，莱菔子 15g，全瓜蒌 30g，槟榔 18g，木香 9g，肉苁蓉 15g，火麻仁 30g，生甘草 9g。14 剂。

三诊（11 月 21 日）：患者便血已除，大便每日 1 行，质软，怕冷明显好转。舌质红，苔薄，脉细。治法：益气养阴清化。处方：上方 14 剂，水煎服。

按：陆金根教授认为本案患者初诊时以便血色鲜量多为主，为阴虚肠燥、血热妄行，故治以生地黄、赤芍、牡丹皮、黄柏清热凉血，生地榆、生槐米、侧柏叶凉血止血，藕节炭收敛止血，麦冬清热养阴、生津润燥。二诊时，患者便血基本停止，但排便艰难，2～3 日 1 行，质干难下，此乃患者气阴亏损所致，若长此以往则可再导致内痔便血复发，此时治疗当以通便为主，故以生黄芪、生白术健脾益气，生地黄、玄参、麦冬清热滋阴、增液润燥，炒枳实、槟榔降气下肠，莱菔子、全瓜蒌宽胸下气，木香、火麻仁行气润肠通便。陆金根教授认为阴虚至一定程度，可致"无阴则阳无以生"，故可损伤体内的阳气而引起阳虚，出现"阴损及阳"，因而在治疗时常加入肉苁蓉等温补肾阳、润肠通便之药，《玉楸药解》载"肉苁蓉……润肠胃结燥……养血润燥，善滑大肠而下结粪，其性从容不迫，未至滋湿败脾，非诸润药可比"，且肉苁蓉"乃平补之剂，温而不热，补而不峻，暖而不燥，滑而不泄，故有从容之名"（《本草汇言》），可以长期服用而无明显副作用。陆金根教授初诊时针对患者湿热下注的病机，采用凉血清热为治。二诊时针对患者气阴亏损的病机，采用益气养阴为治；同时亦取槐角地榆丸及增液汤之旨以凉血清肠，润燥通便，因而达效。

（彭军良）

（六）混合痔案 6——便血案

陆某，女，65 岁。初诊日期：2013 年 1 月 25 日。

患者便血 1 月余，遂至陆金根教授门诊就诊。

刻诊：患者便时出血，色鲜量多，先血后便，呈喷射状，面色㿠白，头昏不适，乏力，动则气促。舌质淡，苔薄，脉细数。2013 年 1 月 4 日肠镜检查未发现异常。肛检：肛内截石位 3、7、11 点位内痔，直肠未及肿块，指套无染血及脓性分泌物。

诊断：内痔。辨证：气血亏损，气不摄血。治法：益气养血，清热化湿。

处方：生黄芪 60g，党参 15g，炒白术 12g，茯苓 12g，熟地黄 15g，仙鹤草 30g，侧柏叶 30g，藕节炭 30g，蒲黄 18g，女贞子 15g，旱莲草 30g，红枣 15g，当归 12g，杭白芍 30g，炙甘草 12g。14 剂。

二诊（2 月 8 日）：患者自述服药后便血明显减少，已无喷射状出血，头晕好转，气促乏力明显减轻，面色渐华，排便尚可。舌质胖、边有齿痕，苔薄，脉细。治法：益气养血。处方：上方 14 剂，水煎服。

三诊（2 月 22 日）：患者已无便血近 10 天，头晕、气促乏力已消失，排便通畅。舌体胖、边有齿痕，苔薄，脉细。治法：益气养血。处方：上方 14 剂，水煎服。

按：陆金根教授治疗气血亏损、气不摄血之内痔出血常重用生黄芪合八珍汤加减益气养血。八珍汤是由四君子汤和四物汤组合而成，吴崑《医方考》卷三云："血气俱虚者，此方主之……是方也，人参、白术、茯苓、甘草，甘温之品也，所以补气；当归、川芎、芍药、地黄，质润之品也，所以补血；气旺则百骸资之以生，血旺则百骸资之以养。"方中仙鹤草益气摄血，旱莲草、女贞子合用即二至丸可滋阴养血，藕节炭收敛止血，侧柏叶、蒲黄可清热化湿、凉血止血，灶心土温经止血，红枣、炙甘草和中养胃。方中重用生黄芪能益气摄血止血、补气升提，《本草便读》载"（黄芪）之补，善达表益卫，温分肉，肥腠理，使阳气和利，充满流行，自然生津生血"。黄芪与当归合用为当归补血汤，是补气生血的基础方，吴崑《医方考》卷三云："当归味厚，为阴中之阴，故能养血；而黄芪则味甘补气者也；今黄芪多于当归数倍，而曰补血汤者，有形之血不能自生，生于无形之气故也。"

（彭军良）

（七）混合痔案 7——嵌顿痔案

王某，男，52 岁。初诊日期：2013 年 5 月 10 日。

患者肛门疼痛剧烈 2 天，遂至陆金根教授门诊就诊。

刻诊：患者自述 2 天前大便时突然有块物脱出肛门，便后不能回纳，肿胀疼痛剧烈，1 年前有类似发作史，无便血。舌质红，苔黄腻，脉弦滑。局部检查：肛缘环状块物充血水肿，触痛明显，肛内 3、5、7、11 点位内痔脱出肛外嵌顿，色泽正常，未及糜烂。

诊断：嵌顿痔。辨证：湿热下注，脉络阻滞。治法：清热活血化瘀。

处方：中药内服加外洗。生地榆 15g，生槐花 15g，侧柏叶 30g，苍术

15g，黄柏 12g，牛膝 12g，生地黄 15g，赤芍 15g，牡丹皮 12g，丹参 30g，陈皮 9g，姜半夏 9g，生甘草 9g。14 剂，每日 1 剂。药渣再煎汤取汁 2 次，每次 400mL，加入热水 2000mL，先嘱患者熏蒸肛门 5 分钟，待药液温度降至与皮肤温度相近时（约 40℃），再浸泡坐浴 10 分钟，早晚各 1 次。

手法回纳：患者取侧卧位，局麻后医者将涂有石蜡油的手指轻柔按摩肛门及嵌塞痔核，待肛门放松后，嘱患者深呼吸放松，然后将脱出痔核逐一缓慢推送还纳进肛门，直至嵌顿痔核全部回纳。再用无菌纱布压迫，"丁"字带固定以免再次脱出。嘱患者卧床休息，尽量减少站立、下蹲动作，如因排便或外洗等因素导致痔核再次脱出，应及时采用上述方法复位，以免痔核脱出嵌顿时间过长引起局部坏死。

二诊（5 月 24 日）：患者自述肛门疼痛已消失，局部检查肛门口痔核已回纳，水肿明显消退，唯留有外痔皮赘，无触痛。舌质红，苔黄，脉弦滑。治法：清热活血化瘀。处方：守上方内服加外洗，14 剂。

按：陆金根教授认为治疗嵌顿痔的关键是"急则治标"，即及时还纳脱出的痔核，解除嵌顿，重点是消除痔的症状而不是根治；具体措施为采用手法复位，并以清热活血化瘀中药内服加外洗治疗。方中生地黄、赤芍、牡丹皮清热凉血散瘀，丹参、牛膝活血散瘀、消肿止痛，黄柏、苍术清热燥湿、解毒消肿，生地榆、生槐花、侧柏叶凉血止血，陈皮、姜半夏行气通络、化痰散结；生甘草清热解毒、调和诸药。诸药合用，共奏清热凉血、活血散瘀、行气通络、消肿止痛之效。中药熏洗坐浴，可使药物直接作用于肛门病变部位，并借助热力温通气血经络，促进局部血液循环，从而可有效改善水肿、肛门疼痛等症状。陆金根教授采用手法复位联合清热活血化瘀中药内服加外洗治疗嵌顿痔，对于痔核脱出、疼痛、血栓、肿胀等有良好的治疗效果，且无明显的不良反应，对于有手术禁忌证或不愿手术的患者更为适宜。

（彭军良）

（八）混合痔案 8——术后尿潴留案

彭某，男，62 岁。初诊日期：2012 年 4 月 6 日。

患者因"反复便血 5 年，加剧半月"由门诊拟"混合痔"于 2012 年 4 月 7 日收入住院。入院后完善各项检查，因患者无手术禁忌证，故于 2012 年 4 月 8 日在骶麻下行混合痔外剥内扎术，术后予以常规抗生素、止血剂静滴。术后 5 小时，患者自觉小腹胀满，欲解小便，无法排出，叩诊提示膀胱上界为脐下二指。予以热毛巾局部热敷，效果不显，术后6小时给予新斯的明1mg肌肉注射利小便，35分钟后排出约60mL小便。至术后8小时，患者仍觉腹胀难忍，叩诊提示膀胱上界为脐下三指，给予留置导尿，首次排出小便约500mL，并予以夹管，以便锻炼膀胱收缩功能。术后第2天下午2时（2012年4月9日）拔除导尿管，患者排小便3次，但均为点滴而下，每次约50mL，至当日晚上9时，自述小便不能排出，腹胀不适，叩诊提示膀胱上界为脐下三指，遂又留置导尿，首次排出小便约500mL。

刻诊：患者留置导尿中，腹胀不适，舌淡红，苔薄白，脉细。

诊断：尿潴留。辨证：本虚标实。治法：益气扶正，清热利湿。

处方：生黄芪30g，车前子30g，白花蛇舌草30g，马钱子3g。每日1剂。

患者连续服用6剂后拔除导尿管，可自行排出小便，无特殊不适。

按：陆金根教授认为尿潴留多为本虚标实之证，局部湿热蕴结下焦，气化不利属实；整体脾肾气虚，清阳不升为虚。湿热阻滞，气化不达膀胱，故时欲小便而不得出。因此，治疗需扶正补气，兼清热利湿。陆金根教授临证常用生黄芪、车前子、白花蛇舌草、马钱子4味药物。其中黄芪为君，具有益气利尿功效。《本经疏证》云："黄芪一源三派，浚三焦之根，利营卫之气，故凡营卫间阻滞，无不尽通。"早在《小儿卫生总微论方》中就有黄芪治疗小便不通的记载："治小便不通。上以绵黄芪为末，每服一钱，水一盏，煎至五分，温服，无时。"车前子为臣，利水道、通小便，且有止痛之功，《本经逢原》云："车前子专通气化，行水道，疏利膀胱湿热，不致扰动真火，而精气宁谧矣。"《医学启源》载车前子主"阴癃气闭，利水道，通小便，除湿痹"。生黄芪与车前子两药配伍相得益彰，从而达到利尿的效果。现代药理研究亦表明，车前子多含黏液质、琥珀酸、车前烯醇、腺嘌呤、胆碱、车前子碱、脂肪油、维生素A和B等，有显著利尿作用。黄芪主要含有苷类、多糖、氨基酸及微量元素等，具有增强肌体免疫功能、消除实验性肾炎蛋白尿及中等利尿等作用。白花蛇舌草具有清热解毒、利尿消肿、活血止痛之效。马钱子消肿止痛，其虽有毒，但小剂量使用可提高平滑肌张力，增加膀胱逼尿肌和尿道内括约肌的功能。

（彭军良）

（九）混合痔案9——血栓外痔案

彭某，女，41岁。初诊日期：2021年9月10日。

患者肛门肿物突出，伴便血间作 3 天，遂至陆金根教授门诊就诊。

刻诊：肛口有物突出，伴疼痛坠胀不适 3 天，便血量少，色鲜红，自行温水坐浴，肿痛改善，舌质红，苔薄黄腻，脉细数。专科检查：截石位：肛周 3、5、6、7 点位外痔，3 点位血栓明显，约 1cm×1cm，触痛（+），局部皮肤无破损坏死。

诊断：混合痔。辨证：湿热下注。治法：凉血清热化湿。

处方：生地黄 30g，赤芍 30g，牡丹皮 15g，生地榆 30g，生蒲黄 18g，生槐米 18g，苍术 15g，黄柏 12g，川牛膝 15g，生甘草 15g。7 剂。外用消痔膏。

二诊（9 月 17 日）：症情较前改善，肛门肿物肿痛减轻，便血偶作，量少滴出，色鲜红，肛门瘙痒，夜间尤甚，舌质红，苔黄腻，脉细数。治法：凉血清热化湿。处方：上方加地肤子 15g，白鲜皮 15g。7 剂。

三诊（10 月 15 日）：患者症情稳定，肛门肿物变小，无明显疼痛瘙痒，便干，日 1 行，偶见擦拭纸巾染血，量少，舌质红，苔薄，脉细。治法：凉血清热化湿。处方：上方去地肤子、白鲜皮，加黄芪 30g，玄参 30g，火麻仁 30g。14 剂，水煎服。

上方服用两周后，症情改善，大便质软，无便血，嘱其再巩固两周后停药。

按：痔疮是痔疮末端黏膜下和肛管皮肤下的静脉丛发生扩大曲张所形成的柔软静脉团或肛管下端皮下血栓形成或增生的结缔组织。其中，内痔为血管丛及动静脉吻合、肛垫移位等发生的病理性改变，主要表现为痔核脱出和便血。血栓性外痔多因便秘或临厕努挣，致使肛门静脉丛破裂，血液溢出脉外。陆金根教授认为内痔便血多因患者饮食不节、恣食生冷或肥甘厚腻，伤及脾胃，运化失司，湿热内蕴，下注肛门，致使肛门部气血纵横、经络交错而生内痔；热盛则迫血妄行，血不循经，下溢则便血。朱丹溪《丹溪心法·痔疮》则论述"痔疮专以凉血为主"。故拟采用凉血清热利湿为主治疗本病，药用生地黄、地榆、槐花、蒲黄、侧柏叶清热凉血以止血，苍术、黄柏取二妙丸之意，清热燥湿，川牛膝引药下行，可取得满意的效果。

二诊时患者症状较前改善，肛门瘙痒，故加地肤子、白鲜皮清热利湿、祛风止痒。三诊患者症情平稳，便干难解，加生黄芪、玄参、火麻仁益气健脾，滋阴润燥，润肠通便，疗效明显。

（戴清漪）

二、肛漏医案三则

（一）肛漏医案 1

周某，女，37 岁。初诊日期：2021 年 6 月 4 日。

肛旁肿痛 3 月余。

刻诊：3 月前无明显诱因下出现肛旁肿痛不适，未予以重视，自行使用栓剂纳肛，肿痛反复发作，大便尚调，便后肛门坠胀疼痛。口干，消谷善饥。专科检查：截石位：肛周皮肤潮湿，3 点位距肛缘 3cm 可见一外口，压痛（+/-），溃口有脓液溢出，色黄稠，皮下可及条状硬索通向肛内，指检：3 点位肛管直肠环上可及凹陷，压痛（+），肛管直肠环僵硬，退指套无染血，肛门收缩力正常。舌红，苔黄腻，脉弦滑。检查：2021 年 5 月 23 日曙光医院 MRI：肛门左侧经括约肌瘘管伴分支及坐骨直肠窝内脓肿形成，内口位于肛缘上 1.9cm 截石位 1 点的肛管壁。

诊断：肛瘘。辨证：湿毒蕴结，益气托毒。

处方：苍术 15g，川牛膝 30g，红藤 15g，败酱草 30g，关黄柏 12g，赤芍 15g，牡丹皮 15g，紫花地丁 30g，金银花 15g，甘草 15g，青连翘 15g。14 剂。

同时建议手术治疗。

二诊（7 月 9 日）：肛瘘术后 3 周余，创口总体愈合良好，指检：截石位 3 点手术区域，用手指加重按压反复两次，无脓性及血性分泌物可见。舌淡红，苔薄润，脉沉细。治法：益气养血，健脾化湿。处方：生黄芪 15g，太子参 15g，生白术 15g，灵芝 15g，制黄精 15g，枸杞子 15g，女贞子 30g，桑椹 15g，怀山药 12g，陈皮 12g，姜半夏 15g，川牛膝 30g，大枣 15g，怀小麦 30g，炙甘草 15g。14 剂。

三诊（7 月 22 日）：刻下创面愈合，自觉消瘦明显，便日行 1 次、成形，舌淡红，苔薄润，脉弦数，治法：益气养血，健脾化湿。处方：原方减生白术，加炒白术 30g，炒薏苡仁 30g，当归 15g。14 剂。

2021 年 9 月电话随访，患者肛周未见溃口，肿胀疼痛消失。

按：陆金根教授认为肛瘘的本质是慢性炎症刺激后形成的感染性管道，一旦形成，很难自行愈合，即便愈合，也多为暂时现象，多有复发可能。《本草纲目》云："漏属虚与湿热。"明确指出肛瘘的形成是由于气血不足，湿热下注，血腐肉败形成瘘管，由于肠腔中的粪便、肠液或气体不断刺激内口、瘘管、管壁，导致瘘管迁延不愈，早期治疗则为清热利湿解毒，故首诊使用紫花地丁、金银花、青连翘清热解毒；以关黄柏、苍术清热燥湿；赤芍、牡丹皮清热凉血；患者磁共振检查提示坐骨直肠窝内脓肿，方中应用红藤、败酱草清热解毒消痈；湿热入络伤阴，气滞血瘀，则用川牛膝活血祛瘀，引火下行，从下焦出。

二诊时，患者已是术后 3 周，但创面未愈伴有压痛，而陆金根教授对肛瘘术后创面延迟愈合者，提出"早期益气生肌防瘢"的理论，确立了"益气健脾、清热利湿"的治疗原则，并创促愈汤。本病例以促愈汤为基础，以黄芪、灵芝补中益气，升阳固表，与太子参、炙甘草、白术相伍，增强补益中气之功，生白术与山药相配，增强了健脾益气的作用，黄柏清热燥湿、泻火解毒，以制黄精、女贞子、桑椹、枸杞子滋阴润燥，既助黄芪、太子参等补气养阴，促进创面愈合，又能防清热药过燥伤阴，以陈皮、姜半夏理气祛湿，而大枣、怀小麦、炙甘草则取甘麦大枣汤以解患者创面久未愈所致的烦躁情绪。是以全方既能促进创面愈合，又能解病患烦躁心情。三诊时患者创面愈合，故改生白术为炒白术，以增强健脾益气之功效，以炒薏苡仁、当归健脾养血，促进水谷精微吸收以增强体魄。

（张洁颖）

（二）肛漏医案 2——复杂性肛瘘术后创面愈合迟缓案

蔡某，男，50 岁。初诊日期：2014 年 3 月 7 日。

患者复杂性肛瘘切开拖线术后 1 月，瘘道创面未愈，遂至陆金根教授门诊就诊。

刻诊：患者瘘道创面未愈，肉芽增生，大便 1 天 1 次，质软，无便血，便时肛门稍有疼痛。苔薄腻，脉弦滑。

诊断：复杂性肛瘘术后。辨证：余邪未尽，气血亏损。治法：益气养血，健脾生肌。

处方：生黄芪 30g，生白术 15g，制黄精 15g，当归 15g，杭白芍 30g，枸杞子 15g，怀山药 15g，白扁豆 12g，茯苓 15g，黄柏 12g，川牛膝 12g，皂角刺 15g，炙甘草 9g。35 剂。

二诊（4 月 11 日）：患者以上方治疗 1 月余，肛瘘术后瘘道创面愈合。

按：陆金根教授认为脾为后天之本，气血生化之源，脾运化的水谷精微是生成血液的主要物质基础，正如《景岳全书·传忠录·藏象别论》所云："血者水谷之精也，源源而来，而实生化于脾。"《素问·痿论》云："脾主身之肌肉。"肌肉的营养靠脾运化水谷精微而得。《素问·太阴阳明论》云："脾病……筋骨肌肉皆无气以生。"《外科精要》云："不生肌，不收敛，脾气虚也。"若脾失健运，水谷精微生成乏源，生血物质不足，则血液亏虚，肌肉迟迟不能生长，而气血相依，血虚则气不足，均可造成肛肠病术后创面生长缓慢，甚至不愈合。陆金根教授认为脾胃虚弱、气血亏虚是肛肠病术后创面愈合缓慢的主要原因，故治疗当以益气养血、健脾生肌为法，正如《外科理例》所云："肌肉，脾之所主也。溃后收敛迟速者，乃气血盛衰使然……生肌之法，当先理脾胃助气血为主，则肌肉自生。"陆金根教授临床常重用生黄芪益气养血、健脾生肌，能促进伤口愈合、缩短创面愈合时间，正如《本草汇言》所云："痈疡之证，脓血内溃，阳气虚而不敛者，黄芪可以生肌肉，又阴疮不能起发，阳气虚而不愈者，黄芪可以托脓毒。"《药品化义》载黄芪"诸毒溃后，收口生肌"。

陆金根教授针对本例患者余邪未尽、气血亏损的基本病机，在治疗时以益气养血、健脾生肌为主，随证加减，故在临床上取得了满意的效果。

（彭军良）

（三）肛漏医案 3——复杂性肛瘘术后创面愈合迟缓案

张某，女，46 岁。初诊日期：2014 年 4 月 11 日。

患者复杂性肛瘘切开引流术后 3 周，创面生长缓慢，遂至陆金根教授门诊就诊。

刻诊：患者肛周创面较大，肉芽浮肿色淡，生长缓慢，上皮爬升困难，纳差，寐尚安，二便调。舌淡、边有齿痕，苔薄白，脉细缓。

诊断：复杂性肛瘘术后。辨证：脾不健运，湿热下注。治法：益气健脾，清热利湿。方予促愈汤。

处方：生黄芪 30g，太子参 15g，焦白术 15g，黄柏 9g，川牛膝 30g，炙甘草 3g。28 剂。同时配合每日创面换药。

二诊（5 月 9 日）：患者服用上方 4 周后，肛周创面基本愈合，瘢痕不甚明显，肛门感觉和括约功能均可。

按：陆金根教授认为肛肠疾病虽生于局部，然其发生、发展和变化与脏腑的功能密切相关，如禀赋不足、后天失调、脏腑功能失常等诸多因素均可导致肛肠疾病的发生。目前临床肛瘘的治疗中，多种手术方法应用其中，对肛瘘的内治法亦有较多的探讨，通过中药使炎肿消退，促进溃孔闭合，或者加快肛瘘手术后遗留创面的愈合，其用药治则与痔病近同，惟更强调补益。如《疮疡经验全书》载："治之须以温暖之剂补其内，生肌之药敷其外。"陆金根教授认为在肛瘘术后创面愈合方面，中药的早期应用对肛瘘术后肛门功能恢复及防止瘢痕的形成都有着不可替代的作用。

上海市名中医陆金根教授基于"快速康复"理念，根据"益气生肌法"提出术后创面应"早期补托、益气生肌不致成瘢"，组方以"益气健脾、清热利湿"立法，旨在补气固表、托毒生肌，促进肛瘘术后创面愈合，并取名"促愈汤"，临床应用20余年，疗效显著。促愈汤可大补中气，助气血之化生，以养血肉。方中生黄芪为君药，补气升阳，托疮生肌；太子参、焦白术共为臣药，两者均归脾经，陆金根教授尤其重视肛肠疾病术后顾护脾胃，而上述两味药材皆有健脾益气之效，可加强黄芪益气之功；黄柏为佐药，尤善除下焦湿热，肛门之位属前后二阴范畴，湿邪易侵犯，粪便易污染，故术后多见坠胀、水肿、分泌物多、瘙痒等不适症状，造成创面愈合缓慢，而黄柏可对金黄色葡萄球菌、绿脓杆菌等起到抑制作用；炙甘草、川牛膝为使药，前者调和诸药，后者引血下行，同时兼具利湿通淋、补脾益气、清热解毒、缓急止痛等功效。脓之来必由气血，机体气血旺盛，正胜达邪，托毒外出，方见脓液，腐去而后肌生，肌平方能皮长。促愈汤中诸药合用，可益气托补、托毒生肌，加速创面愈合周期。

（彭军良）

三、肛周脓肿医案五则

（一）肛周脓肿医案1

吴某，男，46岁。初诊日期：2016年11月22日。

患者4天前饮酒后出现肛旁结块肿痛。

刻诊：神清，精神可；肛旁结块疼痛，肤温略高，拒按，色红，高凸，肛周瘙痒；自觉发热，口渴，喜冷饮；大便日行1次，质硬干结，小便色黄；纳可，寐安；舌质干，色红，苔黄，脉弦数。视诊：截石位2点位肛缘见一肿块（约5cm×4cm），色红，高凸。触诊：肿块触痛明显，肤温略高，波动感（±）。肛指：2 点位直肠壁饱满。

诊断：肛周脓肿；辨证：热毒炽盛；治法：清热解毒，托毒消肿。

处方：黄连 9g，黄柏 15g，黄芩 12g，知母 9g，生地黄 12g，皂角刺 9g，丹参 15g，当归 9g，白芷 9g，牛膝 9g，薏苡仁 15g。7 剂。每日 1 剂。辅以金黄膏外用，每日 2 次。

二诊（11 月 29 日）：患者症状略有改善，肛旁疼痛较前缓解，二便调，舌质干红，苔白，舌根部黄，脉弦数。专检：肿块较前缩小，约 4cm×3cm，色微红，高凸，局部肤温不高，无波动感。治以清热消肿，托毒散结。上方去黄芩、知母，加路路通 12g。14 剂，水煎，每日 1 剂，早晚分服。辅以金黄膏外用，每日 2 次。

三诊（12 月 13 日）：患者肛周无明显疼痛，二便调，舌质红，苔白，脉弦。专检：肿块未见明显隆起包块，皮色正常。嘱患者保持肛周卫生，饮食宜清淡，少食辛辣、肥腻、生冷、烟酒刺激之品。

按：肛周脓肿，即中医学"肛痈病"，曹永清认为乃内、外因导致湿热毒邪下注于大肠，阻于魄门，气血凝滞，血败肉腐，酿而成脓，正如《外科医案汇编·肛痈》所云："肛痈者，即脏毒之类也。起始即为肛痈，溃后即为肛漏。病名虽异，总不外乎醉饱入房，膏粱厚味，煿炙热毒，负重奔走，劳碌不停，妇人生产努力。以上皆能气陷阻滞，湿热毒下注，致生肛痈。"

本患者因饮酒后出现肛周疼痛，《灵枢·论勇》云"酒者，水谷之精，熟谷之液也，其气剽悍"，更易生热，热邪下注魄门，阻碍局部气机，导致气血瘀滞，血败肉腐，酿而成脓，故出现肛旁结块疼痛；热微则痒，热甚则痛，热胜肉腐，此为火热之邪的变化，故会出现肛周瘙痒，肛周疼痛结块化脓；热毒之邪煎熬津液，故口干、尿黄。四诊合参，本病属于肛痈病（热毒炽盛证）。治以清热解毒、托毒消肿，选用《外台秘要》黄连解毒汤为主方。方中以大苦大寒之黄连泻火为君；臣以黄芩、黄柏，清泄三焦火毒；佐以皂角刺托毒排脓，当归活血化瘀，略有透脓之意，白芷、薏苡仁除湿排脓，助皂角刺行托毒排脓之效，牛膝引药下行，结合黄柏、薏苡仁以起四妙丸清热除湿之效，丹参活血化瘀，促进气血运行，生地黄、知母清热养阴。

曹教授指出由于多数患者在治疗前曾口服或静滴抗生素治疗，导致肛旁结块触之略僵，故在治疗上可适当加用活血化瘀之品，促进僵块消散。在中医外科的治疗上，要重视内外同治，在中药辨证基础上，联合局部外用药物治疗，可使药物直达病所，金黄膏外用清热消肿，局部对症。二诊时由于患者热毒较前好转，故减少清热之品，加用路路通促进排脓。经内外合治后，三诊时患者疼痛消除，肛周未见明显结块，疗效显著。

（姚一博　肖长芳）

（二）肛周脓肿医案2——术后发热案

张某，男，56岁。初诊日期：2022年10月11日。

患者肛旁结块肿痛不适4日，外院静滴抗生素保守治疗效果欠佳，遂至龙华医院肛肠科就诊。

刻诊：患者肛周肿痛难忍，体温39℃。局检（截石位）视诊：6～12点位肛缘漫肿，色红，高突。触诊：6～12点位可及结块，大小约4cm×5cm，轻微波动感，触痛明显。肛门指检：右侧肛管质硬，压痛（＋），未触及直肠肿物，指套无染血。舌红，苔黄，脉数。

治疗：入院后在腰麻下行脓肿切开引流拖线术。术后第1天起，每天常规换药2次。术后第2天体温在38～39℃之间，局部引流通畅，渗液较多，伴有汗出恶热，面赤，烦渴引饮，大便干硬难解，舌红，苔黄，脉洪大。查血常规：白细胞计数12.5×10⁹/L，中性粒细胞绝对值9.94×10⁹/L，C反应蛋白（CRP）37.45mg/L。

诊断：肛痈术后发热。辨证：余毒未清，津液亏虚。治法：清热凉血解毒，益气养阴生津。

处方：知母15g，生石膏15g，水牛角30g，生地黄30g，赤芍30g，牡丹皮15g，川牛膝30g，黄柏12g，生甘草9g。共3剂，每日1剂。

服用3剂后体温降至36.4℃，大便日行1～2次，质软成形。复查血常规：白细胞计数8.09×10⁹/L，中性粒细胞绝对值5.44×10⁹/L，CRP 1.67mg/L。

按：陆金根教授认为肛肠疾病术后发热可采用温病卫气营血及三焦辨证。本例患者肛周脓肿术后，既成脓液已泄，津液亏虚，残余热毒留恋气营。故治以清热凉血解毒，益气养阴生津。予白虎汤合犀角地黄汤化裁。白虎汤之石膏、知母为清气分热之要药，《删补名医方论》云："石膏辛寒，辛能解肌热，寒能胜胃火，寒性沉降，辛能走外，两擅内外之能；知母苦润，苦以泻火，润以滋燥。"两药合用，增强清热生津之功。犀角地黄汤则是在清营汤去除轻清宣透之品，取水牛角苦咸寒，凉血清心而解热毒。生地黄清热而不伤津耗液。以赤芍、牡丹皮凉血散血之效，清散血分之热，《医宗金鉴》又云："此方虽曰清火，而实滋阴；虽曰止血，而实祛瘀。瘀去新生，阴滋火熄，可为探本穷源之法也。"对于此类发热，陆金根教授常常两方合用，用时先分清邪热所在，壮热面赤、烦渴引饮、热汗出、脉洪大提示热在气分，若出现舌绛、烦热谵语、身热发斑疹之向，则提示邪热入营。同时判断气分热较重或营分热较重，调整用药剂量，若邪仅在气分，亦可用营分药物，取截断扭转之意。结合三焦辨证，肛痈术后，病在下焦，故佐以川牛膝活血通络，引血下行；黄柏清下焦湿热。生甘草为使，清热解毒，调和诸药。诸药合用，效如桴鼓。

（梁宏涛 · 皇甫孟棋）

（三）肛周脓肿医案 3

王某，女，29 岁。初诊日期：2021 年 8 月 13 日。

患者肛旁肿块切开排脓后 3 天仍胀痛不适，遂至陆金根教授门诊就诊。

刻诊：10 天前夜宵食用烧烤后出现肛旁肿块肿痛剧烈 5 天，伴发热，体温 38.9℃，于社区医院就诊，予头孢静滴抗感染治疗 3 天，热退，肛旁肿块肿痛仍未见明显好转，遂外院就诊。查肛周 B 超考虑肛周脓肿，行肛周脓肿切开引流术后，肛旁仍觉胀痛不适，舌质红，苔薄黄，脉细滑。专检：截石位：肛旁 5 点位距肛缘 1cm 见一放射状切口，长约 3cm，内嵌引流纱条，创面引流通畅，肉芽平整，脓腐组织未净，创缘外侧触之质硬，肤温正常，皮色暗红，稍有触痛。

诊断：肛痈术后。辨证：气血亏虚，瘀血阻络。治法：益气和营，活血化瘀。

处方：生黄芪 30g，党参 30g，皂角刺 12g，赤芍 15g，牡丹皮 30g，鸡血藤 30g，丹参 15g，桃仁 12g，红花 9g，川牛膝 15g，枸杞子 12g，生甘草 15g。7 剂，水煎服。

二诊（8 月 20 日）：症情改善，肛旁无明显胀痛不适，便质黏、欠成形，舌质红，苔薄腻，脉细滑。肛周创面肉芽鲜活，创缘上皮开始爬生，创面较前缩小，创缘外侧触之质中，肤温及肤色正常，无触痛。治法：益气和营，活血化瘀。处方：上方加薏苡仁 30g。7 剂，水煎服。

三诊（8 月 27 日）：患者症情稳定，肛旁创面愈合可，无明显不适，纳可，二便调，夜寐安，舌淡红，苔薄黄，脉滑数。肛周创面基本愈合，按压未及僵块，无触痛，肤温、肤色如常。嘱患者保持肛周卫生，排便成形，饮食清淡，少食辛辣、肥甘厚腻之物。

按：陆金根教授认为，肛周脓肿的治疗应分阶段而论，是一个动态的过程。肛痈成脓期主张及时行肛周脓肿切开引流治疗，肛痈术后应重视辨证和辨病相结合。本案患者肛周脓肿成脓期使用抗生素抗感染治疗，未及时切开引流，使得脓肿引流后局部仍存在僵块。陆金根教授认为，肛痈术后首应益气养阴，方中生黄芪、党参、生甘草益气健脾，枸杞子滋阴清热，然《血证论》云："气结则血凝。"肛痈术后正气耗伤，温煦无力，气不行则血凝，络脉瘀滞，不通则痛，故予赤芍、鸡血藤、丹参、红花、桃仁活血通络止痛，川牛膝则理气活血，《医学入门》记载："皂刺，凡痈疽未破者，能开窍，已破者能引药达疮所，乃诸恶疮癣及疬风要药也。"故陆金根教授治疗脓肿、肛瘘病例，喜用皂角刺引药入病所，并透痈疽而出。

二诊时患者症状较前改善，舌苔稍腻，大便质黏，加用薏苡仁健脾渗湿，清热排脓。三诊患者气血充足，津液滋润则创面愈合，遂停药，嘱患者保持肛周卫生，排便成形，饮食清淡，少食辛辣、肥甘厚腻之物。

（陈　倚）

（四）肛周脓肿医案 4

曾某，男，36 岁。初诊日期：2014 年 6 月 27 日。

患者肛周疼痛 2 周，昨起疼痛加剧，遂至陆金根教授门诊就诊。

刻诊：患者 2 周前饮酒后出现肛周疼痛，曾就诊于当地医院，予抗生素治疗，效果欠佳。昨起自觉疼痛加剧，肛门坠胀明显，伴有发热、畏寒，体温 38.7℃，二便不利。局部检查：肛周外形无异常，肛门指诊：截石位 5 ～ 6 点之间扪及直肠黏膜隆起饱满，压痛明显，黏膜温度明显增高，指套无脓血分泌物。舌暗，苔薄腻，脉弦数。

诊断：肛周脓肿。辨证：湿热下注，热毒蕴结。治法：凉血解毒，清热燥湿。

处方：赤芍 30g，牡丹皮 15g，玄参 12g，苍术 15g，黄柏 15g，川牛膝 15g，紫花地丁 30g，金银花 15g，连翘 15g，皂角刺 12g，生甘草 9g。7 剂，水煎服。

二诊（7 月 4 日）：患者肛周疼痛明显减轻，二便通畅，唯每日午后及便后仍有酸胀、微痛。肛门指诊：截石位 5 ～ 6 点直肠黏膜隆起较前缩小，热感已消，无明显压痛，亦无波动感。舌质红，苔薄，脉细数。治法：凉血解毒，清热燥湿。处方：上方加夏枯草 12g，虎杖 15g，皂角刺改为 30g。7 剂，水煎服。

三诊（7月11日）：患者诸症消除，刻下无明显不适。未施药，嘱随访。

按：本案系肛痈（肛周脓肿）早期，尚未成脓。患者因炙煿酗酒，导致湿热内生，下注大肠，蕴阻肛门，阻滞经络，气血凝滞而成。《外科正宗》云："夫脏毒者，醇酒厚味，勤劳辛苦，蕴毒流注肛门，结成肿块。"陆金根教授认为肛痈早期以经络阻滞、气血阻塞为主，应以消为主，治疗贵在消散，即使不能内消，亦可使病情移深居浅，转重就轻；但消法的使用贵乎早，《疡医大全·论初起肿疡》云："初起肿疡……未成脓者……施治之早；尽可内消十之六七。"《外科启玄》云："消者灭也，灭其形症也……如形症已成，不可此法也。"本案通过凉血解毒，清热燥湿，使早期之肛痈消散，避免了疾病的进一步发展。二诊时患者症状较前明显减轻，但仍有酸胀、疼痛，故用夏枯草、虎杖加强清热解毒之功，同时加大皂角刺的剂量消肿止痛。

（彭军良）

（五）肛周脓肿医案5

屠某，男，47岁。初诊日期：2013年2月8日。

患者肛门疼痛间断发作3个月，遂至陆金根教授门诊就诊。

刻诊：患者3个月前曾因过食辛辣突发肛门疼痛，病之初于外院经抗生素治疗，症状略有好转，但遇劳则发，且渐加重。现自觉肛门疼痛，神疲乏力，懒言，大便尚可，无便血及发热。肛门局部检查：肛周无异常；肛指检查：截石位7点位距肛缘2cm处黏膜下可及1.5cm×1.5cm大小炎性包块，质地略硬，触痛不明显，无波动感。舌淡胖，苔薄，边有齿痕，脉细。

诊断：肛周脓肿。辨证：气血不足，湿热内蕴。治法：益气托里，清热透脓。

处方：

1.内服方：生黄芪30g，党参15g，茯苓15g，当归12g，金银花15g，连翘15g，紫花地丁30g，蒲公英30g，皂角刺12g，苍术15g，黄柏12g，川牛膝12g，薏苡仁15g，生甘草9g。7剂，水煎服。

2.灌肠方：黄柏15g，黄芩12g，白花蛇舌草30g，半枝莲15g，金银花15g。每剂浓煎100mL，每次50mL，肛滴保留，每日2次。

二诊（2月15）：患者肛门疼痛未见改善，胀痛呈持续性，犹如鸡啄，无发热。舌红，苔黄腻，脉弦滑。局部检查：截石位6～7点炎性肿块，约

4cm×3cm 大小，触之疼痛明显，有明显波动感，即予手术切开排脓治疗。

按：本案因过食辛辣，滋生湿热，下注魄门，日久不愈，湿与毒结，腐肉为脓，故而肛门疼痛。陆金根教授认为肛周脓肿反复发作，经抗生素治疗后，湿热毒蕴，气血凝滞，肿痛难消，脓成难溃，治疗应以透托法托毒外出，且透托法常与清热法同用，因热盛则肉腐，肉腐则为脓，因此在内服中药的同时，配合中药保留灌肠清热解毒，起到内外并治的作用。方中生黄芪乃"疮家圣药"，重用以益气养血、健脾生肌，正如《神农本草经》载"黄芪，味甘微温，主痈疽久败创，排脓止痛"，配合皂角刺托毒排脓，可使毒邪早日移深居浅，液化成脓，以利手术。当成脓以后则不可再一味保守治疗，应及时切开排脓以防脓毒内陷，产生变证，并保持脓腔引流通畅，终使邪有出路。

（彭军良）

四、便秘医案十则

（一）便秘医案 1

卢某，男，63 岁。初诊日期：2022 年 12 月 6 日。

患者便秘已 1 年余，近日自觉大便困难较前加重，伴乏力、腹胀，到陆金根教授门诊就诊。

刻诊：排便费力，大便量少质干，或呈颗粒状，或呈短条状，3～4 日 / 次。舌质红，苔薄腻，边有齿痕，脉弦数。

诊断：便秘。辨证：气阴亏损。治法：益气养阴。

处方：生黄芪 45g，生白术 45g，生地黄 30g，玄参 30g，麦冬 15g，南北沙参各 15g，当归 30g，炒枳实 30g，全瓜蒌 18g，莱菔子 30g，炒枳壳 15g，川厚朴 15g，槟榔 18g，丹参 30g，桃仁 9g，红花 9g，桔梗 12g，杏仁 12g，火麻仁 30g，甘草 15g。14 剂。

二诊（12 月 1 日）：服药后症情好转，排便每日 1～2 次，质软，为条状便，但排便艰难，耗时较长，约半小时，矢气很多。胃脘胀气明显缓解。舌脉同前。再拟原法为治。处方：首诊方加郁李仁 15g。14 剂。

三诊（12 月 15 日）：刻下排便初为条状，后便溏，日行 1 次，排便顺畅。便后肛门无不适之感。平素有胃窦炎，服中药后胃脘稍有不适。舌苔薄润，边有浅齿痕。治法同前。处方：生黄芪 45g，生白术 45g，太子参 15g，生地黄 30g，麦冬 15g，知母 15g，佛手 12g，甘松 12g，当归 30g，炒枳实 30g，全瓜蒌 18g，莱菔子 30g，丹参 30g，石菖蒲 15g，玫瑰花 12g，火麻仁 30g。14 剂。

1 个月后随访患者大便成形，日行 1～2 次，疗效满意。

按：本案患者为老年男性，气虚则乏力、排便费力，阴虚则大便干燥、舌红、脉数，故患者的问题就是气阴亏虚所致的便秘。陆金根教授认为，气阴两虚所致的便秘在老年群体中是最常见的类型。临证当以益气养阴清化为治疗大法。首诊陆金根教授重用生黄芪、生白术以补气，增液汤配南北沙参以养阴，枳实、枳壳、莱菔子、厚朴、全瓜蒌、槟榔以行气通腑。气虚则血瘀，故加桃仁、红花、当归、丹参以活血养血。肺与大肠相表里，故予桔梗、杏仁理肺气而通腑气。火麻仁润肠，甘草调和诸药。全方组方配伍严谨，治法精当，故效如桴鼓。

二诊患者排便日行 1～2 次，但过程费力，故加郁李仁滑肠下气。金元著名医家李东垣认为郁李仁"专治大肠气滞，燥涩不通"。三诊患者排便顺畅，但大便初呈条状后为溏样，且有胃部不适感，陆金根教授去郁李仁、玄参等以免滑肠太过，加入太子参以健脾扶正，佛手、甘松、玫瑰花、石菖蒲以理气止痛，化湿降浊。经治疗后患者症情稳定，疗效明显。

（陈 倚）

（二）便秘医案 2

陆某，男，66 岁。初诊日期：2023 年 1 月 5 日。

患者便秘已 5 年之久，长期服用芦荟、麻仁煎汤通便。数年前有多发性肠息肉摘除术史。2015 年心肌梗死。为进一步诊疗，到陆金根教授门诊就诊。

刻诊：口干甚，矢气少，排便依赖上述药物。舌质红，苔薄腻，边有齿痕，脉弦。

诊断：便秘。辨证：气阴亏损。治法：益气养阴，清热解毒。

处方：生黄芪 45g，生白术 45g，生地黄 30g，玄参 30g，麦冬 15g，南北沙参各 15g，当归 30g，炒枳实 30g，全瓜蒌 18g，莱菔子 30g，丹参 30g，桃仁 12g，红花 12g，桔梗 15g，杏仁 12g，火麻仁 30g，山慈菇 15g，芙蓉叶 30g，蜀羊泉 30g，甘草 15g。14 剂。

二诊（1 月 19 日）：服药后口干缓解，排便隔日 1 次，胃纳略差，质略硬，为条状便，矢气畅。舌淡红，苔薄腻，脉弦。再拟原法为治。处方：首诊方加山药 30g，炒谷麦芽各 15g。14 剂。

三诊（2 月 2 日）：刻下排便日行 1 次，质软，呈条状，排便顺畅。舌苔薄润，边有浅齿痕。治法同前。处方：生黄芪 45g，生白术 45g，党参 15g，生地黄 30g，麦冬 15g，山药 30g，炒谷麦芽各 15g，当归 30g，炒枳实 30g，全瓜蒌 18g，莱菔子 30g，丹参 30g，山慈菇 15g，芙蓉叶 30g，蜀羊泉 30g，甘草 15g。14 剂，水煎服。

按：陆金根教授认为老年人慢性便秘最常见的病机是气阴两虚证。便秘气阴两虚证属于中医学"虚秘"范畴，多因气血、阴津亏虚，推动无力，肠道失润所致。患者或医者若图一时之快，妄用通里攻下药如大黄、芦荟、番泻叶等，短期虽效，但日久戕伐正气，耗气伤阴，大肠传导乏力，大便燥结，形成恶性循环。治疗应以益气滋阴、润肠通便为主。本案首诊陆金根教授重用黄芪、白术、生地黄、玄参、麦冬、当归、火麻仁以益气养阴、润肠通便。《证治准绳·杂病》云中有"丹溪云：予观古方通大便，皆用降气品剂，盖肺气不降，则大便难传送"的记载。故加入桔梗、杏仁、全瓜蒌、莱菔子等，脏腑气机升降有序，肺气开而腑气通。患者病史已 5 年之久，久病多瘀，故加桃仁、红花、丹参、当归活血化瘀。对于多发性肠息肉，陆金根教授多在健脾益气扶正的基础上，常用山慈菇、蜀羊泉、芙蓉叶等以清热解毒、化痰散结。

二诊患者便秘症状较前改善，但胃纳略差，故加山药、炒谷麦芽以健脾和胃。三诊患者病情稳定，考虑久病体虚，故酌去桃仁、红花、玄参、杏仁、桔梗等活血理气之品，加入党参益气健脾，以达到祛邪不伤正、扶正不留邪的治疗效果。

（吕　震）

（三）便秘医案 3

刘某，女，30 岁。初诊日期：2020 年 10 月 19 日。

患者排便不畅 10 年余，努则难出，偶有便血，遂至曹永清教授门诊就诊。

刻诊：患者大便不畅，大便干结，临厕无力，汗出气短，神疲乏力，口干或苦。口服多种通便药，有时还需开塞露导便。就诊时 3 日未大便，且无便意，腹胀，纳差。舌红，苔白腻，舌边有齿痕，脉沉细弱。

诊断：便秘。辨证：气阴亏损。治法：益气养阴，润肠通便。

处方：生黄芪 30g，生白术 30g，生地黄 30g，麦冬 12g，当归 30g，炒枳实 30g，莱菔子 15g，大腹皮 15g，全瓜蒌 27g，丹参 30g，槟榔 18g，桔梗 12g，苦杏仁 10g，制何首乌 15g，火麻仁 30g，生甘草 12g。14 剂。

二诊（11 月 2 日）：症情较前好转，大便 2 日 1 行，排出较通畅，质偏软稀，腹部宽松畅快，心情舒适，无腹胀腹痛，已停其他内外用药。既往月经前二三天会有排便困难加重症状出现，经水量多色深，偶夹杂血块。舌红，苔薄白腻，脉细弦。治法：益气养阴，润肠通便。处方：上方去槟榔、麦冬、杏仁，加淫羊藿 15g，仙茅 15g，黄柏 9g，知母 9g，桃仁 6g，红花 6g。14 剂，水煎服。

三诊（11 月 16 日）：症情较前好转，大便 1～2 日 1 行，排出通畅，大便成形，质软，饮食增加。舌红，苔薄白，脉细弦。治法：益气养阴，润肠通便。再拟益气养阴清化为治。处方：上方加肉苁蓉 15g。14 剂，水煎服。

按：曹永清教授认为气化不利、气机郁滞、气津不足是本病的病机根本，针对其病机根本，益气开秘法是恢复胃肠传导功能的关键。以益气开秘中药，恢复胃肠传导功能为治疗原则，补益中气是直接动力，调畅气机是间接动力。若气得补养，以复其刚大之性，则冲突排荡，开秘行滞。此外，通过补气，升清降浊，蒸化津液，而达到补阴目的。益气开秘方中以生黄芪、白术等为君药，以枳壳、杏仁等理气开秘开上窍、通下窍，促进大肠传导能力，少佐以生地黄等以助濡养肠道。

曹永清教授认为习惯性便秘病变日久，患者正气亏虚，切勿妄投攻下。本案患者的习惯性便秘与月经周期有关，曹永清教授治疗此类便秘用二仙汤加减，取得了满意的效果。肾开窍于前后二阴，大肠的传导功能有赖于肾气的温煦和肾阴的滋润。

便秘的形成与肾的功能正常与否关系密切，李杲云："肾主五液，津液盛则大便如常……"《杂病源流犀烛·大便秘结源流》曰："大便秘结，肾病也。"《养生四要·却疾》曰："肾虚则津液不足，津液不足则大便干涩不通。"方中仙茅、淫羊藿补肾精、温肾阳；当归滋肾养血、调理冲任；知母、黄柏滋肾阴而泻相火。全方肾阴肾阳双补，可使肾阴肾阳恢复平衡而诸症自消。

（虞洁薇）

（四）便秘医案 4

许某，女，47 岁。初诊日期：2022 年 8 月 22 日。

患者排便间隔时间延长 6 年余，至门诊就诊。

刻诊：既往依赖药物通便，甚者 1 周无便意，便结，临厕乏力，偶感脘腹胀满，纳呆，寐尚安，伴心烦口干，小便短赤，舌质淡红，苔薄黄腻，脉细，沉取乏力。3 个月前至某医院就诊，肠镜检查示结肠黑变病，结肠传输试验异常，排粪造影正常。

诊断：便秘。辨证：气阴两虚。治法：益气增液，理气润肠。

处方：生黄芪 30g，生白术 30g，白茯苓 15g，生甘草 10g，生地黄 30g，玄参 15g，麦冬 15g，北沙参 15g，南沙参 15g，陈皮 15g，木香 12g，槟榔 10g，枳壳 20g，厚朴 15g，当归 15g，皂角刺 12g，桔梗 20g，火麻仁 15g，肉苁蓉 12g，生栀子 20g。14 剂。嘱多饮水、多运动，注意饮食与情志调摄。

二诊（9 月 5 日）：患者症情好转，服 3 剂后感肠鸣矢气增多，心烦口干获缓，小便畅，纳见增，寐安，排便 3 日一行，然便结难解，舌淡红，苔薄黄，脉细。治法：益气滋阴，增液开秘。处方：上方去白茯苓，生地黄、玄参、麦冬、生栀子均增量 5g。14 剂。嘱上方每剂第 3 煎泡脚，药渣敷脐。

三诊（9 月 19 日）：患者排便畅，2 日一行，便质软、成形，纳佳，寐安，舌淡红，苔薄白，脉细，沉取有力。治法：益气养阴，宽肠通便。处方：上方去南、北沙参。7 剂，每剂水煎 4 次，药汁混均，分 2 日早晚服。

2023 年 1 月随访，患者停药 3 个月排便如常，1 周后复查肠镜：前后对照，"结肠黑变病"好转。

按：陆金根教授认为慢性便秘成因复杂，有虚实之分，常虚实相兼。治法上宜益气养阴、调理气机为主，佐以宣肺、理气、清热、润燥、养心柔肝、活血化瘀之法，综合施治，通补兼施。本案患者确诊为慢传输型便秘，组方遵循益气开秘大法。方用黄芪补气之长，《本经疏证》谓："黄芪一源三派，浚三焦之根，利营卫之气，故凡营卫间阻滞，无不尽通。"白术、茯苓、甘草助力益气。生地黄、麦冬、玄参配伍，增液行舟、滋阴清热，以补药之体为泻药之用。南、北沙参助益气养阴之力。桔梗、枳壳、厚朴合用，辛温升散、下气除满。木香、槟榔助力行气除满。陈皮调气健胃，防补气太过。患者久病入络，以当归、皂角刺养血通络。火麻仁功擅润燥滑肠。肉苁蓉有温阳通便之功，防滋阴太过。栀子清热除烦，解大便之坚。二诊时患者症状明显改善，纳增，故去白茯苓，但仍便结，故加量生地黄、玄参、麦冬、栀子。三诊时患者基本康复，故去南、北沙参，且每日服用的药汁浓度与剂量减半。诊治全程注重饮食、情绪的调摄，辅以足浴与敷脐助力温通经脉、调畅气机。

（乔敬华）

（五）便秘医案 5

黄某，女，65 岁。初诊日期：2022 年 9 月 23 日。

患者排便费力 20 年余，至门诊就诊。

刻诊：每日有便意，排便费力，依赖开塞露或手法帮助排便，便质时干时软，纳呆神疲，寐尚安，舌质淡红，苔薄黄腻，脉细，沉取乏力。半年前外院肠镜检查与结肠传输试验正常，排粪造影示力排肛直角＜90°，专科 Glazer 盆底表面肌电：盆底肌失弛缓。

诊断：便秘。辨证：气阴两虚。治法：益气养阴，宽肠通便。

处方：生黄芪 30g，生白术 30g，人参芦 6g，生甘草 10g，生地黄 30g，玄参 15g，麦冬 15g，陈皮 15g，木香 12g，槟榔 10g，枳壳 20g，厚朴 15g，当归 20g，皂角刺 12g，桔梗 20g，苦杏仁 15g，肉苁蓉 12g，生栀子 12g。14 剂，每日 1 剂，早晚 2 次水煎服。盆底生物反馈治疗隔日 1 次。嘱上方每剂第 3 煎泡脚，药渣敷脐。

二诊（10 月 7 日）：治疗 1 周后患者症情好转，排便时间较前减少，能自行解出，便质稀薄，排便次数增多，体力及胃纳见增，寐安，舌淡红，苔薄黄，脉细。治法：益气健脾，宽肠开秘。处方：上方去人参芦、生栀子，生地黄、玄参、麦冬均减量 5g。14 剂，每日 1 剂。盆底生物反馈治疗与调摄养护维持原法。

三诊（10 月 21 日）：患者排便顺畅，1 日 1 行，便质软成形，纳佳，寐安，舌淡红，苔薄白，脉细，沉取有力。治法：益气养阴，宽肠通便。处方：维持原方。14 剂，每剂水煎 4 次，药汁混均，分 2 日早晚服。盆底生物反馈治疗隔 3 日 1 次。

2023 年 2 月随访，患者停汤药与盆底生物反馈治疗 3 个月，排便如常，复查盆底表面肌电：盆底肌收缩、舒张正常。

按：陆金根教授认为慢性功能性便秘成因复杂，有虚实之分，常虚实相兼。治法上宜益气养阴、调理气机为主，佐以宣肺、理气、清热、润燥、养心柔肝、活血化瘀之法，综合施治，通补兼施。本案患者确诊为出口梗阻型便秘，组方遵循陆师益气开秘大法。方用黄芪补气之长，《本经疏证》谓："黄芪一源三派，浚三焦之根，利营卫之气，故凡营卫间阻滞，无不尽通。"

白术、人参芦、甘草助力益气。生地黄、麦冬、玄参配伍，增液行舟、滋阴养血。陈皮调气健胃，防补气太过。桔梗、枳壳、厚朴合用，辛温升散，下气宽肠。木香、槟榔助力行气解痉。患者久病入络，以当归、皂角刺养血通络。苦杏仁入肺，功擅润燥滑肠。肉苁蓉温阳通便，防滋阴太过。栀子清热，解大便之艰。二诊时患者主症排便费力见解，体力、胃纳增，故去人参芦，便稀增多，故去生栀子并减量生地黄、玄参、麦冬。三诊时患者基本康复，故每日服用的药汁浓度与剂量减半、巩固疗效。诊治全程辅以盆底生物反馈治疗以促进肛门、直肠动力恢复，注重饮食、情绪的调摄及加足浴与敷脐以温通经脉、调畅气机。

（乔敬华）

（六）便秘医案 6

裘某，男，70 岁。初诊日期：2012 年 5 月 25 日。

患者排便困难 5 年余，量少质干，近 3 天来症状加重，遂至陆金根教授门诊就诊。

刻诊：肛旁有粪水溢出，腹胀疼痛，伴寒战，舌红，苔黄厚腻，脉洪大。肛指检查：直肠内触及大量坚硬粪便。

诊断：粪嵌塞。辨证：热结旁流。治法：清热通腑。

处方：川朴 15g，枳实 30g，生大黄 12g（后下），芒硝 9g（冲服）。3 剂，水煎服。

嘱患者服药后，如大便通下即停服第 2 剂。

二诊（6 月 2 日）：患者诉共服用上述中药 2 剂，当日及次日均即解出大量宿便，要求继续服用中药调治便秘。诉平日大便三或五日 1 行，症已多年，近日腹胀明显，矢气少。舌质红，苔白腻，脉弦细。肛指检查：未触及新生物，仅有宿便痕迹。治法：益气养阴清化。处方：生黄芪 30g，生白术 30g，生地黄 30g，炒枳实 30g，当归 30g，全瓜蒌 30g，丹参 30g，莱菔子 15g，大腹皮 15g，火麻仁 15g，生甘草 9g。14 剂。

三诊（6 月 16 日）：患者诉服用中药后症情明显改观，排便日行 1～2 次，矢气增多，排便量多，但口时有干苦，舌苔白腻，脉弦滑。治法：益气养阴清化。处方：上方加川朴 12g，玄参 15g。28 剂。

四诊（7 月 27 日）：患者习惯性便秘，经上药治疗，症情好转且稳定，排便日行 1～2 次，舌瘀，苔白腻、中剥，脉弦。治法：益气养阴清化。处方：

上方加桃仁 12g，红花 12g。14 剂。

按：陆金根教授认为便秘日久，患者多正气亏虚，切勿妄投攻下，应避免滥用芒硝、大黄等攻伐峻下的药物。若只图一时之快，一味投用峻猛攻下之品，则易致苦寒伤脾，正气更耗，症状反而加重。正如《证治准绳·杂病》中有"丹溪云：如妄以峻利药逐之，则津液走，气血耗，虽暂通而即秘矣，必更生他病"的记载。另外，大黄、芦荟、番泻叶等含蒽醌类成分，久用可致结肠黑变病。峻猛攻下药虽非陆金根教授常规用药，但如确属阳明腑实之热结旁流证，"急则治其标"，可适当投以峻下之剂，但只宜 1 ～ 2 剂，中病即止，以免过剂伤正。本案患者初诊时燥屎难下，粪水旁流，急则治其标，故急予大承气汤峻下热结。患者服药后宿便即下，故二诊和三诊时予益气养阴开秘法治疗。四诊时舌质瘀滞，据"久病必瘀""久病兼瘀""久病血伤入络"之理，陆金根教授加入桃仁、红花等活血化瘀药，使瘀血消散，气机流畅，则便秘可除。桃仁味苦能泻滞血，体润能滋肠燥；红花有活血通经、祛瘀止痛之功。陆金根教授针对习惯性便秘气阴亏损的基本病机，宗益气养阴之旨，总不离辨证，据病情变化灵活加减变化，故收到满意的疗效。

（彭军良）

（七）便秘医案 7——冲任失调型便秘案

孙某，女，25 岁。初诊日期：2012 年 4 月 13 日。

患者排便困难已 10 余年，近来症状加重，遂至陆金根教授门诊就诊。

刻诊：大便 3 日 1 行，腹胀明显，矢气少，口干甚，常以润肠片、番泻叶及开塞露通便。苔白腻，质红，脉沉细。

诊断：习惯性便秘。辨证：气阴亏损。治法：益气养阴清化。

处方：生黄芪 30g，生白术 30g，生地黄 30g，麦冬 12g，当归 30g，炒枳实 30g，莱菔子 15g，大腹皮 15g，全瓜蒌 30g，杏仁 12g，丹参 30g，木香 9g，火麻仁 15g，生甘草 9g。21 剂。

二诊（5 月 4 日）：患者服药后起效较为明显，排便 2 日 1 次，质软，排泄顺畅，矢气也有增多。进一步询问病史得知患者每于经前五六日排便困难尤甚，经后三四日排便相对通畅，经行腹痛隐隐，量多色深，偶有血块。苔薄腻，脉沉细。治法：益气养阴，佐以调摄冲任。处方：上方去麦冬、杏仁，加淫羊藿 15g，仙茅 15g，黄柏 12g，知母 15g，桃仁 12g，红花 12g。21 剂。

三诊（5 月 25 日）：患者大便日行 1 次，质软，量明显增多，矢气增多，口干减轻，苔薄腻，脉细数。治法：益气养阴，佐以调摄冲任。处方：上方加肉苁蓉15g。14剂，水煎服。

按：陆金根教授认为患者的习惯性便秘与月经周期有关，可能与月经期黄体形成，卵巢分泌的孕激素可使胃肠道平滑肌张力降低，从而抑制肠蠕动，导致肠刺激感受性降低有关。陆金根教授治疗此类便秘常用二仙汤加减治疗，取得了满意的效果。肾开窍于前后二阴，大肠的传导功能有赖于肾阳的温煦和肾阴的滋润，便秘的形成与肾的功能正常与否关系密切，李东垣云："肾主五液，津液盛则大便如常……"《杂病源流犀烛·大便秘结源流》曰："大便秘结，肾病也。"《养生四要·却疾》曰："肾虚则津液不足，津不润肠，津液不足则大便干涩不通。"方中仙茅、淫羊藿补肾精、温肾阳；当归滋肾养血、调理冲任；知母、黄柏滋肾阴而泻相火。全方肾阴阳双补，可使肾阴阳恢复平衡而诸症自消。

（彭军良）

（八）便秘医案8——焦虑型便秘案

张某，男，60岁。初诊日期：2015年7月31日。

患者排便困难反复发作2年余，遂至陆金根教授门诊就诊。

刻诊：患者排便困难，4～5日1行，平素依赖药物及保健品通便，矢气尚可，但夜寐较差，多思多虑。舌质红，偏瘀，苔腻，边有齿痕，脉弦。近期外院做相应焦虑情绪测定结论为：轻度焦虑。2012年2月在外院行"直肠类癌"手术（病理报告示高分化神经内分泌肿瘤），2014年9月又行"前列腺增生"手术。

诊断：习惯性便秘。辨证：气阴两虚，血瘀痰凝。治法：益气养阴，和营化痰。

处方：生黄芪60g，生白术60g，生地黄60g，玄参60g，当归30g，炒枳实60g，莱菔子30g，全瓜蒌30g，丹参30g，石菖蒲15g，姜半夏15g，秫米30g，桃仁、红花各12g，火麻仁30g，玫瑰花12g，生甘草9g。28剂。

二诊（9月18日）：患者以上述中药加减治疗近50天，近期总体症状较为稳定，排便基本每日1行，唯便形细，便量较少，夜寐欠佳。舌质红，苔薄润，舌根薄黄，脉弦。治法：益气养阴，和营化痰。处方：原方加知母15g，百合15g，怀小麦30g，大枣15g，胆南星15g，柏子仁9g。21剂，水煎服。

三诊（11 月 27 日）：患者近期排便基本每日 1 行，且药量已减半（隔日服汤药 1 剂），唯排便时间仍需 15 ～ 20 分钟。舌质偏瘀，苔薄，脉弦。治法：益气养阴，和营化痰。上方 21 剂，水煎服。

四诊（2016 年 1 月 15 日）：患者服药隔日 1 剂，大便每日可行，便量明显增多，如厕时间缩短，每次 3 ～ 5 分钟。舌质偏瘀，苔薄，脉弦。再拟原法为治。治法：益气养阴，和营化痰。2015 年 9 月 18 日方加广郁金 15g。21 剂，水煎服。

按：陆金根教授认为患者便秘日久，常伴有焦虑、忧思多虑、精神紧张、胸胁满闷、抑郁、失眠、多梦、烦躁、易怒等精神问题及情志改变，主诉较多，与之很难沟通。《医述·卷七》云："思则气结，结于心而伤于脾也。"《医学衷中参西录·资生汤》云："心为神明之府，有时心有隐曲，思想不得自遂，则心神怫郁，心血亦遂不能濡润脾土，以成过思伤脾之病。"患者忧思多虑，则脾失健运，气机郁结或抑郁恼怒，怒伤肝，肝郁气滞，均可导致心血暗耗，心神不安。便秘病史越长，患者越容易焦虑不安，而患者焦虑的情绪反过来又加重便秘的症状，二者形成一种恶性循环。对此型便秘，陆金根教授常师法《金匮要略》甘麦大枣汤之意，选用怀小麦、炙甘草、大枣、知母、百合、丹参、郁金等养心柔肝、宁心安神之药治疗，效果满意。

（彭军良）

（九）便秘医案 9

杨某，女，28 岁。初诊日期：2019 年 6 月 7 日。

患者因反复大便不畅 2 年余前来就诊。平素排便 3 ～ 5 日 1 行，质硬，曾自行服用通便药物，便秘症状反而逐渐加重，自感腹部胀满，矢气少，每日除服用通便药物，还需用开塞露助便。既往有精神分裂史 8 年余，平时服用奥氮平治疗，病情控制一般。刻诊：大便秘结，3 ～ 5 日一行，质硬，腹胀满，矢气少；口干，时有呛咳；时焦虑不安，喃喃自语；舌质红，苔薄而干，脉细弱。

辨证：气阴亏虚，气郁血滞，腑气不通。治法：益气养阴，理气活血，通腑清心。

处方：生黄芪 60g，生白术 60g，生地黄 45g，玄参 45g，麦冬 15g，南沙参 15g，北沙参 15g，百合 15g，知母 15g，当归 30g，炒枳实 30g，川厚朴 15g，莱菔子 30g，石菖蒲 15g，丹参 30g，桃仁 12g，红花 12g，火麻仁 30g，生甘草 12g。14 剂。

二诊（6月21日）：矢气增多，排便较前顺畅；时有干咳，自感乏力，腰酸腿软；神志、言行较前清晰；舌质红，苔薄略干，脉细沉。证属肺失宣降，气阴亏虚。治以宣肺降气，益气养阴。原方去玄参、百合、知母、川厚朴，加全瓜蒌、桔梗、杏仁。14 剂。

三诊（7月5日）：便时腹部胀满明显改善，矢气增多，排解顺畅，质软成形，1～2日一行；乏力、腰酸腿软明显减轻；无明显干咳；神志、言行较前明显清晰；舌质淡红、苔薄润，脉细略沉。再以原法为治，守原方，一剂服两日。

按：陆教授认为便秘的根本病因在于气虚或气滞，阴血虚或阴血瘀，气虚则推动无力，气滞则郁结壅塞，阴血亏虚则肠道失养，阴血瘀滞则络脉不通。本例患者长期焦虑不安，情志抑郁，气机郁滞，气滞不行，久则耗散，导致气虚。"气为血之帅，血为气之母。"气滞则血行不畅，瘀血内生。五志过极皆化火，火热灼津，津亏失润，久则阴血俱虚，肠失濡润则秘结不通。结合患者便质干，数日一行，自感腹胀口干，矢气少，舌质红，苔薄而干，脉细弱，辨主证为气阴亏虚，兼有气郁血滞，腑气不通。因此，在治疗上应以益气养阴（血）为主，佐以理气活血、通腑清心。方中重用生黄芪补气升阳，重用生白术益气健脾；生地黄、玄参、麦冬、南沙参、北沙参合用，取法增液汤，意在增水行舟，生津救液；当归养血润燥，枳实破气消积；川厚朴下气除满，莱菔子降气消胀；丹参、桃仁、红花活血化瘀；百合、知母合用，补虚清热，养阴生津，亦可缓解精神异常；石菖蒲醒神益智；火麻仁润肠通便；生甘草清热兼调和诸药。二诊时，患者症状略有好转，去玄参、百合、知母、川厚朴，患者时有干咳，自感乏力，腰酸腿软。"盖肺气不降，则大便难传送。"气机不畅，故加全瓜蒌宽胸散结，润肠通便；下窍闭塞，上窍亦不通，桔梗、杏仁宣降肺气，一升一降，调畅气机，肺气宣降，肠腑得通。三诊时患者症情明显好转，续以原方为治，巩固疗效。

（王　琛　孙琰婷）

（十）便秘医案 10——直肠前突混合型便秘案

吴某，女，49岁。初诊日期：2015年6月26日。

患者便秘反复10余年，排粪造影及结肠传输试验提示为混合型便秘，近来症状明显加剧，遂至陆金根教授门诊就诊。患者半个月前曾行直肠前突手术治疗，术后虽有便意，但仍难以解下。现舌红、质瘀、舌边有齿痕，苔薄，脉沉细。

诊断：混合型便秘。辨证：气阴亏损。治法：益气养阴清化。

处方：生黄芪 60g，生白术 60g，生地黄 60g，玄参 60g，麦冬 15g，当归 30g，炒枳实 30g，南北沙参各 15g，川厚朴 15g，莱菔子 30g，全瓜蒌 30g，炒枳壳 15g，丹参 30g，桔梗 12g，槟榔 18g，桃仁 12g，红花 12g，火麻仁 30g，生甘草 9g。14 剂。

二诊（7 月 10 日）：患者诉症情好转且较稳定，大便日行 1～2 次，质软且成形，量增多。舌质红、苔薄，脉沉细。治法：益气养阴清化。处方：守上方，28 剂。

三诊（8 月 7 日）：患者近期受情绪影响而致夜寐不安，排便亦欠畅，舌质红，苔薄润，脉细数。治法：益气养阴清化。处方：上方加酸枣仁 15g，柏子仁 15g。28 剂。

四诊（10 月 30 日）：患者近两个月虽因工作原因停药，但大便 1～2 日 1 行，软便居多，舌质红、质瘀、苔薄润，脉沉细。治法：益气养阴，活血润燥。处方：上方去南北沙参、酸枣仁、柏子仁，加肉苁蓉 15g。14 剂。

按：陆金根教授认为混合型便秘治疗上需要兼顾全面，同时解决出口梗阻及慢传输的问题，方能取得满意的疗效。陆金根教授认为患者通过辅助检查明确所患便秘为混合型便秘，故治疗上先行直肠前突修补术，解决出口梗阻的问题，并通过服用中药调理，促进肠蠕动，从而使慢传输得到改善。病因病机方面，陆金根教授认患者气虚则推动无力，阴虚则肠道失于濡养，故发为便秘。若要行舟，行舟之力与载舟之水，二者相辅相成，缺一不可。故肠失传导，舟行乏力，多因气阴不足所致。因此，根据病因病机，在治疗上应予益气养阴，兼以清热。方中重用生黄芪、生白术、生地黄、玄参至 60g，并配以麦冬、南北沙参以滋补气阴、增水行舟、生津润燥而达到通便的功效。同时合用当归、丹参以养血活血润燥，肠润则大便得下。"六腑以通为用。"肠腑通则便自下，厚朴、枳实、槟榔合用，可下气除满、行气消胀，配以枳壳、莱菔子，更可导气下行，降气通便。久病夹瘀，故用桃仁、红花以奏活血祛瘀、润肠通便之功。陆金根教授喜用火麻仁、肉苁蓉润肠通便。三诊时，因患者情志不畅后出现夜寐不安，故酌用酸枣仁、柏子仁以养心安神，润肠通便。

（彭军良）

五、肛周会阴部坏死性筋膜炎医案二则

（一）肛周会阴部坏死性筋膜炎医案 1

孙某，男，75 岁。

因"肛门疼痛不适 7 天伴排尿欠畅 3 天"入院。入院当天行坏死性筋膜炎清创引流术。既往有糖尿病病史，血糖控制欠佳。

刻诊：患者体温正常，肛周疼痛明显，自觉体虚，乏力，口干，大便未解，小便留置导尿，创面引流通畅，脓腐较多。舌红，苔黄腻，脉细数。

诊断：肛周会阴部坏死性筋膜炎术后。辨证：湿热内蕴证。治法：养阴清热，凉血解毒。

处方：水牛角 15g，生地黄 30g，牡丹皮 12g，蒲公英 30g，金银花 30g，黄柏 12g，生石膏 15g，赤芍 12g，知母 12g，连翘 15g，皂角刺 9g，苍术 15g，生甘草 9g。4 剂。

术后 7 天患者局部创面脓水减少，腐肉将脱，肉芽鲜红，无明显臭秽气味。舌红，苔白腻，脉弦细。辨证：湿热瘀阻证。治法：益气扶正，脱毒排脓。

处方：上方减水牛角、生地黄、牡丹皮、蒲公英、生石膏、赤芍、知母，加生黄芪 30g，生白术 27g，川牛膝 9g，丹参 30g。7 剂。

术后 14 天患者局部创面腐肉已尽，肉芽新鲜红活，四周创面可见上皮组织爬升。舌红，苔白，脉弦细。辨证：气虚血瘀证。治法：补气血，促生肌。

处方：上方减生甘草，加太子参 15g，怀山药 30g，白豆蔻 6g，姜半夏 9g，茯苓 12g，陈皮 12g，白芍 15g，炙甘草 9g。

按：肛周会阴部坏死性筋膜炎类似于古籍中的"脱壳囊痈""悬痈""跨马痈"等。陆金根教授认为本病病机为本虚标实，气阴不足为本，邪毒内蕴为标。初期多以"痈"为主要表现，中后期常出现内陷重症，多由于正气不足，毒邪走窜，内攻脏腑而成。治疗应早期手术，彻底清创，足量使用广谱抗生素。术后患者生命体征平稳后可予中药清热解毒、扶正祛邪，促进创面祛腐生新；治疗当注重祛邪与扶正的关系及分期论治。术后初期邪毒较盛，故以水牛角、牡丹皮、蒲公英、金银花、黄柏清热解毒；生石膏、赤芍清热凉血；知母滋阴清热；连翘、皂角刺清热消痈；苍术燥湿健脾；甘草调

和诸药。术后 7 天邪毒未去，正气渐衰，且久病必瘀，治疗应重视扶正祛邪与活血，故减少清热药，加生黄芪、生白术益气健脾，川牛膝、丹参活血通经。术后 14 天患者创面脓腐已去，新肉将生，故以扶正为主，加以健脾化湿之品。

（王　琛　彭军良）

（二）肛周会阴部坏死性筋膜炎医案 2

潘某，女，57 岁。初诊日期：2021 年 2 月 24 日。

患者肛周坏死性筋膜炎术后近 2 月，创面周围红肿未消，遂至陆金根教授门诊就诊。

刻诊：患者创面已愈，唯创面周围皮肤质硬，自觉不适，局部疼痛不明显。乏力频频，少气懒言，纳可，寐安，大便 1 次 / 日，成形，小便畅。围手术期曾使用抗生素 3 周。舌淡，苔薄白，边有齿痕，脉细濡。专科检查：（膀胱截石位）视诊：6、8、9、11 点位分别见放射状手术疤痕，周围皮色正常。触诊：肤温正常，9 点位创面周围皮肤质硬，无压痛。肛周未探及明显异常。肛周 B 超：坏死性筋膜炎术后表现。9 点位创周弹性：147.7Kpa，健侧弹性：12.8Kpa。

诊断：肛周坏死性筋膜炎术后。辨证：气血两虚，寒湿凝滞。

处方：生黄芪 30g，桂枝 12g，当归 15g，赤芍 12g，秦艽 12g，续断 15g，川牛膝 30g，茯苓 15g，陈皮 12g。7 剂。

二诊（3 月 3 日）：症情好转，9 点位创面周围皮肤较前变软，不适感减轻，倦怠乏力好转。舌淡，苔薄白，轻微齿痕，脉细。治则方药不变。

三诊（3 月 10 日）：创面周围余肿已消，无压痛，肤温、肤色如常。嘱患者保持肛周清洁，避免腹泻，少食辛辣刺激、肥甘厚腻之物。肛周 B 超：坏死性筋膜炎术后。9 点位创面周围弹性：13.2Kpa，健侧弹性：12.6Kpa。

按：陆金根教授结合肛周坏死性筋膜炎的临床特点，首次提出"肛疽"病名，病机为本虚标实，以气阴不足为本、邪毒内蕴为标。早期彻底的手术清创及围手术期广谱抗生素联合使用是目前肛周坏死性筋膜炎的主要治疗原则，能够有效控制感染。本案患者两个月前行肛周坏死性筋膜炎手术，素体本虚，沥尽气血。《疡科心得集》云："患此者，俱是极虚之人，由足三阴经亏损，湿热结聚而发。"故术后仍乏力、少气懒言。围手术期长程使用抗生素虽有助于消除致病菌，但其作用类似寒凉药，可导致寒凝湿滞、气虚血瘀，使原本红肿热痛之症转为难以消散的阴证。故陆金根教授将此辨证为"气血两虚，寒凝湿滞"，并以《疡科心得集》中的桂枝和营汤为基础方，自拟芪桂和营汤治疗肛周感染性疾病术后红肿未消。方中生黄芪、桂枝为君，其中生黄芪为"疮家之圣药"，补气升阳、托疮生肌、利水消肿；桂枝温经通脉、助阳化气。当归、赤芍为臣，其中当归乃补血圣药，甘温质润，补血活血；赤芍和营理血。秦艽祛风除湿，又善活血荣筋；续断辛散温通、活血祛瘀，又补益肝肾，补而不滞；川牛膝引血下行，活血通经。秦艽、续断、川牛膝三药合用，通调人体四肢与躯干经脉。茯苓、陈皮健脾渗湿、理气调中。诸药相合，温、补、通、调并用，共奏补益气血、温通散结之效。

（梁宏涛　孙琰婷）

六、肛裂医案二则

（一）肛裂医案 1

胡某，女，17 岁。初诊日期：2014 年 2 月 14 日。

患者两个月以来排便后有明显周期性肛门疼痛，遂至陆金根教授门诊就诊。

刻诊：患者排便后有明显周期性肛门疼痛，便后疼痛持续半小时左右，排便虽每日可行，但便干难下。舌红、苔薄，脉细数。肛门检查：截石位 6 点位有表浅溃疡，色鲜红。

诊断：肛裂。辨证：阴虚肠燥。治法：养阴清热。

处方：生地黄 30g，麦冬 12g，玄参 12g，南北沙参各 15g，杭白芍 30g，炙甘草 15g。28 剂。

白玉膏 2 盒，外用。

二诊（3 月 14 日）：患者自述服药后肛门疼痛消失，排便每日 1 次，质转软，舌红、苔薄，脉细数。局部检查未及裂口，6 点位疤痕。治法：养阴清热。处方：上方，14 剂。

按：陆金根教授认为本案患者典型症状是肛门疼痛，因排便时干硬粪便直接挤擦溃疡面和撑开裂口，造成肛门剧烈疼痛，粪便排出后疼痛虽暂时缓解，但经过数分钟后由于括约肌反射性痉挛，又引起较长时间的肛门剧烈疼痛，故疼痛呈明显周期性。陆金根教授用芍药甘草汤加味治疗，方中重用杭

- 207

白芍以益阴和营，配炙甘草补中缓急，二药合用，酸甘缓急、解痉镇痛的作用更强。芍药甘草汤不仅有和血养阴、缓急止痛之功，还有通便作用，故对大便干结难解、肛裂导致的肛门括约肌痉挛引起的疼痛临床效果较好。生地黄、麦冬、玄参、南北沙参养阴增液，可使肠燥得润、大便得下，含有增液汤之意。并予顾氏外科肛肠自制制剂白玉膏创口外用清热生肌敛疮，可促进溃疡愈合。

（彭军良）

（二）肛裂医案 2

王某，女，45 岁。初诊日期：2014 年 6 月 6 日。

患者术后肛门疼痛不止两个月余，遂至陆金根教授门诊就诊。

刻诊：患者于 2014 年 3 月 17 日在外院做 PPH 手术及肛裂切开扩创术，术后肛门疼痛不止，排便日行 1 次，便干难解，需用开塞露助便。舌瘀、苔薄腻，脉细滑。局部检查：截石位 5 点肛裂手术疤痕已愈合，但疤痕短，未及内括约肌部位。肛指检查：截石位 4 点 PPH 手术吻合口下方黏膜隆起，压痛明显，指套带血，肠腔欠平整。

诊断：肛裂术后。辨证：湿热内蕴。治法：清热化湿。

处方：苍术 15g，川朴 12g，黄柏 12g，川牛膝 12g，芙蓉叶 30g，蜀羊泉 30g，赤芍 15g，牡丹皮 15g，金银花 30g，连翘 15g，虎杖 15g，生甘草 9g。28 剂。

二诊（7 月 4 日）：患者服药后症状尚无明显改善，排便虽可每日 1 行，然仍欠畅，少量便血，便时疼痛明显，舌苔薄根腻，质瘀，脉细带弦。治法：和营通络，清热化湿。处方：当归 30g，丹参 30g，虎杖 15g，苍术 15g，川朴 12g，杭白芍 30g，炙甘草 15g，黄柏 12g，川牛膝 12g，徐长卿 30g，延胡索 30g。21 剂。

三诊（7 月 25 日）：患者服药后便血已止，唯排便干燥困难，舌苔薄，质红，脉沉细。诊断：便秘。辨证：气阴亏损。治法：益气养阴清化。处方：生黄芪 30g，生白术 30g，生地黄 30g，玄参 30g，麦冬 12g，莱菔子 30g，炒枳实 30g，川朴 15g，生石膏 15g，知母 15g，百合 15g，槟榔 18g，火麻仁 30g，生甘草 9g。14 剂。

四诊（8 月 8 日）：患者服药后大便日行 1 次，质软，舌苔薄，质红，脉沉细。治法：益气养阴清化。处方：上方，14 剂。

按：陆金根教授认为患者曾做 PPH 手术及肛裂切开扩创术，但术后疼痛不止。查体见截石位 5 点肛裂手术疤痕已愈合，但疤痕短，未及内括约肌部位，指检通过不通畅说明肛门括约肌放松不充分，但因无哨兵痔、肛乳头及其他病理产物，故仍考虑予以保守治疗。陆金根教授以三妙丸加减，药用苍术、黄柏、川牛膝清热燥湿、消肿止痛；赤芍、牡丹皮清热凉血化瘀；芙蓉叶、蜀阳泉可清肠道湿热、解毒消肿；金银花、连翘、生甘草清热解毒；虎杖清热利湿、活血化瘀、缓泻通便；川朴燥湿散满、下气宽肠。二诊患者服药后症状无明显改善，便时疼痛较甚，故用杭白芍、炙甘草缓解肛门括约肌痉挛，解痉止痛。延胡索具有活血、行气、止痛作用，《本草纲目》云："延胡索能行血中气滞，气中血滞，故专治一身上下诸痛，用之中的，妙不可言。"徐长卿祛风、除湿、止痛，常用于外科手术后疼痛等，且不论湿热、气滞、血瘀引起的疼痛，徐长卿的镇痛效果均十分明显。当归、丹参活血化瘀，可使瘀血去而新血生，气机流畅而津液输布，肠道润泽而大便自通。三诊时患者病情发生变化，病机转换，以排便干燥困难为主症，辨证为气阴亏损，故用生黄芪、生白术、生地黄、玄参、麦冬等益气养阴、滋阴润燥；川朴、炒枳实、莱菔子、槟榔等调畅肠道气机，使大肠恢复通降下行之性，则便秘可通；火麻仁润肠通便；生石膏清热泻火；知母、黄柏滋阴降火。陆金根教授认为便秘其源在脾，而补益脾胃则首推白术，《本草通玄》云："白术，补脾胃之药，更无出其右者。"《本草求真》亦云："白术为脾脏补气第一要药也。"陆金根教授指出治疗便秘白术一定要生用、重用，经常需要 30g 以上才能起效，且白术常服、久服无伤阴之弊。生地黄、玄参、麦冬三药合用，取增液汤之旨，可养阴增液，使肠燥得润、大便得下；当归与黄芪同用，合当归补血汤之意，可补气生血。

（彭军良）

七、肠炎医案十七则

（一）腹泻医案四则

1. 腹泻医案 1——肠易激综合征

吕某，男，42 岁。初诊日期：2018 年 11 月 12 日。

患者排便欠成形 3 年余，伴腹痛、腹胀，情志不畅时症状加重，时有肛门坠胀不适。

刻诊：便前腹痛明显，便后痛减，大便稀溏，日行 3 次，腹胀肠鸣，肛门时有坠胀不适；偶有耳鸣，夜寐欠安，情绪变化时易出汗，胃纳欠佳；舌红，苔黄腻，脉弦细。

诊断：腹泻型肠易激综合征。辨证：湿热蕴蒸，脾虚肝旺。治法：清肠化湿，柔肝健脾。

处方：红藤败酱散合痛泻要方加减。红藤 30g，败酱草 30g，白芍药 30g，防风 30g，陈皮 9g，白术 15g，木香 9g，槟榔 9g，枳实 15g，香附 12g，茯苓 15g，怀山药 15g，薏苡仁 30g，肉豆蔻 6g，猪苓 15g，泽泻 15g，五味子 9g，黄芪 9g，茯神 15g，首乌藤 15g，黄芩 6g，南沙参 12g，北沙参 9g，甘草 6g。14 剂。

复诊：服药 2 周后，患者排便日行 1 次，时有成形，排便不定时，无腹痛，偶有腹胀，肛门不适较前缓解；耳鸣消失，夜寐渐安，汗出减少，胃纳尚可；舌红、苔黄，脉弦细。上方去槟榔、枳实，加丹参 30g，山茱萸 12g，党参 12g，牛膝 24g，升麻 12g，玫瑰花 9g，代代花 9g，川芎 9g，徐长卿 15g。

三诊：上方服用 4 月后，患者排便每日 1 次，质软成形，然肠鸣亢进，矢气频，偶有肛门不适，舌红，苔薄黄，脉弦细。上方红藤减至 15g，去牛膝、升麻、玫瑰花、代代花、甘草，加槟榔 12g，藿香 12g，佩兰 12g。

四诊：服上药 2 周后，患者诸症平稳，上方去槟榔、猪苓、泽泻、藿香、佩兰，加柴胡 9g，半夏 9g，郁金 9g。

按：腹泻型肠易激综合征根据其临床表现常归属于中医学"腹痛""泄泻"范畴。陆金根教授认为本病多因饮食不节、情志失调或劳倦过度，导致肝郁脾虚，脾失健运，水湿内停，郁而化热，郁蒸肠道，引起大肠传导失司。虽病在大肠，与肝、脾联系密切，治疗应以清为主，清补结合。

方药多用红藤败酱散合痛泻要方，以清肠化湿，柔肝健脾。初诊以红藤、败酱草为君药，主入大肠经，清肠道积热；痛泻要方抑木扶土，祛湿止泻；木香、槟榔、枳实、香附行气通腑；茯苓、怀山药、薏苡仁、肉豆蔻、猪苓、泽泻诸药并用以助利湿；五味子止泻敛汗；黄芪补益中土，配合南北沙参以增补益之效；首乌藤既可安神助眠又有通络止痛之功；黄芩清下焦湿热。《素问·通评虚实论》曰："头痛耳鸣，九窍不利，肠胃之所生也。"故患者肠胃调则耳鸣亦去。复诊患者诸症改善，故酌加疏肝健脾之力。三诊患者出现肠鸣亢进、矢气频，予槟榔、青皮行气导滞，藿香、佩兰行气化湿、芳香化浊。四诊患者症情平稳，予柴胡、半夏、郁金调畅上下气机，以固前效。

（姚一博　王钱陶）

2. 腹泻医案 2——肠易激综合征

毛某，男，24 岁。初诊日期：2013 年 10 月 9 日。

排便激惹症状 2 年余，遂至陆金根教授门诊就诊。

刻诊：患者有排便激惹症状，外出时有突发性腹泻症状，日行排便多达 5 次，但无腹痛，平素情绪波动过大，常夜不得寐，外院肠镜检查未见异常。舌红，边有齿痕，苔薄，脉细数。

诊断：肠易激综合征。辨证：肝旺侮脾，肠风内动。治法：柔肝祛风，健脾化湿。

处方：柴胡 15g，升麻 15g，防风 30g，白芍 45g，陈皮 9g，炒白术 12g，怀山药 12g，白扁豆 15g，石榴皮 30g，丹参 15g，怀小麦 30g，大枣 15g，炙甘草 12g。14 剂。

二诊（10 月 23 日）：患者近期排便日行 2 ～ 3 次，夜寐稍有好转。舌红，苔薄，脉细数。治法：柔肝祛风，健脾化湿。处方：上方加石菖蒲 12g，胆南星 12g。14 剂。

三诊（11 月 13 日）：患者近期排便日行 1 ～ 2 次，质偏溏，畏寒，夜寐尚可。舌淡红，苔薄，脉细数。治法：柔肝祛风，健脾化湿。处方：上方加肉桂 6g。14 剂。

四诊（11 月 27 日）：患者近期症情稳定，口干甚，排便日行 1 ～ 2 次，便质偏干，夜寐可。舌淡红，苔薄，脉细数。治法：柔肝健脾，佐以益气养阴。处方：上方加生地黄 15g，麦冬 15g，生黄芪 15g。14 剂。

按：患者为腹泻型肠易激综合征，主要病机在于肝郁脾虚，肝脾不调，肝气横逆犯脾，脾失健运，致大肠传导失司。病位在大肠，与肝、脾密切相关，以柔肝祛风、健脾化湿为治。陆金根教授以痛泻要方为主，白术补脾燥湿、利水。陈皮理气健脾，燥湿化痰，《本草汇言》记载："东垣曰夫人以脾胃为主，而治病以调气为先，如欲调气健脾者，橘皮之功居其首焉。"防风胜湿散肝郁，为脾经引经药。白芍有养血调经、平肝止痛、敛阴止汗之功。柴胡疏肝解郁，升阳举陷，疏散退热；升麻升阳止泻；炙甘草味甘、性平，有补中益气、祛痰止咳、缓急止痛、清热解毒、调和诸药之功效。炙甘草配合芍药取伤寒论芍药甘草汤缓急和中之义。怀山药、白扁豆健脾化湿；石榴皮涩肠止泻。因本例患者伴有情志抑郁，故效法甘麦大枣汤之意以养心安神，其中怀小麦养心阴，除烦热；炙甘草补益心气，和中缓肝；大枣甘平质润，益气和中，润燥缓急；丹参清心除烦，安神定志。陆金根教授认为渗湿利尿药多为淡渗下行之品，有碍脾阳升发；清阳不升，则泄下难止。故肝脾不和型泄泻不宜先利湿，当先实脾，兼调情志。二诊时加胆南星、石菖蒲开窍豁痰，镇惊安神。三诊时加肉桂引火归原以温阳散寒。四诊见患者又有阴液不足的表现，故加生地黄、麦冬、生黄芪益气养阴、滋阴润燥。

（彭军良）

3. 腹泻医案 3

李某，男，71 岁。初诊日期：2012 年 11 月 2 日。

患者排便次数增多 2 年，遂至陆金根教授门诊就诊。

刻诊：患者排便次数增多，少则日行 6 次，多则 8 次，量或多或少，质稀不成形，便前腹痛明显，胸闷不适，伴头痛、怕冷，当地肠镜检查无异常。舌质淡红，苔薄润，脉沉细。

诊断：泄泻。辨证：肝旺侮脾、湿热内蕴、肠风内生。治法：柔肝健脾、祛风化湿。

处方：柴胡 15g，防风 30g，杭白芍 30g，陈皮 9g，炒白术 12g，怀山药 12g，白扁豆 12g，赤石脂 15g，诃子肉 15g，炮姜炭 9g，香白芷 30g，苏叶 9g，怀小麦 30g，大枣 15g，炙甘草 12g。21 剂。

二诊（11 月 23 日）：患者服药后排便次数递减为日行 3 次，肠鸣频率较前减少，皮肤瘙痒难忍。舌淡红，苔薄，脉弦滑。治法：柔肝健脾，祛风化湿。处方：上方加泽泻 30g，丹参 30g，鸡血藤 30g。21 剂。

三诊（12 月 14 日）：患者排便次数尚为每日 3 ～ 4 次，排泄量或多或少，皮肤瘙痒减轻。舌淡红，苔薄根腻，脉弦滑。治法：柔肝健脾，养血祛风。处方：上方去赤石脂、炮姜炭、香白芷、苏叶、怀小麦、大枣，加茯苓 12g，薏苡仁 15g，当归 12g，鸡血藤 15g，土茯苓 30g，苦参 12g，萆薢 15g，菝葜 30g。14 剂。

四诊（12 月 28 日）：患者排便日行 1 ～ 2 次，成形，皮肤瘙痒消失。舌淡红，苔薄根腻，脉弦滑。治法：柔肝健脾，养血祛风。处方：上方，21 剂。

按：初诊时陆金根教授用痛泻要方、芍药甘草汤、甘麦大枣汤三方加减治疗。痛泻要方为治肝脾不和之痛泻的常用方，由白术、白芍、陈皮、防风组成，可以补脾胜湿而止泻，柔肝理气而止痛，使脾健肝柔，痛泻自止。患者头痛往往和脾阳不足有关，故不用化湿的方法，而用香白芷治头痛效果很好。因患者怕冷由脾阳不足引起，故用炮姜炭温中散寒。脾虚湿盛是导致泄泻发生的关键因素，故用怀山药、扁豆健脾止泻。患者排便次数增多，故用赤石脂、诃子肉涩肠止泻。苏叶有三个作用：一是患者胸闷不适、肠功能不好，用苏叶可行气宽中；二是患者大便次数多、质稀，用苏叶可祛风胜湿；三是患者头痛，用苏叶可解表。二诊时患者症状改善，故在原方基础上加泽泻、土茯苓健脾利水渗湿、利小便以实大便。皮肤瘙痒多与风邪有关，而血在风证的发生、发展和转归的整个病程中都起着至关重要的作用，故用丹参、鸡血藤养血祛风。三、四诊时患者排便次数尚为三四次，但头痛、怕冷消失，故去炮姜、香白芷、苏叶、赤石脂，加茯苓、薏苡仁、萆薢、菝葜健脾利水渗湿、利小便以实大便；当归养血祛风，苦参清热祛风燥湿。

（彭军良）

4. 腹泻医案 4

汪某，男，27 岁。初诊日期：2015 年 3 月 13 日。

患者 1 年半来大便日行 3 次以上，大便前伴有腹痛，遂至陆金根教授门诊就诊。

刻诊：患者大便日行 3 次以上，质偏溏，时夹黏胨，有肠易激症状，便前伴腹痛，畏寒肢冷，怠倦，面色萎黄。舌淡，边有齿痕，苔薄，脉沉细。2014 年 10 月外院肠镜检查提示：直肠炎，镜下可见直肠有散在性片状出血。

诊断：直肠炎。辨证：肝旺侮脾，肠风内生。治法：柔肝祛风，温中化湿。

处方：柴胡 15g，防风 30g，杭白芍 60g，陈皮 12g，炒白术 12g，怀山药 15g，白扁豆 15g，赤石脂 15g，淡附片 15g，炮姜 12g，蜀羊泉 30g，芙蓉叶 30g，红藤 15g，败酱草 30g，白头翁 15g，地锦草 30g，怀小麦 30g，大枣 15g，升麻 15g，炙甘草 15g。14 剂。

二诊（3 月 27 日）：患者服药后，大便日行 1 ～ 2 次，质时稀时软，黏胨减少，便前腹痛、畏寒肢冷、倦怠等症亦有所减轻。舌尖红、薄润，脉迟缓。治法：柔肝祛风，温中化湿。处方：柴胡 12g，防风 30g，杭白芍 60g，陈皮 12g，炒白术 15g，怀山药 15g，诃子肉 15g，黄芩炭 12g，炮姜 12g，淡附片 15g，益智仁 12g，红藤 15g，败酱草 30g，白头翁 15g，秦皮 12g，升麻 15g，石菖蒲 12g，煅牡蛎 30g，炙甘草 15g。14 剂。

三诊（5月15日）：患者连续服用上方近2月，目前症情明显好转且稳定，排便日行1～2次，多成形，无黏陈、腹痛，亦无肠易激症状，面色红润。舌边有齿痕，苔薄润，脉细数。治法：柔肝祛风，温中化湿。处方：上方加太子参15g。14剂。

按：初诊时，陆金根教授以痛泻要方、红藤败酱散、白头翁汤、甘麦大枣汤加减治疗。方中白术苦甘而温，燥湿运脾以治脾湿，炒用则燥湿之力大增；白芍酸苦微凉，柔肝敛肝，于土中泻木以制肝旺；防风祛风胜湿止泻；陈皮理气行滞，燥湿畅脾；升麻配伍柴胡疏肝调气，升柴相配升举清阳；山药能"益肾气，健脾胃，止泻痢，化痰涎，润毛皮"；扁豆有健脾、和中、益气、化湿、消暑之功效；赤石脂涩肠，止血，收湿，生肌；淡附片、炮姜同用，一温先天以生后天，二温后天以养先天，相须为用，以增强温里回阳之力，可使脾阳得振；炙甘草调和药性，使药力持久；红藤、败酱草、地锦草、芙蓉叶等清热解毒、活血消肿，既可清除蕴积肠胃之湿热，又能使血行瘀自化，有助于祛除内生之肠风；怀小麦、大枣、炙甘草三药合用，甘润平补，养心调肝，使心气充，阴液足，肝气和。二诊时症情已见改善，加入石菖蒲化湿开胃，开窍豁痰；黄芩炭、秦皮清热燥湿止泻；煅牡蛎、益智仁、诃子肉收敛、固涩、止泻。三诊排便次数减少，再加太子参以增益气健脾之效。

（彭军良）

（二）溃疡性结直肠炎医案七则

1. 溃疡性结直肠炎医案1

胡某，女，36岁。初诊日期：2019年3月1日。

患者排便次数增多3年余，近日因情志不舒症状加重，遂至陆教授门诊就诊。

刻诊：大便稀溏，每日3～5次，欠成形，无黏液、脓血便，便前腹痛明显，时有腹胀肠鸣，伴口苦，畏寒肢冷，舌淡胖，苔薄白，边有齿痕，脉沉细。肠镜检查示：直肠前壁黏膜充血水肿明显，伴见散在斑片状溃疡，上覆脓苔。

诊断：溃疡性直肠炎。辨证：肝旺侮脾，脾阳亏虚。治法：柔肝健脾，温阳化湿。

处方：柴胡15g，防风30g，白芍30g，陈皮9g，炒白术12g，茯苓12g，怀山药15g，扁豆12g，升麻15g，红藤15g，败酱草30g，白头翁15g，青黛

6g，炮姜 12g，菟丝子 15g，巴戟天 15g，淡附片 15g，炙甘草 15g。14 剂。

二诊（3 月 15 日）：症情较前好转，大便次数减少，日行 2 ～ 3 次，腹痛减轻，腹胀肠鸣较前好转，口苦不明显，畏寒肢冷减轻，舌淡红，苔薄白腻，有齿痕，脉细。治法：柔肝健脾，温阳止泻。处方：上方去炮姜、菟丝子、巴戟天、淡附片，加诃子肉 15g，肉豆蔻 12g。14 剂。

三诊（3 月 29 日）：患者症情稳定，排便次数减少，日行 1 ～ 2 次，质成形，便前无明显腹痛，偶有腹胀肠鸣，无明显口苦、畏寒肢冷，舌淡红、苔薄白根腻，脉沉细。治法：柔肝祛风，健脾化湿。处方：上方去升麻、白头翁、诃子肉、肉豆蔻，加炮姜 12g，淡附片 15g，薏苡仁 15g，黄芩 12g，姜半夏 12g。14 剂。

2019 年 6 月患者复查肠镜示：直肠前壁黏膜稍有充血水肿，未见溃疡；腹泻症状基本消失。

按：陆教授认为脾虚是导致本病发生的重要因素，脾虚为发病之本，湿邪为发病之标，脾脏喜燥而恶湿，湿邪最能引起泄泻、便溏。因此无论是活动期还是缓解期，当以清热解毒、健脾化湿法贯穿始终。临证时陆教授常根据病情使用 3 种化湿法：清热化湿、健脾化湿、温阳化湿。本案患者除主症外伴有畏寒肢冷，因此治以柔肝健脾、温阳化湿，以痛泻要方为基础，调和肝脾，健脾柔肝，祛湿止泻。柴胡疏肝、柔肝、升阳，与痛泻要方合用增强止痛效果；茯苓淡渗利湿；怀山药、扁豆健脾化湿；升麻升阳止泻，多用于无里急后重感的腹泻；红藤败酱散与白头翁汤合用，清热解毒；炮姜、菟丝子、巴戟天温肾助阳、化湿止泻；淡附片辛热，温中散寒，振奋脾阳；白芍养血调经，平肝止痛，酸收敛阴，《汤液本草》谓："腹中虚痛，脾经也，非芍药不除。"芍药与甘草相配，取芍药甘草汤缓急和中之意，可减缓肠蠕动、减轻肠痉挛。诸药合用，共奏柔肝健脾、温阳化湿之效。

二诊时患者症状较前改善，大便日行 2 ～ 3 次，予诃子肉、肉豆蔻酸涩之品收敛固涩。三诊时患者症情稳定，排便日行 2 次，质成形，舌苔薄白、根腻，以原方为基础加姜半夏辛开散结、化痰除痞；薏苡仁化湿健脾；黄芩清热燥湿，与炮姜配伍，温中佐以寒凉，辛开苦降，寒热平调，使升降协调，寒温相平，阴阳合而痞满消。经治疗患者症情稳定，排便正常，直肠黏膜炎症消失，溃疡创面愈合，疗效显著。

（梁宏涛　高　晶）

2. 溃疡性结直肠炎医案 2

王某，男，69 岁。初诊时间：2012 年 2 月 3 日。

患者 2011 年 12 月 27 日于仁济医院肠镜诊断为溃疡性结肠炎，近期症状加重。

刻诊：排便日行 2 ～ 3 次，质偏溏，有便血，黏液尚多，无明显腹痛，口苦不甚，胃纳可，舌苔薄，根腻，质红，脉沉细。

诊断：溃疡性结肠炎。辨证：湿热内蕴，脾肾两虚。治法：健脾清热化湿、柔肝祛风。

处方：红藤 15g，败酱草 30g，白头翁 15g，芙蓉叶 30g，青皮 12g，地锦草 30g，青黛 9g，黄芩炭 12g，柴胡 12g，防风 30g，杭白芍 30g，陈皮 9g，炒白术 12g，诃子肉 15g，赤石脂 15g，炙甘草 9g。14 剂。

二诊（2 月 17 日）：排便日行 1 ～ 2 次，先干后溏，夜寐差，梦多，舌嫩红，苔薄，脉细，粪常规：黏胨 +，再拟原法为治。

方药：红藤 15g，败酱草 30g，白头翁 15g，芙蓉叶 30g，地锦草 15g，青黛 9g，黄芩炭 12g，防风 30g，杭白芍 30g，陈皮 9g，炒白术 12g，石菖蒲 12g，怀小麦 30g，大枣 15g，知母 15g，百合 15g，合欢皮 15g，芡实 15g，金樱子 15g，炙甘草 12g。28 剂。

三诊（3 月 16 日）：患者症情稳定，排便日行 1 次，无腹痛，夜寐欠安，苔薄质红，脉平，再拟原法为治。

四诊（6 月 8 日）：复查肠镜与之前肠镜相比较提示：溃疡已消失，仅黏膜稍充血，血管网仍可见，刻下排便日行 1 次，无黏胨及腹痛，无肛门坠胀，略有怕冷，苔薄腻，脉沉细，拟柔肝祛风化湿、健脾温阳补肾为治。

方药：红藤 15g，败酱草 30g，芙蓉叶 30g，青黛 9g，黄芩炭 12g，柴胡 15g，防风 30g，杭白芍 30g，陈皮 9g，炒白术 12g，怀山药 12g，扁豆 12g，太子参 12g，仙茅 15g，淫羊藿 18g，菟丝子 15g，巴戟天 15g，炙甘草 9g。28 剂。

按：陆金根教授擅长运用整体观念、辨证论治进行中医药诊治溃疡性结肠炎，将辨证与辨病相结合，攻补兼施，动态治疗，临床独具特色。陆教授在治疗中强调三大治疗法则：柔肝祛风以制约肝脾不和，健脾化湿应贯穿病程始末，久病体虚宜辅以温阳益肾。

在用方和药方面，陆教授融入痛泻要方，意在于：白术配白芍以补脾泻肝，白术配防风以健脾止泻，白芍配防风以柔肝疏风止痛。杭白芍与炙甘草同用，亦有芍药甘草汤之意，旨在发挥调和肝脾、缓急止痛的作用，并可有效改善肠蠕动，从而减轻症状。本病有较多患者会表现为情绪紧张、焦虑、夜寐不安等，陆教授常常会在痛泻要方的基础上酌加柴胡、倍白芍，以加强柔肝、缓肝、疏肝之效；或者运用甘麦大枣汤以养心安神；加半夏秫米汤，使得胃气和，夜寐安；运用百合知母汤，养阴兼清热，养心又安神。陆教授喜用红藤败酱散联合白头翁汤。因红藤善于清热解毒散结，为治肠痈的要药，与败酱草协同作用，加强清热解毒、消痈排脓凉血之功；白头翁清热解毒，凉血止痢。诸药联用能有效缓解"腹痛，里急后重，肛门灼热，下痢脓血，赤多白少"的热毒血痢之症。陆教授还会酌加清热解毒利湿的地锦草、马齿苋、青黛、蜀羊泉等，加强清利湿热，凉血和营；因肺与大肠相表里，故可加清肺凉血、消肿排脓的芙蓉叶。在溃疡性结肠炎的缓解期，湿热渐清，血瘀渐消，腹痛、里急后重、脓血便等症状基本消失，此时主要以脾虚症状为主，宜加强健脾补中之力。故陆教授在减少清热解毒、凉血活血药时，加用人参、白扁豆、炒白术、怀山药、炙甘草等药，取其参苓白术散之意，达益气健脾、补中固本之效。如虚证更甚，脾肾俱虚，出现形寒肢冷、腰膝酸软等脾肾阳虚之症，可予以枸杞子、菟丝子、肉苁蓉、巴戟天、益智仁、肉桂、淡附片、炮姜、仙茅、淫羊藿等温补肾阳。

（包歆滟）

3. 溃疡性结直肠炎医案 3

金某，男，20 岁。初诊日期：2020 年 11 月 20 日。

患者 2020 年 7 月、10 月分别行两次肠镜检查，7 月外院肠镜示溃疡性直肠炎，10 月肠镜示直肠散在糜烂、充血、水肿，其余未见异常。当地医院现予美沙拉嗪治疗，患者为求中医药治疗，故至陆金根教授门诊就诊。

刻诊：排便日行 1 次，成形，肛口无坠胀疼痛感，但疲惫感明显，苔薄润，脉弦带数。

诊断：溃疡性直肠炎。辨证：湿热下注。治法：健脾清热化湿。

处方：红藤 15g，败酱草 30g，白头翁 15g，地锦草 30g，青黛 6g，芙蓉叶 30g，山慈菇 15g，蜀羊泉 30g，党参 15g，炒白术 15g，茯苓 15g，怀山药 15g，诃子 15g，炮姜炭 12g，附子 15g，炙甘草 15g。28 剂。

二诊（2021 年 1 月 25 日）：患者症情稳定，美沙拉嗪已停，排便日行 1 次，成形，疲惫感也有明显改善，但患者怕冷明显，手足发冷，舌苔薄润，脉细带数。治法：健脾清热化湿。

处方：守原方，加予淫羊藿 15g，仙茅 15g，巴戟天 15g，益智仁 15g，芡实 30g。28 剂。

三诊（3 月 12 日）：服药期间，近 4 个月症情总体稳定，排便日行 1 次，成形，少腹偶有隐痛，舌苔薄润，脉细带数。辨证：湿热下注，脾肾阳虚，治法：健脾温阳化湿。

处方：守原方，去巴戟天、诃子，加秦皮 12g。28 剂。

四诊（5 月 14 日）：症情总体稳定，排便依然日行 1 行，偶 2 日 1 行，左下腹时有轻微胀痛，舌苔薄、黄腻，脉弦。治法：健脾温阳化湿。处方：守原方加谷芽 15g，麦芽 15g。28 剂。

五诊（2022 年 1 月 21 日）：症情稳定且有好转，腹痛程度较前明显减轻，体重有所增加，面色转华，排便日行 1 次，成形，舌苔薄润，脉细数。治法：健脾温阳化湿。处方：守原方，去白头翁、地锦草，加升麻 15g。28 剂。

2022 年 7 月本院肠镜检查示：全肠段无明显异常，已无溃疡病灶可见。

按：本案相当于中医学"泄泻"之病，因脾胃为后天之本，脾主运化，胃主受纳。外感时邪、情志失调、饮食所伤均可损伤脾胃，而脾虚失运，升降失司，水湿不化，湿热蕴积肠胃导致发病。陆金根教授认为，脾虚湿盛是导致本病发生的重要因素，脾虚为发病之本，湿热为发病之标，脾脏喜燥而恶湿，湿邪最能引起泄痢。因此，清热解毒、健脾化湿法应当贯穿治疗始终。陆金根教授认为化湿之法可分为三种：清热化湿、健脾化湿、温阳化湿。本案患者治疗用清热化湿兼健脾温阳之法。初诊红藤败酱散与白头翁汤合用（红藤、败酱草、白头翁）清热解毒，红藤善于清热解毒散结、活血通络，为治疗肠痈要药；败酱草清热解毒、凉血消痈排脓、祛瘀止痛；白头翁清热解毒、凉血止痢。青黛、地锦草清热解毒，凉血止血，既可清除蕴积肠胃之湿热，又能使血行瘀自化，有助于祛除内生之肠风。蜀羊泉清热解毒；芙蓉叶凉血止血、清热解毒、活血消肿。两者合用可促进肠道黏膜水肿修复。山慈菇清热解毒化痰散结。患者素体中阳不足，淡附片温中散寒，炮姜炭温中止血，以淡附片、炮姜炭同用，一温先天以生后天，二温后天以养先天，可标本兼顾，共奏温中化湿之功。二者相须为用，以增强温里回阳之力，使脾阳得振。党参补中益气健脾，白术、茯苓燥湿健脾以治土虚，怀山药健脾化湿，诃子肉收敛固涩止泻，炙甘草调和诸药。

二诊时患者症状稳定，但冬季手足冰凉，怕冷明显，加仙茅、淫羊藿温肾阳，补肾精，辛温助命门而调冲任；巴戟天温助肾阳而强筋骨，性柔不燥以助仙茅、淫羊藿温养之力；再加益智仁、芡实增强收敛、固涩、止泻之功。

三诊时患者症状稳定，仅少腹隐痛明显，加秦皮。《本草纲目》曰"秦皮，治目病，惊痫，取其平木也，治下痢崩带，取其收涩也。又能治男子少精，取其涩而补也。此药乃惊、痫、崩、痢所宜，而人止知其治目一节，几于废弃，良为可惋。"白头翁配秦皮，可增强燥湿止泻之功，亦可镇静、镇痛，倪朱谟云："秦皮味苦性涩而坚，能收敛走散之精气。故仲景用白头翁汤，以此治下焦虚热而利者，取苦以涩之之意也。"

四诊患者症状稳定，仅左下腹时而有轻微胀痛，加谷芽、麦芽，取其性味甘温，可温煦脾阳，赞化中土，开发脾胃。五诊时患者症状明显好转，腹痛减轻，体重增加，面色转华，加升麻，取其清热解毒、补脾升阳之效。《本草正义》曰："升麻宣发肌肉腠理之阳明而升举脾胃之郁结……故脾胃虚馁，清气下陷诸证，如久泄久痢，遗浊崩带，肠风淋露，久痔脱肛之类，苟非湿热阻结，即当提举清阳，非升麻不可……"经治疗，患者症情稳定，排便正常，全肠段无明显异常，已无溃疡病灶可见，疗效显著。

（董若曦）

4. 溃疡性结直肠炎医案 4

杨某，男，25 岁。初诊日期：2018 年 5 月 6 日。

患者因大便次数增多伴腹痛 4 年余，遂至陆金根教授门诊就诊。

患者 4 年前起出现大便次数增多，无定时，便时腹痛明显，便后疼痛减轻，晨起即有症状。多年前在外院诊断为"溃疡性结肠炎"。虽曾经中西医药物治疗，但收效甚微。

刻诊：每日排便 3～4 次，便质溏薄，时有黏液及血性分泌物，肛门灼热，肠鸣，腹痛，口干苦。舌淡，苔白腻，脉弦滑。

诊断：溃疡性结肠炎。辨证：肝旺乘脾，肠风内生。治法：柔肝祛风，健脾化湿。

处方：柴胡 15g，防风 30g，杭白芍 45g，陈皮 9g，炒白术 12g，怀山药 12g，白扁豆 12g，赤石脂 15g，诃子肉 15g，黄芩炭 12g，青黛 9g，红藤 15g，败酱草 30g，地锦草 30g，白头翁 15g，生甘草 9g。28 剂。

二诊（6 月 4 日）：服药 3 周后患者自觉症情较前有所改善，但停药 1 周期间排便次数仍较多，且伴有腹部隐痛，仍有少量黏胨，胃纳差。舌淡尖红，苔白腻，脉弦。再拟清热化湿、柔肝祛风为治。处方：前方去白扁豆、赤石

- 219

脂，加秦皮 12g，白蔻仁 12g，谷麦芽各 15g。

三诊（7月1日）：上方服用1月后复诊时，患者自觉体重较前增加。大便日行1次，质软成形，无黏胨，偶有中下腹隐痛，便后痛感消失，舌淡红，苔薄，脉平。再拟清热化湿柔肝、健脾祛风为治。处方：前方加乌药 12g。

四诊（8月10日）：上方连续服用6周后复诊，近期症情稳定，大便日行1～2次，或成形或溏，但遇冷后便溏症状加重。舌淡红，苔薄，脉细数。再拟原法为治。方药：上方加炮姜炭 9g，淡附片 12g。

上方服用1个月后复诊，近来总体情况稳定，无脓血便，舌淡红，苔薄，脉平。再拟原法为治。前方再服用1个月，随访3个月一直未复发。

按：溃疡性结肠炎在中医学中属"泄泻"范畴。患者因病程较长，且迁延难愈，以致影响情志，情志失调，肝气郁结，横逆犯脾，运化失常，而生泄痢。初诊时患者便次增多，且时有黏胨，为湿热内蕴，与气血相搏结，阻滞肠腑所致。治拟清热化湿、健脾柔肝。方中白术苦甘而温，补脾止泻，燥湿以治土虚；防风辛甘性温，升散肝郁，舒脾气；白芍养血柔肝、缓急止痛，三药共起健脾疏肝之用。红藤善于清热解毒散结，为治肠痈要药；败酱草清热解毒，消痈排脓，活血行瘀；白头翁清热解毒、凉血止痢；地锦草清热解毒利湿、活血止血，《本草汇言》言其"凉血散血，解毒止痢之药也"；赤石脂涩肠止泻，取桃花汤之意，入下焦血分而固脱；诃子肉涩肠止泻；陈皮通腑行气，以除里急后重；怀山药健脾化湿止泻；甘草益脾和中，调和诸药。二诊大便次数仍多，并有黏液及黏胨，为湿热未消；腹痛较前减轻，为气机转畅。故继续予清热化湿，柔肝祛风。在原方基础上加用秦皮以清热燥湿，收涩止痢；同时用谷芽、麦芽以调胃气。三诊患者服上方症情好转，排便减为1次。湿热渐清，肠道气机渐畅，再拟清化为主，佐以补益。原方再加乌药以缓急止痛。四诊时天气逐渐转冷，且患者遇冷后症状加重。故加用炮姜炭、淡附片以温阳。五诊时病情稳定，逐渐减少药物的剂量。陆老师认为本病虚多实少，故治疗时可佐补益、固涩之品，但切勿操之过急，以免闭门留寇。

（孙 健）

5. 溃疡性结直肠炎医案5

刘某，男，42岁。初诊日期：2014年2月21日。

患者因溃疡性结肠炎5年余，遂至陆金根教授门诊就诊。

刻诊：患者自述每日解赤白黏胨便2～4次，伴有脐周腹痛，齿龈出血，口苦，舌红，苔白腻，脉细数。肠镜检查提示：溃疡性结肠炎。

诊断：溃疡性结肠炎。辨证：湿热内蕴，脾肾阳虚。治法：温补脾肾，佐以和营清热。

处方：红藤15g，败酱草30g，牡丹皮9g，白头翁15g，秦皮12g，木香3g，地锦草30g，淡附片12g，杜仲15g，补骨脂15g，玄参15g，炒白术12g，巴戟天15g，大枣15g，炙甘草9g。28剂。

二诊（3月21日）：患者症状缓解，每日解大便1～2次，便质软，偶有黏胨，腹痛不甚明显，无口苦，舌红，苔薄，脉细濡。辨证：湿热内蕴，脾肾阳虚；气阴亏损，湿热下注。治则：养阴清热利湿。处方：玄参12g，生地黄12g，麦冬12g，大花粉12g，太子参15g，黄柏15g，白头翁30g，秦皮12g，地锦草30g，红藤30g，败酱草30g，厚朴9g，生甘草3g。28剂。

三诊（4月18日）：患者大便每日1次，质软，无黏胨，无腹痛。舌尖红，苔薄白腻，脉细数。治法：温补脾肾，佐以和营清热。处方：红藤15g，败酱草30g，白头翁15g，秦皮12g，青黛15g，黄柏12g，黄芩15g，地锦草30g，防风30g，白芍30g，炒白术15g，陈皮9g，太子参15g，山药12g，菟丝子15g，巴戟天15g，大枣15g，炙甘草9g。28剂。

按：陆金根教授治疗溃疡性结肠炎，倡导在扶正祛邪的辨证治疗中，始终应顾护胃气，不可单纯补涩；以"热痢清之，寒痢温之，初痢实则通之，久痢虚则补之，寒热交错者清温并用，虚实夹杂者攻补兼施"为治疗大法；认为疾病初起之时，以实证、热证多见，治宜清热化湿解毒；久病多虚、多寒，应以补虚温中、调理脾胃、温阳补肾，兼以清肠，收涩固脱。临床用药宜结合具体病情施治，忌过早补涩，忌峻下攻伐，忌分利小便。初诊患者解赤白黏胨便，伴腹痛，舌红，苔白腻，脉细数，辨证为湿热内蕴，脾肾阳虚，方用红藤、败酱草、白头翁、秦皮、地锦草等清肠化湿、解毒消痈；加牡丹皮、木香行气活血通络；久病累及脾肾，故用玄参、白术、大枣补益中气，巴戟天、淡附片、杜仲、补骨脂温阳益肾。二诊患者偶解黏胨便，腹痛亦不甚明显，舌红，苔薄，脉细濡，证属气阴亏损，湿热下注，故去淡附片、杜仲、补骨脂以减温阳之力，用玄参、生地黄、麦冬三药合用取法增液汤，意在养阴清热，与天花粉、太子参合用更增益气生津之力；黄柏清热燥湿，厚朴调畅气机。三诊患者症状基本已除，以青黛、黄柏、黄芩加强清热利湿之效；并合白芍、防风、白术、陈皮健脾祛风，益气固本；太子参、菟丝子、山药等温补脾肾。诸药合用，清热利湿、凉血排脓、行气止痛、补脾温肾，则黏血便止，腹痛消，诸症愈。续服上方以巩固疗效，复查肠镜已无明显异常，收效甚佳。

（彭军良）

6. 溃疡性结直肠炎医案 6

赵某，女，58 岁。初诊日期：2022 年 10 月 14 日。

患者间断大便带血数年，每因劳累或情绪急躁后加重，同时便后伴有肛门下坠之感。患者于 2006 年外院行肠镜检查示：结肠可见弥漫性、多发性糜烂或溃疡，考虑溃疡性结肠炎。为进一步诊疗到陆金根教授门诊就诊。

刻诊：患者面色萎黄，少气懒言，活动后易出汗。胃纳一般，每日大便 1～2 次，多呈条状，偶有溏便，便血，血色鲜红，量不多。舌淡红，苔薄腻，脉沉细。

诊断：便血。辨证：中气下陷，脾不统血，瘀血内停。治法：升阳举陷，益气摄血，活血化瘀。

处方：生黄芪 45g，党参 15g，当归 12g，炒白术 30g，陈皮 12g，升麻 10g，柴胡 10g，生地黄 15g，炒白芍 15g，丹参 30g，槐米 12g，地榆炭 12g，仙鹤草 30g，甘草 10g，大枣 10g。14 剂。

二诊（10 月 28 日）：服药后便血频次减少，无明显肛门下坠感，胃纳改善。偶有乏力。舌质淡，苔偏腻，脉细。治法同前。处方：初诊方去生地黄、白芍，加炒扁豆 30g，山药 30g，莲子 15g，炒薏苡仁 30g。14 剂。

三诊（11 月 3 日）：服药后患者几无便血，大便日行 1 次，成形。胃纳可，体力佳。舌脉同前。治法同前。处方：二诊方去槐米、地榆炭。14 剂。

按：患者间断便血数年，肠镜检查提示溃疡性结肠炎，诊断基本明确。中气下陷则劳累后症状加重，面色萎黄，少气乏力，便后肛门下坠感。土虚木乘，则情绪急躁后症状加重。脾主统血，脾虚则摄血无权，血不循经则便血。病延日久，"久病入络""久病必瘀"。初诊陆金根教授以补中益气汤加味，黄芪、党参、当归、白术、生地黄、白芍补气养血，助脾运化以资气血生化之源；陈皮使诸药补而不滞；升麻、柴胡升阳举陷，助益气药物升提下陷中气。诸药共奏补中寓升之功，加丹参活血化瘀，以利病变的肠黏膜尽快修复，使血液循环得以改善；仙鹤草止血补虚。本病病位大肠，陆金根教授针对性选取槐米、地榆炭，归大肠经，善止便血。

二诊患者症状改善，去生地黄、白芍，加山药、炒扁豆、莲子、炒薏苡仁等健脾化湿以治本。三诊患者几无便血，故去槐米、地榆炭等止血之品以善后巩固。

（吕　震）

7. 溃疡性结直肠炎医案 7

蔡某，女，68 岁。初诊日期：2022 年 11 月 3 日。

患者大便频数 30 余年，20 余年前在当地医院诊断为溃疡性结肠炎，未行系统诊疗。患者现大便日行 3～4 次，均在上午排解，质稀不成形，无明显黏液脓血，矢气较多，无明显腹痛，胃纳可，时有嗳气、反酸，每遇着凉后自觉胃肠隐痛，腹泻加剧。此次为进一步诊疗到陆金根教授门诊就诊。

刻诊：患者晨起及餐后大便 3～4 次，质稀。夜寐一般。舌暗，边有浅齿，苔白腻，脉濡。

诊断：泄泻。辨证：脾肾阳虚。治法：温补脾肾，化湿止泄。

处方：柴胡 15g，防风 15g，炒白术芍各 30g，藿梗、苏梗各 12g，炒苍术 12g，白茯苓 15g，党参 30g，山药 30g，制山茱萸 10g，制黄精 30g，桃仁 10g，薏苡仁 15g，徐长卿 30g，煨肉豆蔻 10g，香附 10g，当归 12g，煅瓦楞子 15g，补骨脂 15g，煨诃子 10g，甘草 15g。14 剂。

二诊（11 月 17 日）：初服药时矢气增多，大便日行 7～8 次，质稀不成形，近 1 周来大便日行 3～4 次，胃纳尚可，几无反酸、嗳气，舌脉同前。再拟原法为治。处方：首诊方去煅瓦楞子。14 剂。

三诊（12 月 1 日）：现排便多不成形，有时可排条状便，日行 1～2 次。舌淡红、边有浅齿痕，苔薄润，脉弦细。治法同前。处方：藿梗、苏梗各 12g，柴胡 15g，防风 15g，炒白术芍各 30g，炒苍术 12g，党参 30g，山药 30g，白茯苓 15g，煨肉豆蔻 10g，制黄精 30g，制山茱萸 10g，煨诃子 10g，砂仁、白蔻仁各 3g，熟附片 15g。

1 个月后随访，患者大便基本成形，少有便溏，日行 1～2 次，嘱参苓白术颗粒继续治疗。

按：本案患者脾肾阳虚，温煦失职，运化失司，湿邪下注肠道，则遇冷泄泻加重。脾主肌肉，脾虚，肛门括约肌就会收摄无力。肾主前后二阴，肾虚则二阴收摄失常。所以，当患者脾肾阳虚的时候，则矢气频、便溏。舌苔白腻、脉濡均为佐证。首诊陆金根教授予苍术、白术、白茯苓、党参、山药、薏苡仁健脾化湿；藿梗、苏梗芳香化湿；制黄精、制山茱萸、肉豆蔻、补骨脂温补肾阳；柴胡、防风取风药胜湿之意；久病土虚木乘，故用白芍、香附合柴胡以条达肝气；患者舌暗，久病多瘀，加当归、桃仁活血化瘀；煨诃子固涩止泄；煅瓦楞子抑酸；重用徐长卿以抗过敏，为辨病用药；甘草调和诸药。全方配伍严谨，辨证与辨病相结合。

二诊患者服药先有大便次数增加后又减少，考虑湿邪从大便而去，脾运逐渐恢复。且嗳气、反酸基本消失，也可佐证，故去煅瓦楞子。三诊患者病情进一步好转，陆金根教授酌情加入砂仁、蔻仁芳香醒脾，熟附子补火助阳以收全功。

（陈　倚）

（三）克罗恩病医案二则

1. 克罗恩病医案 1

陈某，男，30 岁。初诊日期：2021 年 5 月 7 日。

刻诊：近半月来每日腹痛、腹泻 6 ～ 7 次。患者外院结肠镜检查及病理诊断克罗恩病 1 年余，目前生物制剂治疗，近期排便次数增多，便质不成形腹部时有隐痛，排便后稍缓解，舌淡红，体胖，边有齿痕，苔黄腻，脉弦数。

检查：截石位：8 ～ 9 点距肛缘 5cm 处见一外口，分泌物溢出，色黄，量多，指检肛管内可见脓性分泌物。

诊断：①克罗恩病，②肛瘘。辨证：湿热下注。治则：清热化湿，健脾温阳。

处方：红藤 15g，败酱草 30g，白头翁 15g，青黛 6g，地锦草 30g，芙蓉叶 30g，苍术 15g，黄柏 12g，诃子肉 15g，怀山药 15g，芡实 30g，益智仁30g，淫羊藿 15g，仙茅 15g，菟丝子 15g，生甘草 15g。14 剂。

二诊（5 月 21 日）：上症服药后腹泻、腹痛有明显改善，大便每日 1 ～ 2行，质软或偏溏，腹部胀满不适感缓解，矢气较多，纳可，寐安，舌淡红体胖，边有齿痕，苔黄腻，脉弦数。瘘管分泌物明显减少。原方加杭白芍 30g，郁金 15g。28 剂。

三诊（6 月 18 日）：诸症明显改善，大便每日 1 行为主，质软成形，腹部无胀满不适，矢气较多，纳可，瘘管无分泌物溢出，舌淡红，苔薄润，脉弦数。上方，28 剂。嘱患者外院生物制剂治疗同时口服中医药，饮食忌油腻辛辣。

按：克罗恩病是一种病因未明的消化道慢性肉芽肿性炎症性肠病，其病机为虚实夹杂，脾气受损，湿从内生，湿滞日久而化热，湿热熏蒸，壅滞肠间，传导失司，与气血相搏，损伤血络，气血凝滞，血腐肉败，内溃成疡，外溃成漏，日久则致脾肾两虚，正虚邪恋引起。陆金根教授认为脾肾亏虚为本，湿热内蕴为标，治疗应以清热解毒为先，健脾化湿为辅。故以红藤败酱散与白头翁汤为基础，红藤、败酱草、地锦草三药相合，具有清热解毒止血之效；白头翁能清热燥湿，凉血止痢；芙蓉叶具有凉血止血，活血消肿，能促进肠道黏膜水肿修复；黄柏、青黛则能加强全方清热燥湿之力；《外科正宗》记载"盖疮全赖脾土，调理必要端详"，山药、芡实、苍术健脾燥湿；陆金根教授亦认为本病治疗宜温肾助阳，则以仙茅、淫羊藿、菟丝子能温肾助阳，化湿止泻；诃子肉、肉豆蔻酸涩收敛固涩；益智仁温脾止泻，暖肾固精。全方有清、有补，标本兼治。二诊患者矢气较多，故加白芍柔肝理脾。三诊患者诸症缓解，大便已能成形，瘘管无渗出，湿热之邪已控制。

（谈　军）

2. 克罗恩病医案 2

朱某，女，45岁。初诊日期：2015年2月27日。

患者克罗恩病4年，近来症状加重，遂至陆金根教授门诊就诊。

刻诊：患克罗恩病4年，初因"肠穿孔"而就医，外院肠镜检查确诊为克罗恩病，予硫唑嘌呤治疗，出现白细胞减少等骨髓抑制症状，关节疼痛。刻下排便每日1次，畏寒肢冷，伴有腹痛。舌淡胖，苔薄润，脉沉细。

诊断：克罗恩病。辨证：脾肾阳虚，湿浊未清。治法：清热化湿，健脾温肾。

处方：红藤15g，败酱草30g，白头翁15g，秦皮12g，地锦草30g，青黛后下6g，黄芩炭12g，怀山药15g，白扁豆15g，太子参15g，淡附片15g，巴戟天12g，山萸肉12g，炙甘草15g。28剂。

二诊（3月27日）：患者服上方后腹痛已除，排便每日1次。舌边有齿痕，苔薄润，脉沉细。治法：清热化湿，健脾温肾。处方：上方加芙蓉叶30g，蜀羊泉30g。28剂。

三诊（5月15日）：患者克罗恩病经上述中药调治近3月，目前症情稳定，排便每日1次，偶有腹痛，汗出较多。舌质淡红，苔薄润，脉沉细。治法：清热化湿，健脾温肾。处方：上方加怀小麦30g，大枣15g，五味子15g。28剂。

按：陆金根教授认为本病属中医学"腹痛""泄泻"等范畴，病机为虚实夹杂，脾气受损，湿从内生，湿滞日久而化热，湿热熏蒸，壅滞肠间，传导失司，与气血相搏结，损伤血络，气血凝滞，血败肉腐，内溃成疡；日久累及于肾，脾肾两虚，正虚邪恋，缠绵难愈。湿邪内蕴，气血壅滞，脾肾亏虚为其发病关键，湿热内蕴为其标实，脾肾亏虚为其本虚，二者互为因果关系，形成恶性循环，故而难治。治以清热化湿治其实，健脾温肾治其虚。初诊陆金根教授用红藤败酱散和白头翁汤加减，红藤善于清热解毒散结，活血通络，为治肠痈的要药；败酱草清热解毒，凉血消痈排脓，祛瘀止痛；地锦草清热解毒，活血止血；白头翁清热解毒，凉血止痢；秦皮苦寒性涩，收敛作用强；黄芩、青黛清热燥湿，泻火解毒；"肠痈者，皆湿热瘀血流于小肠而成也""疮全赖脾土"（《外科正宗》），故予太子参、怀山药、白扁豆补气化湿健脾；炙甘草缓急止痛；患者素体中阳不足，予淡附片温中，可标本兼顾，奏温中化湿之功；巴戟天补肾助火，山萸肉益肝肾而固精，二者合用，有助肾阳、固下元之功效。二诊患者腹痛已除，加蜀羊泉清热解毒，芙蓉叶凉血止血、清热解毒、活血消肿，两者合用可促进肠道黏膜水肿修复。三诊患者述出汗较多，系因思虑过度，心阴受损，给予甘麦大枣汤治疗；山萸肉、太子参等以补养心肾；五味子可生津敛汗。诸药配合标本兼顾。

（彭军良）

（四）放射性肠炎医案二则

1. 放射性肠炎医案 1

林某，女，61 岁。初诊日期：2016 年 5 月 20 日。

患者因大便次数增多伴便血半年，遂至陆金根教授门诊就诊。

患者因宫颈癌在外地医院行手术治疗，术后予放射治疗。放疗结束至今已有 1 年余，具体放疗剂量不清。半年前起出现便血，血色偏暗，与大便不相混，一般在大便末段出现。排便次数增多，便质不成形，伴里急后重感，且进食后不久即排便。2016 年 4 月外院肠镜提示距肛门 4cm 以下直肠黏膜片状充血，诊断为放射性肠炎。

刻诊：患者精神萎靡，消瘦，肛门坠胀不适，食欲减退，夜寐欠安。舌质瘀，苔腻，脉细弦。

诊断：放射性肠炎。辨证：肝旺乘脾，湿浊内蕴。治法：柔肝祛风，健脾化湿。

处方：红藤 15g，败酱草 30g，芙蓉叶 30g，蜀羊泉 30g，山慈菇 15g，龙葵 30g，柴胡 15g，杭白芍 60g，防风 30g，陈皮 12g，炒白术 15g，诃子肉 15g，延胡索 30g，徐长卿 30g，虎杖 15g，丹参 15g，皂角刺 30g，炙甘草 15g。

二诊（6月20日）：服用药物 1 个月后自觉肛门坠胀感有所好转，排便日行 3～4 次，便质或成形，或偏溏，便血减少。食欲较前增加，舌质瘀，苔白腻，脉弦数。再拟清热化湿，和营通络。

处方：原方加白头翁 15g，地锦草 30g，桃仁、红花各 12g，去虎杖、皂角刺、诃子肉。

三诊：服上药已 5 周。刻下排便日行 2 次，成形，量多。肛门坠胀、里急后重感、便血均已基本消失。胃纳可，夜寐安。方药合度，上方加蛇舌草 30g，生黄芪 15g。

按：放射性肠炎是由于放射疗法所导致的并发症，中医典籍并无相关文献记载，而老师认为患者具有炎症性肠病的证候群，如大便次数增多、里急后重、肛门坠胀等，与中医"湿热痢"的症状及病机相类似，正如《素问·脏气法时论》曰："脾病者……虚则腹满肠鸣，飧泄食不化。"恶性肿瘤患者术后正气亏虚，正虚不能胜邪，加之属于热毒的射线侵袭，使脾胃受损，食物难以化为水谷精微，停滞于胃肠，从而导致脾胃升降失调，以致大便次数增多、不成形；脾主升清，脾虚则升举无力，故见肛门坠胀、里急后重。日久邪入营血，耗伤阴液，津液煎熬日久，可迫血妄行，故见便血。结合西医学及多年临床实践，陆老师认为治疗本病应从整体观出发，其病位在肠，病变在脾，以气阴不足、湿热留恋为主要病机。在治疗上，当从益气养阴、清化湿热入手。陆老师认为本患者的治疗目的主要包括减轻肛门坠胀感、减少患者的排便次数、减少出血及抗肿瘤治疗。围绕治疗目的，采用红藤败酱散、痛泻要方及抗肿瘤的药物。方中以红藤解毒消痈、活血止痛；败酱草清热解毒、排脓破瘀；白头翁清热燥湿、凉血止痢；芙蓉叶、地锦草清热解毒、凉血止血。诸药配伍，旨在清热化湿、凉血解毒以治其标。又取痛泻要方之意，以柔肝健脾之法以治其本。方中于"健脾补气第一要药"白术以健脾燥湿、行气止痛，与白芍相配，土中泻木，共奏补脾柔肝之功；柴胡与防风相配伍以祛风胜湿、升清止泻；加入延胡索以活血散瘀、理气止痛。此外，陆老师还考虑到"久病必瘀、久病必虚"的疾病特点，故在方中加用丹参、桃仁、红花等活血药物以疏通血脉、祛瘀止痛；加用生黄芪以补一身之气。同时，陆老师在治疗现有症状的同时，也不忘疾病的本身，故用山慈菇、龙葵、白花蛇舌草清热解毒、消肿散结。

（孙　健）

2. 放射性肠炎医案 2

徐某，女，61 岁。初诊日期：2014 年 8 月 1 日。

患者"放射性肠炎"2 年余，遂至陆金根教授门诊就诊。

刻诊：患者 2012 年 6 月因子宫癌行手术治疗，目前因症情之需而又行放疗，刻下排便日行 3 ～ 4 次，便意强，便量少，时有不尽感，肛门疼痛。舌红，边有齿痕，苔薄，脉细数。肛指检查：肛管狭窄，发硬，局部黏膜轻度糜烂，肛管弹性减弱，未及新生物，指套未染血。

诊断：放射性肠炎。辨证：湿热下注，肝旺侮脾。治法：清热化湿，柔肝健脾。

处方：红藤 15g，败酱草 30g，白头翁 15g，地锦草 30g，青黛 9g，芙蓉叶 30g，蜀羊泉 30g，黄芩 12g，柴胡 15g，防风 30g，杭白芍 45g，陈皮 9g，炒白术 12g，赤石脂 15g，延胡索 30g，徐长卿 30g，炙甘草 15g。14 剂。

二诊（8 月 15 日）：患者服上方排便性状有改善，日行 2 ～ 3 次，量略有增多，但肛门疼痛依然。舌尖红，边有齿痕，苔白腻，脉细带数。治法：清热化湿，柔肝健脾。处方：上方去青黛、芙蓉叶、蜀羊泉、黄芩、柴胡、赤石脂，加马齿苋 30g，薏苡仁 15g，茯苓 12g，怀山药 15g，丹参 30g，制乳香、没药分冲，各 9g。14 剂。

三诊（8 月 29 日）：患者近 2 周排便不畅，但矢气较多，肛周疼痛较前明显好转。舌质淡红，苔白腻，脉细弦。治法：清热化湿、柔肝健脾。处方：上方去赤石脂、丹参、制乳香、没药，加姜半夏 12g，黄芩 12g，川朴 15g，蜀羊泉 15g，皂角刺 12g。14 剂。

四诊（10 月 31 日）：患者经上药加减治疗已两个月，目前症情稳定，排便日行 1 ～ 2 次，无肛门疼痛和便后不尽感。舌淡红，苔白腻，脉细弦。治法：清热化湿，柔肝健脾。处方：上方 14 剂。

按：陆金根教授认为本病病位在肠，病变在脾，以脾虚湿盛、虚实夹杂为主要病机，初诊时以红藤、败酱草、白头翁、芙蓉叶、蜀羊泉、地锦草、青黛、黄芩诸药配伍，清热化湿、凉血解毒以治其标；取痛泻要方之意，柔肝健脾以治其本，加入延胡索活血散瘀、理气止痛；徐长卿祛风化湿止痛，入煎剂宜后下；赤石脂涩肠、止血、收湿、生肌。诸药合用，标本兼顾。二诊时给予马齿苋清热利湿，解毒消肿；茯苓甘淡健脾渗湿止泻，与薏苡仁、怀山药等配伍更增强健脾化湿之力；丹参、乳香、没药等活血药物以疏通血脉、祛瘀止痛。三诊时患者疼痛明显减轻，给予黄芩与半夏配伍法仲景辛开苦降之法，以协调恢复中焦气机升降之职，使清阳得升，浊阴得降，则脾气不升之下利诸症自除；患者排便不畅且矢气多，加川朴行气消积、燥湿除满；皂角刺可消肿托毒、排脓，配伍蜀羊泉可改善肠道黏膜水肿。

（彭军良）

（五）回盲部炎症案一则

赖某，女，58 岁。初诊日期：2012 年 5 月 11 日。

患者回盲部轻度炎 1 年余，遂至陆金根教授门诊就诊。

刻诊：患者回盲部轻度炎 1 年余，2010 年 11 月外院肠镜检查见：回盲部黏膜充血水肿，但无糜烂、出血、溃疡。曾以中西药物治疗，近期排便日行次数增多，少则 3～4 次，多则 5～6 次，便质稀溏，且无定时，伴腹痛，口干明显。舌红，苔薄黄腻，脉沉细。

诊断：回盲部炎症。辨证：湿热内蕴，肝旺侮脾，肠风内盛。治法：清热化湿，疏肝祛风健脾。

处方：红藤 15g，败酱草 30g，白头翁 15g，秦皮 12g，地锦草 30g，青黛 9g，黄芩炭 12g，防风 30g，杭白芍 30g，青皮、陈皮各 9g，炒白术 12g，玫瑰花 12g，怀山药 15g，赤石脂 15g，白蔻仁 9g，诃子肉 15g，神曲 15g，焦山楂 15g，生甘草 9g。14 剂。

二诊（5 月 25 日）：患者初服上药大便呈水泄状，后排便为每日 2～3 次为主，多成形，质软，无明显腹痛，下肢略见浮肿。舌红，苔薄腻，脉沉细。治法：清热化湿，疏肝祛风健脾。处方：马齿苋 30g，柴胡 12g，防风 30g，杭白芍 30g，陈皮 9g，炒白术 12g，玫瑰花 12g，白扁豆 12g，怀山药 12g，泽泻 30g，猪苓 30g，诃子肉 15g，红藤 15g，败酱草 30g，地锦草 30g，生甘草 9g。14 剂。

三诊（6 月 8 日）：患者服药后症情明显好转且稳定，无腹痛，排便每日 2～3 次，成形便为主，下肢水肿明显消退。舌红、苔薄腻，脉沉细。治法：清热化湿，疏肝祛风健脾。处方：上方加姜半夏 12g，冬瓜皮 30g，萆薢 15g。14 剂。

按：初诊时，陆金根教授以红藤败酱散与痛泻要方合用，红藤、败酱草、白头翁、秦皮、地锦草、青黛等清热解毒；黄芩炭等清热燥湿，泻火解毒；白术苦温，补脾燥湿；白芍酸寒，柔肝缓急止痛；陈皮辛苦而温，理气燥湿，醒脾和胃；防风燥湿以助止泻，为脾经引经药；玫瑰花疏肝；怀山药健脾燥湿；赤石脂、白蔻仁、诃子肉涩肠止泻；神曲、焦山楂合用既可和胃，又可助消化。患者病程缠绵，久病必瘀，陆金根教授认为瘀血亦为此病理过程中一个不容忽视的重要因素，因此二诊时予马齿苋、地锦草、牡丹皮等清热解毒、凉血活血之品以祛瘀止泻，且马齿苋本身亦有止泻之功效。患者症见下肢浮肿，责之于脾的运化水湿的功能失调，故取法张仲景《伤寒论》中五苓散之意，予泽泻、猪苓利水渗湿，以治疗泄泻水肿。三诊给予姜半夏温中和胃，具有双向调节胃肠功能的作用；冬瓜皮善于利水消肿；《本草纲目》载萆薢"足阳明、厥阴经药也。厥阴主筋属风，阳明主肉属湿，萆薢之功，长于祛风湿"。诸药配伍以增强巩固疗效。

（彭军良）

八、肛窦炎医案二则

（一）肛窦炎医案1

侯某，女，65岁。初诊日期：2019年8月20日。

患者4月前出现肛门坠胀疼痛，便后缓解，症状反复发作并逐渐加重，遂求治于曹永清教授。

刻诊：大便每日2～3次，时有少量黏液，矢气困难，肛门坠胀疼痛，持续时间较长，便后稍有缓解；舌瘦色黯红，苔黄腻，边有齿痕，脉濡数。肛指检查：肛内截石位6点位肛窦处触痛明显；肛门镜示：肛内6点位肛窦处充血。

诊断：肛窦炎；辨证：湿热瘀滞，肝肾不足。治法：清热利湿，活血止痛。

处方：大血藤30g，苏败酱30g，白芍30g，木香9g，槟榔12g，枳壳30g，徐长卿30g，陈皮9g，茯苓9g，川芎12g，大腹皮15g，丹参30g，桃仁9g，红花3g，合欢皮30g，石菖蒲12g，怀山药30g，香附15g，猪苓12g，泽泻12g，甘草6g。

二诊：患者守上方2月余，肛门坠胀疼痛明显缓解，大便日一行，质稀。

上方去大腹皮，加赤芍 15g，墨旱莲 15g，菟丝子 15g，五味子 9g，石菖蒲加至 18g。

三诊：服药 14 剂后，患者诸症好转，治疗以清热解毒、益气生津为主。上方加大腹皮 15g，莱菔子 30g，党参 30g，延胡索 12g，知母 15g。

14 剂后，患者痊愈。

按：肛窦炎属中医学"肛痛""脏毒"范畴，曹教授认为"脏毒"多为湿热瘀毒瘀于肛门，"不通则痛"，因此在治疗中始终以清热利湿、活血止痛为基本治法，兼以健脾化湿、行气化湿、滋补肝肾等，方药以红藤败酱散为基础加桃红四物汤，红藤败酱散清大肠经湿热之毒，桃红四物汤活瘀滞之血。

初诊处方中红藤、败酱草、茯苓清肠化湿；桃仁、红花、白芍、川芎活血化瘀和血；木香、枳壳、槟榔、徐长卿、大腹皮、香附行气利水、活血止痛；陈皮、茯苓、怀山药、猪苓、泽泻健脾除湿；合欢皮、石菖蒲疏肝宁心；火麻仁润肠通便，使湿邪从下而去；生甘草清热解毒；白芍养血敛阴、柔肝止痛，与甘草配伍含有芍药甘草汤缓急止痛之意。

曹教授在治疗过程中根据患者病情变化随时调整用药。患者为高龄女性，肝肾精亏，但湿热瘀较重，初诊时不宜滋补。复诊因患者湿热渐去，则以墨旱莲、菟丝子、五味子补益肝肾，养阴生精。三诊，患者气虚津亏，加党参益气生津，知母清热滋阴，补已伤之阴，诸药协同而获良效。

（沈　晓　孙飏炀）

（二）肛窦炎医案 2

周某，男，61 岁。初诊日期：2013 年 7 月 12 日。

患者肛门坠胀疼痛半年，遂至陆金根教授门诊就诊。

刻诊：患者半年前因聚餐饮酒后出现肛门坠胀疼痛，时有肛门收缩感，症状反复发作，尤以排便之初痛感明显。平素收缩肛门时也有痛感，排便日行 1 次，成形，夜寐欠安，多梦，情绪易急躁，自感有烘热及烧灼感，但无脓血，肠镜检查无异常。舌质淡红，边有齿痕，苔厚腻，脉弦滑。肛门局部检查：肛内截石位 5～7 点区域齿线附近触及硬结，伴触痛。肛门镜下见肛隐窝红肿，并有少量脓性分泌物。

诊断：肛窦炎。辨证：湿热下注，气机不畅。治法：清热利湿，活血通络，解痉止痛。

处方：苍术 15g，黄柏 15g，川牛膝 15g，赤芍 30g，牡丹皮 15g，薏苡仁 15g，生黄芪 30g，虎杖 15g，夏枯草 15g，陈皮 9g，姜半夏 9g，延胡索 30g，徐长卿 30g，杭白芍 45g，炙甘草 15g。14 剂。

二诊（7 月 26 日）：患者肛门坠胀较前有所减轻，但做肛门收缩动作时自觉痛感仍较为明显，大便正常。肛门局部检查：直肠壁光滑，齿线处压痛已不明显，腔内指温无异常。肛门镜下未见隐窝红肿及脓性分泌物。舌淡红，苔薄腻，边有齿痕，脉弦滑。辨证：痰湿凝滞，脉络瘀阻。治法：清热健脾，化湿通络。处方：苍术 15g，川朴 15g，青皮、陈皮各 9g，姜半夏 12g，怀山药 12g，生薏苡仁 30g，仙茅 15g，淫羊藿 15g，菟丝子 15g，丹参 30g，肉桂（后下）6g，怀小麦 30g，大枣 15g，炙甘草 12g。14 剂。

三诊（8 月 9 日）：患者总体症状有明显改善，肛门坠胀基本消失，偶有肛门刺痛不适。舌淡，苔薄白腻，边有痕，脉弦。治法：清热健脾，化湿通络。处方：上方加延胡索 30g。14 剂。

四诊（8 月 23 日）：患者诸症完全消失，无不适。

按：本案患者因饮食不节，伤及脾胃，湿热内生，下注魄门，故肛门坠胀不适；加之久而湿邪困阻气机，气血不调，不通则痛，故肛门疼痛；舌苔厚腻、脉弦滑均为湿热下注之象。初诊时，陆金根教授予三妙丸配合二陈汤清热利湿、运脾化湿；但患者有明显的肛门收缩感，提示存在括约肌痉挛，故用芍药甘草汤缓急止痛，正如《伤寒论浅注补正》所云："芍药味苦，甘草味甘，甘苦合用，有人参之气味，所以大补阴血。血得补则筋有所养而舒，安有拘挛之患哉。"二诊时，陆金根教授考虑患者年事已高，肾气亏虚，故加用二仙汤以温阳补肾，肉桂引火归原；患者伴有失眠、多梦、烦躁、易怒等情志改变，故师法《金匮要略》甘麦大枣汤之意，选用怀小麦、炙甘草、大枣等养心柔肝、宁心安神之药。三诊时，患者仍偶有肛门刺痛，故予延胡索止痛。

（彭军良）

九、结肠息肉医案三则

（一）结肠息肉医案 1

刘某，男，71 岁。初诊日期：2019 年 5 月 21 日。

患者 10 年前无明显诱因下出现排便困难，此后反复发作。近期症状逐渐加重，遂求治于曹永清教授。

刻诊：大便干结，排出不畅，偶有腹胀不舒，纳可，寐安，舌红，苔薄腻，脉弱。3 周前肠镜检查发现横结肠、降结肠息肉 3 枚，予镜下摘除。术后病理检查无特殊，无腹痛，无便血。

诊断：息肉痔，便秘。辨证：气阴两虚，湿热痰凝。治法：益气养阴，清热化痰。

处方：生黄芪 15g，太子参 15g，怀山药 12g，生地黄 15g，麦冬 15g，山慈菇 15g，蜀羊泉 30g，藤梨根 30g，野葡萄藤 30g，红藤 15g，败酱草 30g，白花蛇舌草 30g，火麻仁 30g，生甘草 15g。每日 1 剂。

二诊（7 月 23 日）：患者守上方服药两个月余，症状明显改善，排便不畅明显减轻，舌质淡红，苔薄腻，脉细弱。上方加全瓜蒌 15g，莱菔子 15g。

三诊（2020 年 5 月 15 日）：便秘症状已消失，复查肠镜未见息肉增生。

按：肠息肉是所有向肠腔突出的赘生物的总称，包括肿瘤性和非肿瘤性赘生物。基于临床表现，本病可归属中医学"便秘""泄泻""腹痛""息肉痔""悬胆痔""垂珠痔""樱桃痔"等范畴。曹永清教授认为本病多因饮食不节、劳倦内伤、情志失调、先天禀赋不足等，致湿邪内生，痰气郁结，下注肠道，经络阻塞则化生息肉。《脾胃论》云："胃虚脏腑经络皆无所受气而俱病。"本病以脾胃虚弱为本，痰瘀互结为标，病理因素主要为痰，且与气滞、血瘀、湿盛相兼为病，病变部位主要在肠。本例患者为老年男性，阳气不足，阴液亏虚，脾胃运化功能不足，水湿不化，痰湿内生，湿热蕴肠。四诊合参，本病属于便秘范畴，证属气阴两虚，湿热痰凝，治拟益气养阴、清热化痰。方中生黄芪、怀山药益气健脾；太子参、生地黄、麦冬养阴生津；山慈菇、蜀羊泉、藤梨根、野葡萄藤、白花蛇舌草清热解毒、消肿散结，防止息肉再生；红藤、败酱草活血通络、败毒散瘀；火麻仁润肠通便；生甘草健脾和中、调和诸药。二诊时，患者症状明显改善，排便不畅明显减轻；舌淡红，苔薄腻，脉细弱。曹永清教授认为患者热毒虽解，但仍有肠燥，故方中加用全瓜蒌、莱菔子，以宽胸散结、下气除胀，在缓解症状的同时巩固疗效。

（张　强　许沂鹏）

（二）结肠息肉医案 2

徐某，男，56 岁。初诊日期：2022 年 12 月 1 日。

　　长期便秘，长期服用芦荟及麻仁丸通便，近期肠镜检查：肠镜下摘除结肠息肉 1 枚，病理：炎性增生性息肉，平素口干、尿多，空腹血糖 7 ～ 9mmol/L。2015 年因冠心病装入支架 1 枚。

　　刻诊：大便 2 ～ 3 日 1 次，需服药，便干明显，时有口干，舌淡胖，伴有齿痕，苔薄，脉弦。

　　诊断：结肠息肉术后，便秘。辨证：气阴亏虚。治法：益气养阴，清化瘀阻。

　　处方：生黄芪 45g，生白术 45g，生地黄 30g，玄参 30g，麦冬 15g，南北沙参各 15g，当归 30g，炒枳壳 30g，全蝎 18g，莱菔子 30g，丹参 30g，桃仁 12g，红花 12g，桔梗 15g，杏仁 12g，火麻仁 30g，山慈菇 15g，芙蓉叶 30g，蜀羊泉 30g，生甘草 6g。14 剂。

　　二诊（12 月 15 日）：症情较前好转，大便 2 ～ 3 日可解，未服用泻药，口干好转，续以原方 14 帖。

　　三诊（12 月 29 日）：患者症情稳定，大便 1 ～ 2 日可解，未受便秘困扰。

　　按：大肠息肉是癌前病变之一，其发生与多种因素相关。近年来，人们对精细加工食品、动物脂肪和蛋白质的摄取量明显增多，即高脂肪、高蛋白、低纤维素饮食，加上饮食时间缩短，息肉发生率升高。有关研究发现，年长、男性、大肠癌家族史、吸烟、超重及患有糖尿病是患肠息肉的高风险因素。除此之外，不健康的生活方式（如多吃少动、精神压力）、环境、遗传、职业、慢性疾病等因素导致体内无法吸取足够的纤维，抑或老年人运动少、肌肉收缩、胃肠蠕动及直肠感觉普遍性下降，大便不能排出体外，以致有毒物质长时间积聚在大肠内刺激肠黏膜上皮，破坏了局部稳定的平衡状态，使细胞增生过快，或是细胞脱落速度减慢，或者兼而有之，逐渐形成息肉并转化为癌细胞。故有结肠息肉者，建议尽早手术摘除治疗。

　　本病例因长期便秘，服用芦荟、大黄等刺激性泻药，损伤脾胃，导致水谷精微吸收、运化乏力，气阴两伤，中药治疗不仅有助于治疗便秘，扭转结肠黑变，而且有助于调整肠道内环境，控制息肉再生。方中黄芪、白术健脾气，强运化，以助通便；生地黄、玄参、麦冬、南北沙参养肺肾之阴，增液行舟以通便；久病入络，瘀血阻络，当归配伍桃仁、红花、丹参活血补血，化瘀通络以通便；瓜蒌、莱菔子、火麻仁三药合用润肠通便力彰；枳壳、桔梗、杏仁通宣肺气，意为肺与大肠相表里；山慈菇、芙蓉叶、蜀羊泉清热散结，通过抗肿瘤、抗氧化、抗菌等生物作用抑制息肉再生；生甘草调和诸药。

二诊时，患者口干改善，说明其益气滋阴效果达到，津液复生，则口不干，效不更方，原方继续。

（陈　倚）

（三）结肠息肉医案 3

李某，男，78岁。初诊日期：2011年11月27日。

患者自2005年9月起，先后4次肠镜下摘除息肉，近次病理示管状腺瘤，遂至陆金根教授门诊就诊。

刻诊：排便日行2～3次，质时干时溏，夹有黄色黏胨，偶有腹痛，无便血，舌红，苔黄腻，脉沉细。

诊断：结肠多发性息肉。辨证：湿热内蕴，痰瘀互结。治法：清热利湿，化痰祛瘀。

处方：玄参12g，麦冬12g，红藤15g，败酱草30g，黄柏15g，芙蓉叶12g，王不留行籽12g，夏枯草15g，陈皮9g，姜半夏9g，甘草9g。14剂。

二诊（12月11日）：目前症状稳定，胃纳可，排便日行1～2次，成形，便中黄色黏胨渐少，腹痛未减，舌质红，苔黄腻，脉细弦滑。治法：清热解毒，和营化痰。处方：上方加白花蛇舌草30g，半枝莲30g，半边莲30g。14剂。

三诊（12月25日）：患者二便调畅，纳食馨，无便血，舌质红，苔薄腻，脉弦滑。治法：清热解毒，和营化痰。处方：上方去麦冬、黄柏、半枝莲，加生地黄15g，虎杖15g，三七9g，半边莲减半为15g，芙蓉叶加量为30g。28剂。

四诊（2012年1月22日）：患者症状稳定，排便日行1～2次，无便血，舌质淡，苔薄腻，脉细数。再拟清热解毒化痰为主。治法：清热解毒，和营化痰。处方：上方去半边莲、玄参、生地黄、三七、大腹皮、枳壳。14剂。

五诊（2月5日）：患者近期肠镜检查，未发现结肠新生息肉。刻下无腹胀、腹痛，排便每日1次，舌淡，苔薄润，脉细数。治法：清热解毒，和营化痰。处方：守上方。14剂。

按：患者结肠多发性息肉，先后4次肠镜下摘除息肉，排便每日2～3次，时干时溏，夹有黄色黏胨，偶有腹痛，无便血，舌红，苔黄腻，脉沉细。陆金根教授辨证为湿热内蕴，痰瘀互结，治以黄柏、红藤、败酱草清热解毒利湿，陈皮、姜半夏健脾化痰，王不留行籽行血祛瘀，夏枯草消痰散结，芙

- 235 -

蓉叶解毒消肿。二诊患者症状稳定，排便日行 1～2 次，便中黄色黏胨渐少，腹痛未减，苔黄腻，脉细弦滑。原方加白花蛇舌草、半枝莲、半边莲清热解毒。三诊，服药后患者无明显不适，症状稳定，再拟原法为主。前方去麦冬、黄柏、半枝莲，半边莲减半减轻清热解毒之力，加虎杖、三七活血祛瘀，芙蓉叶加量增加解毒消肿之功。四诊，患者症状稳定，去半边莲减轻清热解毒之力；舌转淡，去玄参、生地黄；去三七减轻活血祛瘀之功；腹胀已消，去大腹皮、枳壳。六诊，近期肠镜检查，未发现结肠新生息肉，患者病情稳定，效不更方。

（彭军良）

十、大便失禁案一则

冯某，女，91 岁。初诊日期：2019 年 12 月 5 日。

患者大便控制力减弱 3 个月，在便质软或便稀时，有无意识漏出粪便现象，偶发便秘、便时出血。

刻诊：患者大便控制力减弱，偶发便秘，便时出血、色淡，偶有肛内团块物脱出，通过饮食调整可改善症状；无腹胀及腹痛，无脓性黏液，无肛门瘙痒及疼痛，无里急后重；胃纳欠佳，眠差；舌暗红，苔白燥，脉细弱。

诊断：大便失禁，便秘，混合痔。辨证：脾气不足，肾阳虚衰。治法：健脾益气，温补肾阳。

处方：党参 30g，黄芪 30g，白术 30g，当归 30g，橘皮 12g，升麻 18g，柴胡 24g，炙甘草 15g，火麻仁 24g，肉苁蓉 30g，瓜蒌子 18g，山药 21g，首乌藤 24g，锁阳 12g，茯苓 18g，淡附子 3g。7 剂。

二诊（12 月 12 日）：症状好转，大便成形，肛门控制力有所改善，夜寐较前稍有好转但仍欠佳。上方改首乌藤 30g，加酸枣仁 9g。14 剂。患者服上方后，大便未再失禁，疾病向愈。

按：大便失禁在古籍中尚未见专文论述，但有"滑泄""大便滑脱""遗矢"等记载，可理解为大便失禁之意。清代龚廷贤《增补万病回春》云："滑泻者，日夜无度，肠胃虚寒不禁，脉沉细是也。"宋代《圣济总录》云："论曰大肠为传导之官，掌化糟粕，魄门为之候。若其脏寒气虚，不能收敛，致化糟粕无所制约，故遗矢不时。"曹永清教授认为，大便失禁可见热毒炽盛、脾肾阳虚或气虚下陷等证。临床上，老年患者出现此病证则多呈现脾气不足、肾阳虚衰之象。年老体衰，气血阴阳亏虚，脏腑功能衰弱，阳虚失于温煦，气化失常，气虚日久则下陷，同时又无力约束魄门开合，致肠中大便失约，向下而出。故此类患者在治疗时重在治本，以扶正为要，健脾益气，温补肾阳，使正气得复则大便得以约束。《素问·阴阳应象大论》云："阳化气，阴成形。"有形之精血津液需要依靠阳的气化作用才可转化为无形之气。本例患者年高体弱，肾阳衰微，无以化气，气虚失于固摄，无力调节肛门舒缩，又日久气陷，则肠中大便质软或便稀时出现无意识地漏出而无法自行控制。气虚传送无力，大肠传导失司，则时而出现便秘。气虚下陷，反复便秘时用力排便，日久则痔核成形、脱出，气虚无力摄血，气虚则血虚，故便时出血色淡。肾阳亏虚，阳不入阴，则患者夜寐差。舌暗红、苔白燥、脉细弱，均为气虚血瘀津停、脾肾亏虚之象。故本例患者辨证为脾气不足、肾阳虚衰，治以健脾益气、温补肾阳，方选补中益气汤加减。方中党参补中益气，生津养血；黄芪为补气要药，既补中焦之气，又有升阳举陷之效；白术亦为补气健脾要药，再加炙甘草补脾益气。四药同用，补中焦脾气之力显著。当归补血、活血、润肠，与黄芪配伍，气血同补，使补而不滞。当归与党参合用，补血养血。升麻、柴胡辛散升提，助黄芪升提下陷之气。三者配伍为补气升阳的基本结构，再加橘皮理气健脾，使气得以补而不滞。肉苁蓉与火麻仁、瓜蒌子均可润肠通便。同时，肉苁蓉与锁阳、淡附子共用，又有补肾助阳之功。山药益气补脾、补肾固涩。茯苓既可健脾，又能与首乌藤共奏安神之效。炙甘草益气补中的同时亦可缓和药性，调和诸药。二诊时患者症状明显好转，大便成形，肛门控制力有所改善，夜寐较前稍有好转，可见前期中药汤剂益气行气、温补肾阳之力已见一定成效。但患者夜寐仍差，故在原方基础上，首乌藤加至30g，另加用酸枣仁以加强安神之力。

（董青军　虞洁薇）

十一、直肠阴道瘘医案二则

（一）直肠阴道瘘医案1

翟某，女，35岁。初诊日期：2022年12月17日。

患者阴道漏气、漏粪2天，严重影响生活质量，遂至陆金根教授门诊就诊。

刻诊：2019 年 11 月因子宫颈癌行全子宫切除，2022 年 5 月因甲状腺癌行手术治疗，两次治疗期间排便均溏。2022 年 5 月，发现盆腔有肿瘤转移灶而再次手术，切除部分直肠，后施放化疗。两天前感阴道有漏粪、漏气之症，自感疲惫，寐差，贫血貌，纳食不佳。肛指检查：直肠腔内组织柔软，无僵硬，未能触及直肠阴道壁之漏口，往阴道后壁挤压，无明显分泌物外溢。舌苔薄，体胖，脉沉细。

诊断：直肠阴道瘘。辨证：气血亏虚。治法：益气养血，化湿祛浊。

处方：生黄芪 30g，生白术 30g，天冬 15g，麦冬 15g，茯苓 15g，怀山药 15g，白扁豆 15g，枸杞子 15g，熟女贞 30g，墨旱莲 15g，丹参 30g，芡实 30g，益智仁 15g，芙蓉叶 15g，蜀羊泉 30g，藤梨根 30g，野葡萄藤 15g，佛手 12g，甘松 12g，炙甘草 15g。14 剂。

二诊（2023 年 1 月 18 日）：总体症情有改善，便质由稀转稠，质黏，舌苔薄润，边有齿痕，脉细弦。治法：调补肝肾，益气养血祛浊。处方：上方加淫羊藿 30g，仙茅 30g，灵芝 15g。14 剂。

按：直肠阴道瘘或称肛管阴道瘘，是直肠肛管与阴道间隔的病理性通道，是由于肛门直肠发育不全，直肠异常开口于阴道而形成的。原因比较复杂，既有先天发育不良，也有后天的因素，如手术治疗，或者低位直肠癌保肛治疗，或者术后的放疗或者术前的放疗都可以引起直肠阴道瘘。如果处理不当，很容易复发或遗留后遗症，给患者造成较大的身心伤害，从阴道排出粪便和气体，加上性交不便等，严重影响女性患者的生存质量。

本案中患者为放化疗后，目前正气不足，气血亏虚，尚不能手术治疗，选方生黄芪、生白术、天冬、麦冬益气养阴，二至丸合二仙汤加减，方中女贞子、墨旱莲，既不燥热，又不滋腻，二味配合为补肝益肾之要药。淫羊藿补肾壮阳、祛风除湿，《日华子本草》："治一切冷风劳气，补腰膝，强心力，丈夫绝阳不起，女子绝阴无子，筋骨挛急，四肢不任，老人昏耄，中年健忘。"佛手、甘松理气，开郁醒脾，改善患者食欲。

（杨维华　徐　向）

（二）直肠阴道瘘医案 2

张某，女，31 岁。初诊日期：2021 年 3 月 19 日。

患者因反复阴道漏液漏气 1 年余，近日症状加重，有克罗恩病肛瘘病史，目前仍类克治疗中，遂至陆金根教授门诊就诊。

刻诊：会阴部隐痛不适，大便每日5～6次，不成形，无便血，时有腹痛伴腹胀，舌红、苔黄腻，脉弦滑。肠镜检查示：克罗恩病。肛周MRI：肛瘘，直肠阴道瘘。

诊断：①克罗恩病；②肛瘘；③直肠阴道瘘。辨证：湿热下注，湿毒瘀滞。治法：清热化湿解毒，和营通络。

处方：红藤15g，关黄柏12g，川牛膝30g，白花蛇舌草30g，赤芍15g，牡丹皮15g，芙蓉叶30g，败酱草30g，山慈菇15g，皂角刺18g，甘草15g。14剂，水煎服。

二诊（4月2日）：症情较前好转，会阴部不适减轻，大便次数减少，日行2～3次，腹痛、腹胀减轻，舌尖红，苔薄润，脉沉细数。治法：健脾清热化湿。处方：太子参15g，炒白术15g，怀山药12g，茯苓12g，石菖蒲15g，山慈菇15g，蜀羊泉30g，芙蓉叶30g，红藤15g，败酱草30g，白头翁15g，川牛膝15g，皂角刺18g，甘草15g。14剂。

三诊（4月30日）：患者症情稳定，排便次数减少，日行1～2次，质成形，无明显腹痛腹胀，舌红，苔薄腻，脉细数。治法：健脾清热化湿。处方：守原方，14剂。

2021年8月患者复查肠镜示：克罗恩病缓解期；大便次数基本正常，腹痛症状基本消失。

2022年1月因会阴部脓肿形成，行脓肿切开拖线引流术。

2022年8月行直肠阴道瘘瘘管切除分层缝合术。

按：陆金根教授认为脾肾亏虚是导致本病发生之本，湿邪是其主要病因，刘完素《素问玄机原病式》提出："然诸泻痢皆属于湿，今反言气燥者，谓湿热甚于肠胃之内，而肠胃怫热郁结，而又湿主科痞，以致气液不得宣通。"外感湿邪，日久湿邪阻滞，伤及脾胃，脾气受损，运化功能失调，内生水湿，清浊混杂，湿邪中病，湿为阴邪，中于下焦，而见泄泻。湿邪加上素体本虚，脾肾不足，各种因素凝滞腹部经络脏腑，气机阻滞，气滞则血行不畅，继而血瘀，进一步阻滞气机运行，不通则痛，故表现为腹痛。长期的气机不畅，导致血脉痹阻，长久以往则发为腹胀。因此，治以清热化湿解毒，和营通络。方中红藤具有清热解毒、活血通络的功效，是治疗肠痈的要药。关黄柏清热利湿，与败酱草、白花蛇舌草、川牛膝、芙蓉叶、山慈菇合用，加强清热解毒、和营活血通络的作用。赤芍、牡丹皮清热活血化瘀，皂角刺加强活血行气理气。诸药合用，共奏清热化湿解毒、和营通络之效。

二诊时患者症状较前改善，大便日行 2～3 次，予太子参、炒白术、怀山药、茯苓等进一步健脾化湿治疗本虚之证。

三诊时患者症情稳定，排便日行 1～2 次，质成形，继续守原方。经治疗患者症情稳定，排便正常，克罗恩病肠道炎症得到控制，之后则可继续手术治疗。

（蒋伟冬）

十二、肛周皮肤病医案八则

（一）肛周皮肤病医案 1——疱疹医案

童某，男，80 岁。初诊日期：2023 年 1 月 9 日。

患者肛门疼痛不适 1 周，遂至曹永清教授门诊就诊。

刻诊：1 周前有发热 3 天，最高体温 38.6℃，退热后近日肛旁疼痛不适，灼热、瘙痒交替，自行用马应龙痔疮膏后未见明显好转。舌红，苔黄腻，脉弦滑。专科检查：肛门外观不整，肛缘米粒大小簇集成群水疱形成，部分溃破，有透明渗液。

诊断：中医诊断：黄水疮（湿热下注）；西医诊断：肛周疱疹。辨证：热扰营卫，湿热下注肛门。治法：清热利湿，凉血解毒。

处方：板蓝根 30g，大青叶 12g，紫花地丁 30g，金银花 15g，连翘 15g，黄柏 12g，苍术 9g，土茯苓 30g，苦参 15g，赤芍 12g，白藓皮 12g，生甘草 6g。7 剂，水煎第 1 次口服，再加水煎，水煎后坐浴熏洗。

二诊（1 月 16 日）：用药 1 周后症情明显改善，肛周瘙痒渗液较前明显好转。专科检查：肛周疱疹范围减小，渗液减少。舌淡红，苔黄腻，脉滑。治法：清热利湿，凉血敛疮。治法：上方加地榆 9g，槐花 9g。7 剂。

三诊（1 月 23 日）：用药 2 周后复诊，专科检查：肛旁疱疹消失，可见陈旧瘢痕，无渗液，无瘙痒，建议饮食清淡，局部干燥，如有不适再行复诊。

按：曹永清教授认为此病是发热后或发热过程中所发生的急性疱疹性皮肤病，西医称为单纯疱疹，由单纯疱疹病毒感染引起。本病多在发热过程中出现，正如《圣济总录》中说："论曰热疮本于热盛，风气因而乘之，故特谓之热疮。"另外，劳累、月经来潮、妊娠、胃肠功能障碍等可诱发本病。《诸病源候论·热疮候》记载："诸阳气在表，阳气盛则表热，因运动劳役，腠理则虚而开，为风邪所客，风热相搏，留于皮肤则生疮。"本例患者内有蕴热，加之外感风热毒邪，而致湿热下注肝胆，发于二阴。故此患者一诊给予板蓝根、大青叶、紫花地丁、金银花、连翘、土茯苓清热解毒，黄柏、苦参、白藓皮清热燥湿，苍术燥湿健脾，赤芍清热凉血，生甘草调和药性。二诊时患者症状明显改善，渗液仍有，疱疮减小，故加地榆、槐花凉血解毒，生肌敛疮。

（杨文宏）

（二）肛周皮肤病医案2——毛囊闭锁三联征案

吴某，男，17岁。初诊日期：2020年8月15日。

患者近一年半以来，自臀部及骶尾处起多枚结节，时有化脓，面部痤疮，此起彼伏，遂至陆金根教授门诊就诊。

刻诊：患者臀部、尾骶部多枚结节，部分可化脓，口干甚，舌红，苔薄腻，脉弦数。

诊断：毛囊闭锁三联征。辨证：阴虚火热，湿浊蕴结。治法：养阴清热。

处方：生地黄15g，玄参15g，麦冬15g，白花蛇舌草30g，生石膏18g，寒水石30g，虎杖15g，制大黄15g，生山楂15g，车前子（包）15g，黄芩12g，黄柏12g，青蒿30g，生甘草15g。14剂。

二诊（9月12日）：服药后症状总体改善且稳定，尤其尾骶部体征明显改善，近期2枚结节时有肿痛，然无化脓趋势，舌红，苔薄，脉弦。治法：养阴清热化痰。处方：原方加天花粉15g，丹参15g，地骨皮15g。14剂。

三诊（10月10日）：服药迄今，病情有所改善，无明显新发，左臀部原病灶有新的肿痛，舌红，苔薄，脉细数弦。治法：养阴清化。处方：玄参15g，天冬15g，麦冬15g，南北沙参各15g，赤芍15g，牡丹皮15g，丹参15g，生石膏18g，知母12g，寒水石30g，白花蛇舌草30g，青蒿30g，虎杖15g，生山楂15g，制大黄15g，地骨皮30g，黄芩12g，生甘草12g。14剂。

按：毛囊闭锁三联征包括化脓性汗腺炎、聚合性痤疮和脓肿穿凿性头部毛囊周围炎，通常主要是化脓性汗腺炎，也可伴有其他两种。本病主要临床表现为疼痛性、炎性结节，开始坚实，可出现波动性、脓肿破裂、脓肿和窦道形成。易反复发作，最终形成蜂窝状瘢痕、溃疡和伴有慢性感染的瘘管。

本患者阴虚不足，湿热之邪内蕴，留恋不去，则此起彼伏，方选青蒿鳖甲汤合增液汤加减。玄参其性咸寒润下，善滋阴降火，润燥生津；麦冬甘寒滋润，大有滋阴润燥之功；生地黄滋阴壮水，清热润燥。《温病条辨》云："妙在寓泻于补，以补药之体，作泻药之用，既可攻实，又可防虚。"青蒿芳香清热透毒，引邪外出，透热而不伤阴，养阴而不恋邪。

（杨维华　徐　向）

（三）肛周皮肤病医案 3——肛周化脓性汗腺炎案

鲁某，男，41 岁。初诊日期：2015 年 1 月 23 日。

患者化脓性汗腺炎反复发作 3 年余，遂至陆金根教授门诊就诊。

刻诊：患者体胖，毛发旺盛，3 年余前曾因肛周、腹股沟化脓性汗腺炎行手术清创治疗，就诊时虽肛周分泌物渐少，但腋下又出现新发病灶，可见硬结隆起，焮热肿痛，并有臭秽脓液分泌。发热，舌偏红，苔黄厚腻，脉弦滑。

诊断：化脓性汗腺炎（漏腋）。辨证：肝脾湿热，气血凝滞。治法：清肝泄热，养阴利湿。

处方：黄芩 15g，生山栀 12g，苍术 15g，黄柏 12g，川牛膝 12g，夏枯草 15g，生石膏 18g，寒水石 30g，虎杖 15g，白花蛇舌草 30g，生山楂 30g，制大黄 15g，车前子 15g，丹参 30g，青蒿 15g，地骨皮 15g，生甘草 15g。14 剂。

二诊（2 月 6 日）：症见无新发病灶，原红肿隆起之势有所减退，口干，排便日行 1～2 次。舌红、苔薄，脉弦。治法：养阴清热，和营托毒。处方：玄参 15g，麦冬 15g，生地黄 30g，白花蛇舌草 30g，虎杖 15g，夏枯草 12g，生山楂 30g，制大黄 15g，车前子 15g，丹参 30g，桃仁、红花各 12g，赤芍 15g，牡丹皮 15g，皂角刺 24g，生甘草 12g。14 剂。

三诊（5 月 8 日）：患者停服汤药 1 月余，期间无明显不适，腋下也无新增病灶，偶有腋下胀痛，但无脓液分泌，大便日行 1～2 次。可见腋下皮肤较平整，无明显瘢痕窦道。舌红，苔根黄腻，脉弦。治法：养阴清热化湿。处方：玄参 30g，麦冬 12g，生地黄 15g，白花蛇舌草 30g，夏枯草 12g，虎杖 15g，生石膏 15g，生山楂 30g，制大黄 15g，车前子（包）15g，金银花 12g，连翘 12g，皂角刺 18g，生薏苡仁 15g，生甘草 9g。14 剂。

按：化脓性汗腺炎好发于大汗腺部位，尤其多见于腋窝，也可发于肛周、外阴等处。初起表现为局部小硬结，其形如核，与"漏腋"相似，以后逐渐增大，高出皮表，红肿热痛；最终溃破出脓，且脓水臭秽，不易收口。腋下属于足厥阴经循行路线，会阴处亦为其所络。陆金根教授认为本病常由肝经湿热，加之潮湿多汗，搔破染毒，气滞血凝而成。初起时当以清肝利湿为主，黄芩、山栀、生石膏、寒水石清热泻火，黄柏、苍术清热燥湿，川牛膝祛风利湿，夏枯草清肝散结，车前子清热利湿，虎杖、白花蛇舌草散瘀消痈，生山楂、制大黄活血散瘀，丹参凉血消痈，青蒿、地骨皮凉血泄热。陆金根教授又指出"脓本气血化生"，本病溃脓后若一味施以苦寒清热之药恐耗伤阴液，加重气血受损，故后期应酌加玄参、生地黄、麦冬等养阴增液之品以补益阴液，助化生气血。另予皂角刺消肿托毒，金银花、连翘清热解毒、消肿散结，共奏清肝利湿、和营托毒、消肿散结、养阴清热之效。

（彭军良）

（四）肛周皮肤病医案 4——肛周湿疹案

郭某，男，60 岁。初诊日期：2014 年 1 月 3 日。

患者肛周瘙痒不适 1 年，遂至陆金根教授门诊就诊。

刻诊：患者 1 年前在无明显诱因下出现肛周灼痒，时时潮润，夜间尤甚，烦躁失眠，进食辛辣及饮酒后症状加重。排便日行 1 次，偶为 2 次，质软成形，排便时肛门疼痛。专科检查：肛周皮肤粗糙、增厚，伴散在皮肤皲裂及苔藓样改变，有抓痕。舌红，苔薄腻，脉弦滑。

诊断：肛周湿疹（慢性期）。辨证：血虚风燥，湿热蕴结。治法：养血祛风，清肝利湿。

处方：当归 30g，赤芍、白芍各 15g，鸡血藤 15g，生地黄 12g，柴胡 15g，生山栀 12g，泽泻 30g，萆薢 15g，土茯苓 30g，白鲜皮 15g，地肤子 15g，生薏苡仁 30g，生甘草 15g。7 剂。外用：黄连冷霜和白玉膏混合外用，每日 2 次。

二诊（1 月 10 日）：患者症情略有改善，但夜间肛周瘙痒仍较明显，舌红，苔薄白腻，脉弦细。治法：养血祛风、清肝利湿。处方：上方去萆薢，加川芎 12g，防风 10g，麦冬 12g，菝葜 30g，泽漆 15g，煅牡蛎 30g。7 剂。

三诊（1 月 17 日）：患者肛周瘙痒明显减轻，唯潮湿感尚存，大便日行 1 次，纳食尚可，舌红，边有齿痕，苔薄白，脉细数。治法：养血祛风，清肝利湿。处方：上方加杭菊花 15g。7 剂。

四诊（1 月 24 日）：患者肛周瘙痒已消失，潮湿感也消失，大便日行 1 次，纳食尚可。舌淡红，边有齿痕，苔薄白，脉细数。治法：养血祛风，清肝利湿。处方：上方 7 剂。

按：本病属中医学"湿疮"范畴，其发生多与湿邪有关，湿与热相搏下

- 243

注于肛门，致肛周瘙痒渗出，皲裂疼痛。湿为阴邪，性黏滞，故反复不已，缠绵难愈；患病日久耗血伤阴，血虚风燥，肌肤失养而成慢性肛周湿疹。陆金根教授认为"治风先治血，血行风自灭"，故用四物消风散加减；"久病必瘀""久病必虚"，湿疹日久营血耗伤，故用鸡血藤养血和营。二诊时，患者夜间肛周瘙痒明显，故予煅牡蛎镇静安神；患者除了有血虚的症状以外，还夹有湿邪，故用菝葜、泽漆祛风利湿。三诊时，患者症状明显改善，唯有潮湿感，故加杭白芍甘寒益阴，清热解毒。

陆金根教授认为肛周湿疹除了药物治疗外，还要叮嘱患者注意饮食及生活习惯的调摄：①避免过度刺激肛门局部，如热水烫洗、暴力搔抓、局部化学物刺激等；②避免穿通透性不良或过紧过窄的内裤；③保持大便通畅及肛周清洁干燥，但不能过度频繁清洗；④饮食宜清淡，忌食辛辣刺激食物；⑤适当进行体育锻炼，增强体质，避免过度劳累及精神紧张。只有内外兼顾，相辅相成，才能起到良效。

（彭军良）

（五）肛周皮肤病医案 5——肛周瘙痒案

乐某，女，35 岁。初诊日期：2015 年 5 月 8 日。

患者肛周瘙痒症已 5 年，近期症状加剧，遂至陆金根教授门诊就诊。

刻诊：患者肛周瘙痒不适，夜间尤甚，肛周潮湿、黏腻，肛门坠胀，烦躁不安，夜不能眠，大便日行 1 次，质干，小便黄赤。舌红，苔黄腻，脉弦滑。肛检：肛腺分泌旺盛，渗出明显，肛周皮肤增生肥厚，局部溃烂。

诊断：肛周瘙痒。辨证：肝经湿热，血虚风燥。治法：清肝利湿，养血润燥。

处方：龙胆草 6g，柴胡 12g，茵陈 15g，生山栀 12g，黄芩 12g，当归 30g，生地黄 15g，车前子 15g，泽泻 30g，土茯苓 30g，苦参 12g，地肤子 15g，白鲜皮 15g，丹参 30g，生甘草 12g。14 剂。

二诊（5 月 22 日）：患者自述服药后肛周瘙痒及其他症状消失，舌红，苔黄腻，脉弦滑。治法：清肝利湿，养血润燥。处方：守上方巩固疗效 14 剂。

按：陆金根教授认为肛周瘙痒多由于肝经郁热、湿浊下注肛门所致，病程反复，又可致阴血亏虚，故治疗采用清肝利湿、养血润燥为主，拟龙胆泻肝汤加减治疗，临床效果满意。方中龙胆草清热燥湿，善清下焦湿热，《药品化义·卷九》云："胆草专泻肝胆之火……凡属肝经热邪为患，用之神妙，其气味厚重而沉下，善清下焦湿热……或茎中痒痛，女人阴癍作痛，或发癍生疮，以此入龙胆泻肝汤治之，皆苦寒胜热之力也。"黄芩、生山栀泻火解毒、清热燥湿，其中黄芩抗过敏效果较好；茵陈、泽泻、车前子清热利湿，导热下行，可使湿热从小便而去。陆金根教授认为"血虚则生风，风聚则发痒"，临证常用生地黄、当归、丹参滋阴养血，血液充足则气血津液运行正常，肤有所养而肛周瘙痒自止，且可使邪去而不伤正，正如《医宗必读·卷十·痹》："盖治风先治血，血行风自灭是也。"柴胡舒畅肝经之气，可引诸药归肝经，《医学启源》云："柴胡，少阳、厥阴引经药也。"柴胡与黄芩相伍，既可调畅肝胆之气机，又可清泄肝经之郁热，张洁古云："柴胡泻下焦之火，必佐以黄芩。"苦参、地肤子、白鲜皮、土茯苓均有清热利湿、祛风止痒的作用，善治湿浊下注所致的肛周瘙痒。

（彭军良）

（六）肛周皮肤病医案 6——肛周湿疹案

朱某，男，67 岁。初诊日期：2014 年 10 月 10 日。

患者反复肛周潮湿瘙痒 1 年余，近日饮食辛辣油腻后症状加重，遂至陆金根教授门诊就诊。

刻诊：肛周皮肤潮湿，瘙痒剧烈，夜间尤甚。自用激素类软膏后，症状减轻，但停药后症状反复，大便质黏成形，每日 1～2 次。舌红，质瘀，边有齿痕，苔薄腻，脉弦滑。

专科检查：肛周皮肤潮红，皮纹增厚，局部皮肤皲裂。

诊断：肛周湿疹。辨证：肝经郁热，湿浊内生。治法：清肝利湿，健脾止痒。

处方：龙胆草 6g，柴胡 12g，生山栀 12g，黄芩 12g，苦参 15g，地肤子 15g，白鲜皮 15g，车前子 15g，泽泻 18g，生地黄 9g，当归 18g，山药 30g，白术 30g，苍术 15g，生甘草 9g。14 剂，每日 1 剂，水煎、早晚两次温服，药渣煎水坐浴熏洗肛门，嘱患者清淡饮食。

二诊（10 月 24 日）：肛周瘙痒较前明显减轻，皮疹好转，大便质软成形，每日 1～2 次，舌红，苔根腻，脉弦。证治同前，原方继续服用 14 剂。

三诊（11 月 14 日）：肛周无瘙痒，无明显皮疹。嘱改善生活习惯，忌食辛辣油腻，大便规律，保持肛门清洁干燥。

按：陆金根教授认为肛肠病位在下焦，多以湿热之邪为主，《医宗金鉴》

又云："筋痿阴湿，热痒阴肿……乃肝经之为病也。"故将肛周湿疹归因于肝经湿热，治以清肝利湿为主，方以龙胆泻肝汤加减为要。湿热之邪下注于下焦，蕴结肛周，发为湿疹。故本案中用龙胆草为君药，清肝泻火利湿；黄芩、生山栀、苦参为臣药以增强清热化湿之效；白鲜皮可"治一切热毒风，恶风，风疮、疥癣赤烂"，地肤子可"祛皮肤中积热，除皮肤外湿痒"，两者联用增强清热利湿、祛风止痒之效。泽泻、车前子导热下行，使下焦湿热从小便排出。柴胡引诸药入肝经。

"血虚则生风，风聚则发痒。"本案病程偏长，且迁延未愈，湿热凝滞，耗伤阴血，肌肤失养，则皮厚如革，干枯皲裂成顽湿。故在清热利湿的基础上佐以当归活血、生地黄滋阴养血润燥。

《医宗金鉴》曰："此症初如粟米，而痒兼痛，破流黄水，浸淫成片，随处可生。由脾胃湿热，外受风邪，相搏而成。"本案患者发病的内因在于饮食辛辣油腻，导致脾胃运化水谷失司，以致湿浊内生，与湿热之邪相合而致。故兼用苍术、白术、山药，起运脾健脾之功。甘草调和诸药，共为使药。诸药合用，共奏清热利湿、养血润燥、健脾止痒之效。

药渣复煎熏洗肛门，使药物直接作用局部病灶，有利于肛周皮肤对药物的吸收。内外合用，使药物功效最大化。

复诊时患者症状逐渐减轻，故予原方继服，并辅助饮食调节巩固疗效。

（郑　德）

（七）肛周皮肤病医案7——儿童肛周湿疹案

刘某，男，3岁。初诊日期：2022年6月9日。

因肛门痒痛2天前来就诊。自2天前，始呼肛门作痒，并伴疼痛，惧怕排便。

刻诊：肛周皮肤有片状红斑，边界不清，潮红、湿润、轻触痛，质黏，舌红，苔黄腻，脉弦滑。

诊断：肛周湿疹。辨证：湿热下注。治法：清热利湿，祛风止痒。

处方：蛇床子20g，地肤子20g，苦参15g，黄柏15g，蜂房10g，生大黄9g，生杏仁6g，枯矾10g，白鲜皮12g，蝉蜕10g。14剂，水煎外洗。

二诊（6月23日）：症情较前好转，肛周瘙痒明显减轻，治法同前。

三诊（7月7日）：肛周无明显瘙痒。

按：西医学认为，湿疹是由多种内外因素作用所致的迟发性变态反应引起的一种皮肤炎症反应性疾病。治疗上，应用激素类药物，对消除炎症、止痒及减少渗出作用较快，但停药后很快复发，再用其他药物，疗效明显降低。外洗药物直接作用于病灶，并透过皮肤作用于真皮层，疗效确切。陆金根教授认为小儿形体未充，腠理疏松，卫外功能不固，易为外邪所侵；小儿脾运不健，又易酿生湿热。脾胃湿热，外受风邪，相互搏结，蕴阻肌肤则成湿疹，小儿为稚阴稚阳之体，脾胃虚弱，皮肤柔嫩，角质层较薄，因此外洗坐浴对于易受侵害的稚童更为适宜。方中蛇床子、地肤子杀虫燥湿；苦参、黄柏清热燥湿、祛火解毒；露蜂房、大黄攻毒杀虫；杏仁性温味苦，具有抗炎镇痛效果；明矾收敛杀虫；白鲜皮、蝉蜕祛风止痒。

（许　敬）

（八）肛周皮肤病医案 8——肛周湿疹案

徐某，男，32 岁。初诊日期：2023 年 1 月 12 日。

患者 3 个月前无明显诱因下出现肛周潮湿、瘙痒，出汗后症状加重，且反复发作，患者平素性格急躁易怒，喜食油腻、辛辣食物。

刻诊：肛周瘙痒难耐，皮肤潮湿，皮纹增厚，有抓痕，局部皮肤皲裂，有小出血点。大便日行 1～2 次，质黏。舌红，苔黄腻，脉弦滑。

诊断：肛周湿疹。辨证：湿热下注。治法：清热利湿，祛风止痒。

处方：龙胆草 6g，柴胡 12g，栀子 12g，黄芩 12g，当归 30g，车前子 15g，泽泻 30g，土茯苓 30g，苦参 15g，地肤子 15g，白鲜皮 15g，丹参 9g，煅牡蛎 30g，生甘草 6g。28 剂。

二诊（2 月 2 日）：症情较前好转，肛周瘙痒明显减轻，大便日行 1 次，质软成形，舌红，苔黄腻，脉弦。治法同前，原方继服。

三诊（2 月 16 日）：肛周无明显瘙痒。嘱其平日注意肛周清洁，饮食清淡。

按：《素问·太阴阳明论》云："伤于湿者，下先受之。"湿为阴邪，其性趋下，易袭阴位，湿性黏滞，故其致病多缠绵难愈或反复发作。陆金根教授认为肛周湿疹属中医学"湿疮"范围，其发生多与湿邪有关，多由肝经湿热，湿浊下注肛门所致。黄芩、生山栀泻火解毒、清热燥湿，其中黄芩抗过敏效果较好，对任何原因引起的过敏都适用；泽泻、车前子清热利湿、导热下行，可使湿热从小便而去；柴胡疏畅肝经之气，可引诸药归肝经，柴胡与黄芩相伍，既可调畅肝胆之气机，又可清泄肝经之郁热；苦参、地肤子、白鲜皮、土茯苓均有清热利湿、祛风止痒的作用，善治湿浊下注所致的肛周瘙痒；煅牡蛎既可息风又可平肝；生甘草调和诸药。复诊时患者肛周瘙痒已明显减轻，故效不更方，继予前方巩固疗效。

（许　敬）

十三、肛门痛医案二则

（一）肛门痛医案1

黄某，女，71岁。初诊日期：2019年5月20日。

患者肛门坠胀痛半年余，至乔敬华主任门诊就诊。

刻诊：肛门持续坠胀痛，久站久行或劳累后加甚，平卧休息后可获缓，二便轻度失禁，神疲纳呆，寐欠安。否认泌尿科、妇科病史及尾骶骨、骨盆外伤史。肛指专检：6cm内未及占位肿块，肛隐窝触痛（＋）、无充血与分泌物，肛口前后侧赘皮痔、无水肿血栓，肛管松弛、无裂口。舌淡红，苔薄，脉细，沉取乏力。查血常规与C反应蛋白正常，Glazer盆底表面肌电评估：盆底肌收缩力弱，3个月前某院肠镜检查无异常。

诊断：肛门痛。辨证：中气下陷证。治法：益气健脾，升提固托。

处方：黄芪30g，党参20g，甘草15g，白术12g，当归20g，陈皮15g，升麻15g，柴胡15g，川芎15g，赤芍15g，白芍10g，木香12g，枳壳15g，地黄15g。嘱：提肛运动，上方每剂第3煎熏洗肛门。

二诊（6月3日）：患者症情好转，服7剂后精神、体力渐增，久站久行后肛门坠胀感明显减轻，纳可，寐安，二便畅。指检肛管收缩力增强，肛隐窝触痛（＋）。舌淡红，苔薄，脉细。治法：益气升提，活血通络。处方：上方去党参、白术，白芍加至20g，加丹参15g，金银花12g，皂角刺15g，石菖蒲15g。14剂。

三诊（6月17日）：患者症情明显缓解，久站久行后偶感轻度肛门坠胀，纳可，寐安，舌淡红，苔薄白，脉细，沉取有力。治法：益气固托，活血通络。处方：维持上方。7剂。

2019年12月随访，停药半年内无肛门坠胀发作。

按：笔者1996年起师从陆金根教授，临证每用导师验方，屡见功效。对功能性肛门直肠痛，陆师认为诊治上应兼顾局部与整体，此病成因复杂，虽有虚实之分，但关键源于本虚，中气不足，导致下焦升清乏力，谷道气血失和，经络阻滞而为痛、为胀，故属本虚标实、虚实夹杂之病，治宜益气升阳、培元固本为主，兼顾理气、活血、解毒、祛湿为辅。本案患者无局部与全身严重器质性病变，年老体衰，符合本虚标实之证，初诊以补中益气汤为主方，方中重用黄芪为君，补中益气升阳举陷，党参、炙甘草、白术为臣，加以补气扶正，陈皮理气疏肝，升麻、柴胡升阳举陷共为佐使，辅以木香、枳壳以理气解郁，加白芍、赤芍、川芎以引经止痛，兼以地黄补益肝肾、养血生津。二诊患者中气下陷之虚证明显改善，病灶限于局部，故去党参、白术之扶正药，增量白芍及加丹参、皂角刺、石菖蒲以理气活血、散风去湿、通络止痛，加金银花清热解毒。三诊时患者基本康复，故维持原方，只在药汁剂量与浓度上减半以巩固疗效。

（乔敬华）

（二）肛门痛医案 2

张某，男，40 岁。初诊日期：2014 年 1 月 31 日。

患者肛门下坠疼痛 1 年余，遂至陆金根教授门诊就诊。

刻诊：肛门下坠疼痛不适，时欲排便，大便日 3～4 次，偏稀，无黏液脓血，便后坠胀疼痛感略有缓解，有肛门烧灼感，心中烦躁不宁，夜不能眠。曾诊为"肛窦炎""直肠炎"等，口服中西药，效果不显，并建议行手术治疗。舌尖红，苔黄腻，脉弦。肛门指诊：未触及明显隐窝加深，无触痛。

诊断：肛门神经痛。辨证：湿热下注，肝脾不调。治法：清热燥湿，疏肝理脾。

处方：秦艽 12g，苍术 15g，黄柏 12g，当归 12g，槟榔 12g，泽泻 12g，炒白术 12g，防风 12g，白芍 20g，陈皮 12g，黄连 3g，甘草 6g。14 剂。黛力新 1 片口服，早、午各 1 次。

二诊（2 月 14 日）：患者服用上述中药后肛门下坠感明显减轻，睡眠改善，心中烦躁减轻。治法：清热燥湿，疏肝理脾。处方：上方 14 剂，水煎服。黛力新减为早晨隔日一次口服。

三诊（2 月 28 日）：患者肛门下坠感症状明显减轻，能持续 2～3 日不发作，发作时症状较轻，能耐受，缓解较快。治法：清热燥湿，疏肝理脾。处方：上方 28 剂。

四诊（3 月 28 日）：患者肛门下坠感症状消失。

按：陆金根教授认为肛门神经痛可以理解为肛门部位的神经官能症，目前无法通过体检和设备检查出器质性原因，这类患者往往有情志方面的不良刺激，中医学认为情志不舒，久则伤肝，而肝气受损，最容易受累的是胃肠，所以许多患者表现为腹部胀满不适，喜叹息，在上可表现为梅核气，"咽中如有炙脔，吐之不出，咽之不下"；在中表现为"心下痞满"；在下则表现为肛门坠胀不适。

本患者治疗时既要祛湿热、行气血，并要调肝脾，以秦艽苍术汤合痛泻要方加减，选择秦艽苍术汤中的秦艽、苍术、黄柏、泽泻以清湿热；当归、槟榔行气活血，大肠为手阳明经所主，阳明经"多气多血"，所以行气活血是常用治法，正如"调气则后重自除""行血则便脓自愈"。行气药必不可少，即使患者大便质稀、次频，槟榔亦不可少，气行则肛门下坠亦轻；"久病入络"，久病不愈，单纯行气力量偏浅，故多伍当归活血，当归为"疮家圣药"，在肛肠科许多方子中都能见到。痛泻要方（术、防、陈、芍）用于痛泻，与本患者肛门下坠疼痛，时欲便，便后缓解，病机相投，并且这四味药同样祛湿、行气活血，加黄连目的在于清心中烦热；配合黛力新增加解郁之力，故能很快取效。

（彭军良）

十四、肛门坠胀医案二则

（一）肛门坠胀医案1

王某，女，64岁。初诊日期：2021年5月22日。

患者近年来肛门坠胀不适，曾多方就诊未愈，遂至陆金根教授门诊就诊。

刻诊：近年来肛口时而坠胀微痛，入夜不甚，排便日行一次，顺畅，呈条状，矢气多，腰部时有酸胀疼痛，寐差，难以入睡，梦多。舌淡红，苔薄腻，脉细数。

诊断：肛门坠胀。辨证：气虚瘀滞，中气下陷。治法：理气通络升提。

处方：柴胡12g，八月札15g，郁金15g，延胡索30g，大白芍45g，虎杖15g，升麻15g，徐长卿30g，丹参30g，制南星15g，独活15g，桑寄生15g，煅龙骨、煅牡蛎各30g，怀小麦30g，大枣15g，炙甘草15g。14剂。

二诊（2021年7月17日）：服药后症状缓解，然大便次数增多，腰椎

MR：L4～5椎间盘突出伴椎管相对狭窄，舌红偏瘀，苔薄腻，脉弦。治法：和营通络，益肾壮腰。处方：当归15g，赤芍、白芍各15g，鸡血藤15g，狗脊15g，川断12g，杜仲15g，虎杖15g，独活15g，桑寄生15g，怀牛膝15g，丹参15g，制南星15g，怀小麦30g，大枣15g，炙甘草15g。14剂。

按：本病是临床常见的一种症状，近年来就诊人数逐年增加。肛门坠胀的产生是一个复杂的、多因素作用的结果，既可见于肛管直肠器质性疾病，又可能与泌尿科、妇科、骨科等疾病有关，或无明显器质性病变。陆老师认为本病的诊断首先要搞清楚病因，不能仅局限于肛肠疾病。只有通过详细检查，并且排除器质性疾病后，才更适合于中药的治疗。在治疗时，如果是腰椎疾病引起的，常用独活寄生汤加减治疗，药用杜仲、狗脊、川断、桑寄生、独活、怀牛膝等补肝肾强筋骨。对于部分原因不清的功能性肛门坠胀，尤其是更年期妇女，陆金根教授常采用疏肝解郁法治疗，常用柴胡疏肝散加减，柴胡与杭白芍相伍一散一收；与枳实相配一升一降，加强疏肝理气之功；白芍与甘草相伍缓急止痛，疏理肝气以和脾胃；虎杖、延胡索、徐长卿极具通利之功，气血流通，疼痛乃止，若伴疼痛可酌加；若患者心神不宁，可用甘麦大枣汤以养心安神；久病必虚，可加用灵芝、太子参以扶正补虚。

在药物治疗的同时，陆金根教授还叮嘱患者要适当休息，保持心情乐观；避免劳累、久站久立；饮食宜清淡，忌辛辣刺激性食物及油炸肥腻之品。还要适当地进行提肛锻炼，以尽快恢复肛门部肌肉的收缩功能。

（杨维华　徐　向）

（二）肛门坠胀医案2——直肠黏膜脱垂案

宋某，女，57岁。初诊日期：2012年5月23日。

患者肛门坠胀2年，遂至陆金根教授门诊就诊。

刻诊：患者肛门坠胀，站立时坠胀感更明显，但无便血，大便1～2日1行，有便不尽感，曾做肠镜检查无明显异常。检查：外观无异常，截石位3、7点肛乳头肥大，直肠黏膜壅阻，未及肿块，未染血。舌瘀，苔腻，脉细带数。

诊断：直肠黏膜脱垂。辨证：中气下陷，湿热下注。治法：益气升提，清热化湿。方用补中益气汤加减。

处方：黄芪30g，党参15g，炒白术15g，升麻12g，柴胡12g，当归12g，仙鹤草30g，制黄精15g，陈皮9g，姜半夏9g，茯苓12g，薏苡仁15g，炙甘草 9g。14 剂。

二诊（6 月 6 日）：直肠黏膜脱垂服上药后，症情明显好转，舌红，苔黄腻，脉弦滑。治法：益气升提，清热化湿。处方：上方加灵芝 15g。14 剂。

三诊（6 月 20 日）：直肠黏膜脱垂服上药后，肛门坠胀症状消失，舌淡红，苔薄黄，脉弦滑。治法：益气升提，清热化湿。处方：上方 14 剂。

按：直肠脱垂，又叫"脱肛"，根据直肠壁脱出的程度，可分为不完全性脱垂和完全性脱垂。主要症状为便意不尽感和肛门阻塞感，直肠排空困难，且用力越大便意感越重。部分患者排便时可有下腹部或骶尾部微痛，黏液便，晨起较轻，下午晚间较重。肛门镜检可见直肠黏膜松弛、壅积，或有充血、水肿、糜烂。多见于体质虚弱的小儿和中老年人，女性发病多于男性。中医学认为本病是气血两虚的局部表现，多与脾肾关系密切。小儿气血未旺，中气不足；或年老体弱，气血亏虚；或妇女分娩过程中，耗力伤气；或慢性泻痢、习惯性便秘、长期咳嗽引起脾肾亏虚，中气不足，无以摄纳，脾气不升而下陷，肾气不充，关门不固，故见直肠滑脱不收，肛门坠胀；中气不足，则疲乏无力；脾气亏虚，运化无力，则食欲不振。陆金根教授认为直肠黏膜脱垂，属于 I 度直肠脱垂，首先应保守治疗，在保守治疗无效、患者自觉必要手术时才可选择手术治疗。目前西医还没有有效的口服药物来治疗直肠黏膜脱垂，多采用手术疗法，PPH（吻合器痔上黏膜钉合术）也是治疗直肠黏膜脱垂一种选择。中医治疗直肠黏膜脱垂，辨证论治，口服中药，疗效满意。方中黄芪补中益气，升阳固表；党参、白术、甘草甘温益气，补益脾胃；陈皮调理气机，当归补血和营；升麻、柴胡协同参、芪升举清阳。综合全方，一则补气健脾，使后天生化有源，脾胃气虚诸症自可痊愈；一则升提中气，恢复中焦升降之功能，使下脱、下垂自复其位。

（彭军良）

十五、杂病医案三则

（一）杂病医案 1——粉刺（颜面痤疮）

吴某，男，29 岁。初诊日期：2011 年 7 月 22 日。

患者颜面部痤疮数年。

刻诊：颜面部可见以粉刺为主的丘疹、结节、脓疱，高出皮肤，皮损范围广，结块多而质地偏硬，皮脂溢出增多。舌苔薄腻，质瘀，脉细数。患者素来排便量少，饮食偏厚腻。

诊断：粉刺（颜面痤疮）。辨证：阴虚肺热。治法：养阴清肺。

处方：生地黄 30g，玄参 12g，麦冬 12g，寒水石 30g，生石膏 18g，白花蛇舌草 30g，青蒿 30g，夏枯草 12g，虎杖 15g，生山楂 15g，制大黄 15g，生甘草 9g。14 剂。

二诊（8 月 5 日）：患者服上药后症情有所控制，局部尚有几处硬肿结块，皮脂溢出略有减少，排便日行 1 次，舌苔薄腻，质瘀，脉细数。维持原法治疗。处方：生地黄 15g，玄参 12g，麦冬 12g，地骨皮 15g，桑白皮 15g，寒水石 30g，夏枯草 15g，生石膏 18g，青蒿 12g，虎杖 15g，制大黄 15g，车前子 15g，生山楂 15g，决明子 15g，生甘草 9g，14 剂。

三诊（8 月 18 日）：患者服上药后症情明显改善，局部硬肿结块已消失，皮脂溢出明显减少，排便日行 1 次，舌苔薄，质瘀，脉细数。守上方，14 剂。

按：我国古代医籍中关于痤疮多有记载，如《诸病源候论》载："面疱者，谓面上有风热气生疱，头如米大，亦如谷大，白色者是。"《医宗金鉴》："此证由肺经血热而成，每发于鼻面，起碎疙瘩，形如黍屑，色赤肿痛，破出白粉汁，日久皆成白屑，形如黍米白屑。"古代医家多数认为痤疮属"肺风粉刺"范畴，主要由血热引发。现代中医还提出了血瘀、湿热、肾虚（肾阴不足）等新观点。

陆金根教授认为痤疮以阴虚为本，肺热为标，临床上治疗宜养肺阴治其本，清肺热治其标。首诊方药中以增液汤（生地黄、玄参、麦冬）养阴生津润燥。其中生地黄甘苦而寒，归心、肝、肺、肾经，清热凉血，补肾水真阴；玄参苦咸而凉，启肾水以制火，滋阴润燥；寒水石、生石膏清热泻火；青蒿清肺火；白花蛇舌草、虎杖清热利湿解毒；面部硬结肿块明显，以夏枯草软坚散结；生山楂、丹参活血化瘀；生甘草清热解毒，调和诸药。患者排便欠畅，又肺与大肠相表里，故用甘寒之麦冬滋养肺胃阴津以润肠燥。诸药合用，共奏养肺阴、清肺热而解毒之功效。二诊时，在原方基础上酌加泻白散（桑白皮、地骨皮）清泻肺热；决明子润肠通便，与车前子同用有降脂作用。

现代药理研究表明，白花蛇舌草具有平衡体内性激素水平、抑制痤疮丙酸杆菌的过度繁殖、减轻炎症刺激作用，与生山楂配伍，有降脂作用；丹参具有抗雄激素、抗菌、抗炎和免疫调节作用；制大黄不仅有通便作用，更有祛脂、调节脂质代谢的作用；甘草清热解毒，调和诸药，又有类肾上腺皮质激素样作用，可抑菌消炎。

（包歆滟）

（二）杂病医案 2——四弯风（慢性湿疹）

陈某，女，19 岁。初诊日期：2013 年 7 月 19 日。

患者有慢性湿疹病史数年。

刻诊：以"四弯"部位皮损为主，丘疹，色红，皮肤瘙痒，抓痕明显，但无渗出。平素排便 2～3 日 1 行，需以开塞露助便，口干，舌红，偏瘀，苔薄，脉沉细带涩。

诊断：四弯风（慢性湿疹）。辨证：风湿交阻腠理，湿浊内盛。治法：散风，祛湿，清化。

处方：野菊花 15g，金银花 15g，黄芩 12g，苍耳草 30g，菝葜 30g，土茯苓 30g，白鲜皮 12g，地肤子 12g，苦参 12g，薏苡仁 15g，车前子 15g，粉萆薢 15g，炒枳实 30g，川朴 15g，火麻仁 30g，生甘草 12g。7 剂。三黄洗剂 2 瓶，外用。

二诊（7 月 26 日）：皮肤瘙痒尚甚，二便调，口干欲饮，苔薄腻，脉细带涩，再拟原法为治。处方：大生地 30g，玄参 12g，金银花 15g，黄芩 12g，土茯苓 30g，白鲜皮 12g，苦参片 12g，菝葜 30g，怀山药 12g，粉萆薢 15g，猪苓 30g，泽泻 30g，炒枳实 30g，川朴 12g，神曲 15g，车前子 15g，生甘草 12g，苍耳草 30g。14 剂。

三诊（8 月 16 日）：皮损较前略有改善，但依然瘙痒，本次月经迁延不尽已 10 天，初为深色，无腹痛，舌尖红，苔薄，脉细数。再拟祛风健脾化湿为法。处方：野菊花 15g，金银花 15g，黄芩 12g，苍耳草 30g，陈皮 9g，姜半夏 12g，怀山药 15g，生白术 15g，菝葜 30g，土茯苓 30g，苦参 12g，车前子 15g，泽泻 30g，生黄芪 30g，生甘草 12g。14 剂。

按：本案是指发生于四肢弯曲处的湿疮类疾病。中医学认为，湿疹总由禀赋不足，风、湿、热阻于肌肤所致。患者或因饮食不节、过食辛辣动风之品，或嗜酒无度以致脾虚运化失司而湿热内生，或因平素脾虚湿困，以致湿邪蕴于肌肤，复感风热之邪而发为本病。因湿邪黏滞难化，故病情多反复发作，缠绵难愈。西医学认为湿疹是由多种内外因素引起的一种临床常见的迟发型变态反应性皮肤疾病，皮损呈多形性，有明显渗出倾向，瘙痒难忍，极易复发，迁延难愈。《外科大成》曰："四弯风，生于腿弯，一月一发，痒不可忍，形如风癣，搔破成疮。"

陆金根教授言，治疗湿疹应从风、湿、热辨治，以期通过调理脏腑阴阳气血、改善机体内环境、增强机体免疫力，达到治疗的目的。初诊时，以生地黄养阴清热凉血，赤芍凉血活血，牡丹皮凉血消斑，三药配合，清热凉血而不伤阴；湿与热并见，故加白鲜皮气寒善行，味苦性燥，除湿止痒；同时合苦参、地肤子清热利湿，善治全身瘙痒；伍金银花、野菊花清热解毒，菝葜祛风除湿止痒，土茯苓利湿解毒，车前草利水除湿，萆薢、薏苡仁健脾化湿；患者便秘，加炒枳实、川朴、火麻仁理气润肠通便；生甘草调和诸药。陆金根教授认为湿疹从西医学角度讲是一种过敏性皮肤病，通过临床经验总结，陆教授善用金银花、黄芩、苍耳草抗过敏。待二诊、三诊时，患者湿疹皮损明显好转，二便调，但瘙痒仍较明显，故加猪苓、泽泻利水渗湿止痒；考虑慢性湿疹病程久，湿邪缠绵，且"久病必虚"，陆教授注重治疗湿疹多"从脾论治"，故酌加陈皮、姜半夏、怀山药、生白术、生黄芪等，益气健脾以化湿。诸药配合，可使热得清、湿得利，湿疹得以缓解。

（包歆滟）

（三）杂病医案 3——流火（下肢丹毒）

刘某，男，55 岁。初诊日期：2011 年 8 月 1 日。

患者左下肢红肿疼痛 1 个月余。1 个月前患者自觉左下肢皮肤突然色红、肿胀疼痛，局部皮肤红斑、水疱，行走不利，肤温升高，寒战高热，最高体温达 39.6℃。追溯病史，患者素有足癣，近半年来下肢丹毒已反复发作 2 次。本次发病后曾在外院进行静脉滴注青霉素等方法治疗，无明显好转，故转至本院就诊。

刻诊：左下肢肿胀，中下 1/3 段小腿部前、后、外侧皮肤见藕节状红痂，自觉灼热，无明显压痛，舌红，苔薄、黄腻，脉弦滑。

诊断：流火（下肢丹毒）。辨证：火热之毒下注，脉络瘀阻。治法：凉血清热，化湿通络。

处方：生地黄 30g，赤芍 15g，牡丹皮 15g，苍术 15g，黄柏 15g，川牛膝 12g，金银花 30g，连翘 30g，忍冬藤 15g，萆薢 15g，泽泻 30g，水牛角 30g，车前草 30g，生山栀 9g，生甘草 9g。7 剂。

二诊（8 月 8 日）：患者基本情况同前，巩固治疗，守原方，10 剂。

三诊（8月17日）：服药后症情明显好转，皮损色泽转淡，无触痛，肿块尚存，舌淡红，苔薄腻，脉弦滑。治拟清热化湿，和营通络。处方：苍术15g，黄柏12g，川牛膝12g，川朴12g，忍冬藤30g，桑枝30g，萆薢15g，猪苓30g，泽泻30g，连翘15g，赤芍15g，牡丹皮15g，生甘草9g。7剂。

四诊（9月13日）：服药后症情稳定，近两个月未有复发，患肢红斑已消退，淋巴回流已无障碍，皮肤略有色素沉着，舌淡红，苔薄、黄腻，脉弦滑。治拟凉血清热，和营通络。处方：生地黄15g，赤芍15g，牡丹皮15g，玄参12g，苍术15g，黄柏12g，川朴12g，川牛膝12g，丹参30g，鸡血藤15g，忍冬藤15g，萆薢15g，猪苓30g，泽泻30g，虎杖15g，生甘草9g。14剂。

五诊（9月30日）：患者症情稳定，局部无红斑水肿，无压痛，全部症状、体征消失。舌淡红，苔薄黄，脉弦滑。治拟凉血清热，和营利湿。处方：上方加薏苡仁30g，陈皮9g。14剂。

按：丹毒是一种皮肤突然发红，色如涂丹，迅速蔓延的急性感染性疾病，容易复发，西医学又称急性网状淋巴管炎。本病好发于下肢，多由皮肤、黏膜的某种病损（如足癣感染）引起。丹毒病证首见于《素问·至真要大论》："少阴司天，客胜则丹胗外发，及为丹熛疮疡，呕逆喉痹，头痛嗌肿，耳聋血溢，内为瘛疭。"中医学认为，本病多因素体血分有热，加之外受热毒，蕴结于内，郁阻肌肤，气血凝滞，络脉不通而发病。其本为内蕴湿热，其标为外感风热湿邪。急性期以实热为主，治以清热解毒或清热利湿为大法。反复发作的慢性丹毒以血瘀、湿滞为主，治疗应在清热解毒的基础上配合活血化瘀或健脾利湿法。

丹毒的辨证分型主要根据丹毒的发病部位和临床表现来分析。丹毒发生于头面者，名为"抱头火丹"，多夹风热，辨为风热上扰证，治以散风凉血、清热解毒，用普济消毒饮加减；发于胸、腹、腰、胁部，名为"内发丹毒"，多夹有肝脾湿火，辨为火郁气滞证，治以泻肝火、清湿热，方用龙胆泻肝汤、柴胡清肝汤化裁；发于下肢者，名为"流火"，多兼有湿热，辨为火毒夹湿、湿热下注证，治以和营利湿、清热解毒，方用萆薢渗湿汤、五神汤、萆薢化毒汤等加减；新生儿丹毒名为"赤游丹"辨为胎火蕴毒，治以凉营、清热、解毒，方用犀角地黄汤合黄连解毒汤加减。

本案为丹毒发于下肢。患者初诊、二诊红、肿、热、痛等症状、体征明显时，陆金根教授即以水牛角、生地黄、牡丹皮、赤芍（犀角地黄汤化裁）之类凉血活血，二妙散（苍术、黄柏）清热利湿；以金银花、连翘、生山栀、忍冬藤等化解热象；发于下肢，加川牛膝以清利湿热，引药下行；皮肤红斑上有水疱者，为兼夹有湿毒，加萆薢、泽泻等清热利湿；患肢浮肿，加车前草、猪苓利水、除湿、退肿。三诊、四诊，病情得到控制，湿热基本清除，此时巩固清热利湿的同时，因病程日久，营血耗伤，酌加鸡血藤等养血和营；因"久病必瘀"，加丹参活血、祛瘀、通络而不留邪。五诊时，增加薏苡仁、陈皮，加强理气、利湿、通络之效，防止丹毒复发。陆金根教授在治疗下肢丹毒时，常常指出下肢丹毒多为湿热下注，火毒阻络，治疗应权衡兼顾清热利湿、和营活血二法，不可偏执一方。如仅以清热之剂强清其热，则湿遏热伏，极易引起本病的复发。本案患者本次发病之前下肢丹毒已反复发作两次，血行受阻瘀滞，毒邪易于留滞，故陆金根教授强调活血化瘀、和营通络应贯穿治疗本病的始终。

（包歆滟）

十六、膏方医案四则

（一）膏方医案 1——腹部手术后腹泻案

徐某，男，62 岁。初诊日期：2021 年 12 月 4 日。

患者术后排便次数增多，遂至陆金根教授门诊就诊。

刻诊：今年 8 月，因便秘于外院做横结肠 – 降结肠 – 乙状结肠切除术和升结肠直肠吻合术，术后排便次数频，口服易蒙停则每两日 1 次，夜寐差，素来畏寒怕冷，体重下降 30kg，舌淡，苔腻，脉细弦。

诊断：腹部手术后腹泻。辨证：脾阳虚损，湿浊内蕴。治法：健脾化湿，滋阴益肾。

处方：党参 420g，太子参 420g，炒白术 420g，茯苓 420g，怀山药 420g，白扁豆 420g，诃子肉 420g，陈皮 280g，姜竹茹 210g，石菖蒲 420g，玫瑰花 280g，川朴 420g，大白芍 420g，丹参 420g，制南星 420g，煨葛根 420g，黄芩炭 420g，炮姜炭 420g，淡附片 420g，淫羊藿 420g，仙茅 420g，巴戟天 420g，菟丝子 420g，怀小麦 420g，大枣 280g，炙甘草 420g。

另：人参 200g，西洋参 200g，红参 100g，紫河车 200g，桂圆肉 150g，冰糖 300g，阿胶 200g，鹿角胶 150g。

按：因便秘行肠切除 – 吻合术后发生腹泻的病机主要是大部分肠段被切

除后，造成肠道功能紊乱，肠黏膜损害，吸收面积减少，导致腹泻。本病病位主要在大肠，久病累及脾肾，肠道损伤导致大肠传导功能失司，无法泌别清浊，排便次数增多；脾肾损伤，症见畏寒怕冷，纳差；阴阳失调则眠差。陆金根教授认为肠切除术后以虚为主，影响脾、肾、心、肝诸脏，虚久必瘀，本虚的同时夹杂瘀、湿、热等外邪，治疗当以健脾益肾为主，辅以祛湿化浊。

方中参苓白术散加减健脾扶土，党参、太子参健脾补气，白术、茯苓燥湿健脾；山药、扁豆、陈皮健脾化湿理气；诃子涩肠止泻。石菖蒲、川朴、姜竹茹合用，清热化湿祛浊。大白芍、玫瑰花、丹参合用，疏肝解郁、活血化瘀。葛根、炮姜炭、附子温阳止泻。淫羊藿、仙茅、巴戟天、菟丝子益肾填精。小麦、大枣、甘草合甘麦大枣汤养血安神。诸药合用，共奏健脾化湿、滋阴益肾之效。

（徐　向）

（二）膏方医案 2——肠易激综合征案

周某，女，50 岁。初诊日期：2021 年 11 月 14 日。

患者既往被诊断为肠易激综合征多年，腹泻症状反复，遂至陆金根教授门诊就诊。

刻诊：患者既往有肠易激综合征多年，排便每日 1 次，质软成形，情绪紧张、焦虑时易腹泻、腹痛，泻后疼痛缓解；同时不易耐寒，遇冷即腹泻；夜寐难以复睡，畏寒怕冷，舌淡红，苔薄白腻，脉濡细。

诊断：肠易激综合征。辨证：肝旺侮脾，湿浊内生。治法：柔肝祛风，健脾滋阴，化湿祛浊。

处方：柴胡 210g，升麻 420g，防风 210g，大白芍 630g，陈皮 210g，炒白术 420g，党参 420g，太子参 210g，茯苓 420g，生薏苡仁 420g，怀山药 420g，白扁豆 210g，诃子肉 210g，黄芩炭 210g，炮姜炭 210g，淡附片 420g，石菖蒲 280g，玫瑰花 210g，丹参 420g，制南星 420g，淫羊藿 420g，仙茅 210g，菟丝子 420g，巴戟天 420g，黄柏 210g，知母 420g，百合 420g，枸杞子 210g，熟女贞 420g，旱莲草 420g，怀小麦 420g，大枣 210g，炙甘草 210g。

另：人参 200g，西洋参 100g，红参 100g，紫河车 150g，桂圆肉 150g，冰糖 300g，阿胶 200g，鹿角胶 150g。

按：肠易激综合征临床表现多为腹痛即泻，泻后痛减，症状反复发作，常因饮食不慎、受凉、工作压力大、紧张焦虑等原因诱发。饮食不节，耗伤脾胃，运化失司；情志失调，肝气郁结横逆犯脾导致肝脾不和；泄泻病久耗气伤阴，最终导致脾胃虚损。陆金根教授主张治疗应以调和肝脾为主，方选痛泻要方合参苓白术散抑木扶土、健脾止泻。本案患者情绪紧张、受寒邪刺激后易引发腹泻症状，临证选用痛泻要方、参苓白术散抑肝扶脾之法，重用大白芍、甘草、陈皮、炒防风等柔肝祛风、缓急止痛；泄泻日久，肾阳虚衰者，失于温煦，阴寒内盛，腹痛绵绵，以二仙汤温肾阳、补肾精，方中附子、淫羊藿、仙茅、菟丝子、巴戟天等温煦肾阳、填补肾精，增强机体免疫力；睡眠欠安，阴阳失调，方以甘麦大枣汤养血安神。

　　肠易激综合征临床表现不一，各有特性，脾虚肝郁、肝脾不和是基本病机。本病与五脏均有密切关系，肝失调达是首要原因。若以肝郁气滞为主，脾虚不甚，用柴胡、玫瑰花等加强疏肝理气作用；其次脾虚生湿，湿浊内蕴，运化失司，膏方治疗酌加荷叶、佩兰、薏苡仁祛湿化浊，焦楂曲消食助运；久病及肾，可酌加杜仲、补骨脂、川断、狗脊等补肾益精强腰；疾病导致患者心神不宁、精神恍惚，陆金根教授主张注重心神养护，常以甘麦大枣汤养血安神增强膏方整体效果，效果显著。

（徐　向）

（三）膏方医案3——溃疡性结肠炎案

　　李某，女，40岁。初诊日期：2021年11月14日。

　　患者患溃疡性结肠炎多年，有中药膏方调理需求，遂至陆金根教授膏方门诊就诊。

　　刻诊：患者溃疡性结肠炎病史多年，素以中药及美沙拉嗪口服治疗。患者每日排便1～2次，时而呈颗粒状，时而质偏溏，无明显腹痛、腹胀等症状，无便血。舌淡胖，苔薄白腻，脉濡细。

　　诊断：溃疡性结肠炎。辨证：脾肾虚损。治法：健脾滋阴化湿。

　　处方：党参420g，太子参420g，炒白术420g，茯苓420g，生薏苡仁420g，陈皮280g，怀山药420g，白扁豆210g，大血藤420g，败酱草420g，白头翁210g，地锦草420g，芙蓉叶420g，山慈菇210g，藤梨根420g，蜀羊泉420g，淫羊藿420g，仙茅420g，巴戟天420g，菟丝子420g，淡附片420g，益智仁420g，芡实420g，怀小麦420g，大枣210g，炙甘草210g。

　　另：人参200g，西洋参100g，红参100g，紫河车100g，桂圆肉100g，冰糖200g，阿胶200g，龟甲膏150g。

按：本病的发病与饮食、起居关系最为密切，病变在于大肠，但与脾关系密切，久病可及肾。常因实致虚，以虚致实，病势缠绵，反复发作。本案患者已病多年，症情相对稳定，当以健脾益气、温肾固本为治疗大法。陆金根教授常用参苓白术散、红藤败酱散、白头翁汤、二仙汤、甘麦大枣汤等，诸方灵活运用、加减得宜可发挥奇效。起病在脾，故选用党参、太子参、炒白术、茯苓、山药等健脾益气；脾气当固，但湿热仍在，故予红藤、败酱草、白头翁、地锦草、芙蓉叶、山慈菇、藤梨根等药清化湿热；病久及肾，二仙汤温肾阳，补肾精，增强免疫力；最后以怀小麦、甘草、大枣组成甘麦大枣汤增强养血安神之效。全方兼顾脾、肾、心三脏，补益脾肾的同时祛湿泻浊，扶正祛邪，标本兼顾。

陆金根教授主张辨病与辨证结合，可通过观察患者排便情况辨证用药。大便黏腻，白多赤少，可加石菖蒲、苍术、藿香、佩兰、生熟薏苡仁等化湿别浊；若便血较多，予加用仙鹤草、地榆炭、茜草等宁血止血；若坠胀不适者，加升麻以求升提阳气。陆金根教授认为患者情绪变化对于疾病的影响也是至关重要的，因此治疗溃疡性结肠炎时善用甘麦大枣汤养血安神，还可使用柴胡、玫瑰花等疏肝解郁之品，稳定患者情绪可增加其对治疗疾病的信心，可取得很好的临床疗效。

（徐　向）

（四）膏方医案 4——慢性结肠炎案

黄某，男，69 岁。初诊日期：2021 年 11 月 14 日。

患者素有慢性结肠炎病史，平素排便次数较多，遂至陆金根教授膏方门诊就诊。

刻诊：患者慢性结肠炎已 20 多年，排便每日 3～4 次，便溏稀，时而有腹痛，夜寐欠安，畏寒怕冷，舌淡红、苔黄腻，脉弦。

诊断：慢性结肠炎。辨证：肝旺侮脾，肠风湿浊内生。治法：柔肝祛风，健脾滋阴，化湿祛浊。

处方：柴胡 210g，升麻 420g，防风 210g，大白芍 420g，陈皮 210g，炒白术 420g，党参 420g，生薏苡仁 420g，茯苓 420g，怀山药 210g，白扁豆 210g，诃子肉 210g，石菖蒲 210g，玫瑰花 210g，川朴 420g，芡实 420g，益智仁 420g，黄芩炭 420g，炮姜炭 210g，淡附片 210g，大血藤 420g，败酱草 420g，白头翁 210g，地锦草 420g，芙蓉叶 420g，蜀羊泉 420g，山慈菇 210g，

藤梨根 420g，淫羊藿 420g，仙茅 210g，巴戟天 210g，菟丝子 420g，黄柏 210g，怀小麦 420g，大枣 210g，炙甘草 420g。

另：人参 200g，西洋参 100g，红参 100g，紫河车 150g，桂圆肉 150g，冰糖 300g，阿胶 200g，鹿角胶 150g。

按：本案老年男性，病久不愈，大便溏薄，次数较多，为脾虚湿盛之象；又有畏寒怕冷、腹痛隐隐等脾肾阳虚之症；同时有夜寐欠安等肝郁不舒、阴阳失调之象。故治疗重在柔肝祛风，健脾滋阴，化湿祛浊。方选参苓白术散、痛泻要方加减，主以健脾和胃，柔肝祛风，缓急止痛。方中益智仁、芡实补肾固涩；舌苔黄腻、脉弦，为湿邪郁久化热之象，予红萸饮加减，大血藤、败酱草、白头翁、地锦草、芙蓉叶、蜀羊泉、山慈菇、藤梨根清利肠道湿热；肾虚怕冷，以二仙汤加减温肾阳、补肾精；最后以甘麦大枣汤增养血安神之效。

（徐　向）

第二节 手术医案汇编

案1 闭合式痔切除术治疗环状混合痔

陈某,女,37岁。初诊日期:2015年10月27日。

主诉:反复便时肛内块物脱出10余年,疼痛伴不能回纳4天。

现病史:患者10余年前无明显诱因出现便时肛内块物脱出,休息后能自行回纳,症情逐渐加重,需手助回纳。曾行注射治疗(具体不能详述),症状稍有缓解,而后再次发作。4天前患者便时肛内块物脱出,疼痛明显,手法不能回纳,无明显便血。外院予口服静脉活性药物及外涂药膏治疗(具体药物不明),患者自觉症状无好转,故至我院求诊。专科检查:截石位2～5、7～9、10～12点位结缔组织增生水肿伴血栓形成,部分内痔黏膜脱出肛外,表面糜烂,局部坏死。3、7、11点位痔上动脉搏动明显。

诊断:中医诊断:痔。西医诊断:环状混合痔。

处理:麻醉达效后,将脱出内痔复位,充分扩肛,肛内消毒。置入肛门镜,5/8弧圆针在3、7、11点位齿线上4cm动脉搏动明显处8字结扎痔上动脉。血管钳钳夹10～12点位外痔及内痔,电刀切除钳上组织。5/8弧圆针在创面顶端8字缝合,同线做全层创面连续缝合至齿线处。齿线下方创面予3-0可吸收线间断缝合2针。同法处理7～9、2～5点位混合痔。术后局部熏洗换药,并予以甲硝唑栓纳肛,每天2次。术后1个月创面愈合良好。(附图18～20)

按:Ferguson痔切除术是一种经典闭合式痔切除术,具有创面小、愈合快的优点,在美国广泛流行。虽然其临床疗效确切,但存在伤口裂开、感染、肛门狭窄等风险。顾氏外科团队对Ferguson术进行改良,以进一步提升临床疗效,降低并发症发生率。首先术中结扎痔上动脉,取其"断流"之效,既可以减少痔体术中及术后出血，又可以缓解痔的远期发生与发展。其次，术中血管钳钳夹痔蒂，电刀切除钳上组织后再绕钳缝合，可以避免直接切除时创面裸露，导致大量出血。另外，采用分段缝合的方法，对齿线上创面采用连续缝合。缝合深度若为黏膜层及黏膜下层，可通过上下牵拉收紧缝线，使松弛的黏膜"悬吊"后上提、变平整。缝合深度若涉及部分内括约肌，可将隆起黏膜绑缚"固定"于肌层，改善痔体下坠。齿线下创面改用快吸收薇乔3-0缝线间断缝合，闭合创面，减轻排便摩擦刺激内括约肌导致疼痛。术后予以甲硝唑栓纳肛，加强局部消炎，以达到预防感染和止痛的效果。由于缝合创面时会牵拉收紧两侧黏膜，故切除缝合的痔核一般不超过3个，以防止术后肛门狭窄。

（术者：王　琛　整理：尹　璐）

案2　注射疗法治疗混合痔重度贫血案

孙某，男，31岁。初诊日期：2022年2月18日。

主诉：反复便时出血5个月余。

病史概况：患者5个月前无明显诱因下出现便时出血症状，血色鲜红，呈滴血状，后症情逐渐加重，伴有便后肛内块物脱出，但可自行回纳。药物治疗，效果不佳，便时出血反复。1周前患者自觉乏力伴胸闷气促明显，血液检查提示血红蛋白46g/L，余无异常。入院时患者乏力，神清，纳可，寐安，便时出血量多，呈喷射状，色鲜红，便时肛内块物脱出尚可自行回纳，小便畅，大便1～2日一行，质可成形。专科检查：视诊：肛缘一周多处结缔组织增生；触诊：增生结缔组织质韧，触痛不明显；肛门指检：3、7、11点位齿线上可及柔软包块，指套无染血，未扪及明显动脉搏动；肛门镜：3、7点位齿线附近黏膜糜烂，尚无明显出血点（附图21）。实验室检查：心电图：①窦性心动过速（113次/分钟），②逆钟向转位；血常规：红细胞计数2.28×10^{12}/L，血红蛋白48g/L，血红蛋白比积16.3%，血小板计数：427×10^9/L；肝肾功能：白蛋白44.5g/L。

诊断：中医诊断：痔。西医诊断：混合痔，重度贫血。

治疗方案：采用单纯注射治疗。麻醉方式：局部浸润阻滞麻醉。操作步骤：1∶1利多卡因注射液于3、6、9点位肛缘，行扇形局部浸润阻滞麻醉，注射总量约10mL。麻醉达效后肛内消毒，双食指充分扩肛后，喇叭口肛门镜置入，暴露 3 点位内痔痔核（附图 22）。1% 聚多卡醇注射液 1mL 与空气 3mL 充分配比，肛内反复消毒，注射液于 3 点位痔体处注入，边退针边注射，以饱满磁化为度（附图 23），注射量约 2mL，局部按揉助药物吸收。同法注射处理 7、11 点位内痔痔核，7 点位注射量约 2mL，11 点位注射量约 1mL。术毕，肛内碘伏充分消毒，检查无明显出血后，肛内留置排气管，纱布覆盖，外用敷料固定，术毕。

术后管理：

（1）一联抗生素，连续静滴 3 天。半流质饮食，控便管理，待排便后开放普食。

（2）每日 2 次换药，甲硝唑栓纳肛，局部抗炎。

（3）术后第 1 天输注悬浮红细胞 2U 纠正贫血。

（4）监测实验室指标，积极内科支持治疗。

（5）患者术后第 3 天排便，无便血；术后第 5 天复查血常规，红细胞计数 2.97×10^{12}/L，血红蛋白 65g/L，血红蛋白比积 22.8%，血小板计数 374×10^9/L；术后第 7 天出院；随访至术后半年，贫血纠正，无便时出血及块物脱出症状（附图 24）。

按：注射疗法是痔病治疗时常用的方法之一，因其较少受到全身情况及麻醉方式选择的限制，在老年患者、基础疾病较多的患者、因痔病出血引起中重度贫血的患者等群体中具有较好的临床适用性，除其本身的治疗作用外，也可作为手术治疗前的桥接治疗。其原理是通过药物注射，使局部产生无菌性炎症，造成纤维增生，从而令注射区域组织粘连固定，加强肛垫支持力量，并消除或减轻痔静脉的扩张及充血。根据不同药物的作用机制不同，具体手术操作具有一定的差异。目前临床常用药物有 50% 葡萄糖溶液、聚多卡醇注射液（Polidocanol）、芍倍注射液、消痔灵注射液等。注射疗法虽然操作简便，相对安全，但需严格执行无菌原则及操作流程。如操作不当，会造成局部组织感染、坏死，肛管直肠狭窄，前列腺及阴道、尿道损伤等严重并发症。

顾氏外科团队结合常规注射疗法操作步骤，在操作过程及后期管理中提出以下注意要点：①严格遵守不同注射剂的使用规范；②建议配合喇叭口肛门镜、C 形肛门镜等器械，在直视下进行注射操作；③肛门镜置入前应扩肛充分，避免暴力扩肛；④操作过程严格执行无菌原则，除操作过程中注射区域的消毒外，注射后建议给予甲硝唑栓、左氧氟沙星栓等栓剂纳肛，加强局部抗感染预防；⑤注射治疗主要针对内痔，因处理后的肛垫加固，会使部分外痔回纳，但不能直接注射外痔，以免引起外痔水肿、血栓等并发症；⑥为降低感染风险，同时也有利于使药液充分吸收，建议操作后3天内控便管理。

（术者：易　进　整理：陶晓春）

案3　激光消融闭合联合多点小切口拖管挂线治疗复杂性肛瘘

朱某，男，30岁。初诊日期：2023年2月6日。

主诉：反复肛周胀痛不适2月余。

病史概况：患者两个月前无明显诱因出现肛周肿胀不适，自感皮肤潮红、触之温烫，但无发热恶寒，曾于我院门诊诊断为"肛周脓肿"，于门诊行肛周脓肿切开引流术，术后切口至今未愈，时有脓性分泌物，量少，自行触及自溃口处有一条索样结块，偶有便血。1周前无明显诱因下自感胀痛加重明显，分泌物增多，故拟进一步手术治疗。刻下二便调，大便日行1次，可成形，偶有便血，纳可，寐安。

肛周B超：复杂性肛瘘（经括约肌型），外括约肌外侧3～6点位见一68mm×10mm低回声，呈弧形通向6点位，经直肠腔内超声显示内口位于6点位齿线上方。完善肛周MRI：经括约肌型肛瘘（内口位于6点位距肛缘约30mm，瘘管穿过内括约肌，经两侧坐骨直肠窝向下走行，并向尾骨方向延伸，累及范围截石位3～8点位，外口开口于左侧肛周皮肤，5～6点位）。

专科检查（膀胱截石位）：视诊：3点位肛缘可见红肿硬结，大小约4cm×4cm，表面破溃，溃口有脓性分泌物流出，7点位肛缘处可见红肿硬结，大小约4cm×2cm；触诊：3点位肛缘可触及硬结，并可及明显硬条索，呈弧形通向肛内6点位，7点位肛缘可触及硬结，压痛（＋）。肛门指检：6点位齿线处可及凹陷，压痛（＋），未及明显肿块及动脉搏动。（附图25）

诊断：中医诊断：肛漏。西医诊断：复杂性肛瘘。

治疗概况：采用激光消融闭合联合多点小切口拖管挂线。麻醉方式：蛛网膜下腔阻滞麻醉。操作步骤：圆刀片切扩3点位外口见较多坏死组织，予刮匙搔刮。探针探查，探及一管道通向6点位内外括约肌间，于6点位内外括约肌间做一梭形切口，探针顺利探出。探针自6点位切口处探查，探及内口位于6点位齿线上约1cm处，刮匙搔刮后留置标志线。圆刀片于7点位硬结最突起处做一梭形切口，见少量坏死组织，示指探入钝性分离后探查腔道范围，探及7点位皮下有一空腔，向上通向9点位距肛缘3cm处，向下通向

6 点位距肛缘 2cm 处，分别于两处做梭形切口，确保引流。探查发现 7 点位切口与 6 点位内外括约肌间切口相通。术中刮匙充分搔刮坏死组织，修剪切缘确保引流通畅后，腔道均以 FilaC 激光处理，功率为 12W，总使用时间为 318.2 秒，总能量为 3792.8J，见腔道缩小明显，创面予术净舒冲洗液冲洗干净后 6 点位括约肌间切口至内口处以橡皮筋挂线处理，3 ～ 6 点位、6 点位近端切口 ～ 7 点位、6 点位远端切口 ～ 7 点位间各以橡皮管拖管处理。3 点位创面有一处搏动性出血，予 2-0 可吸收线缝合止血，观察 5 分钟，检查无明显出血后，红油膏纱条嵌入创腔祛腐引流，肛内留置排气管，纱布覆盖，外敷料固定，术毕安返。（附图 26 ～ 28）

术后管理：

（1）1 联抗生素，连续静滴 5 天。半流质饮食，控便管理，待排便后开放普食。

（2）每日 2 次换药，忌坐浴，甲硝唑栓纳肛，局部抗炎。

（3）术后第 8 天挂线脱落，同天拆除拖管，予沙袋坐压治疗。

（4）术后第 15 天，创腔贴合良好，准予出院。

（5）术后第 38 天，创面上皮爬升良好，愈合趋势良好。（附图 29 ～ 30）

按：顾氏外科肛肠学组经验是复杂性肛瘘瘘管走行迂曲、位置高深、范围较大，相应地，其术后复发的概率也更大。而且很多肛瘘患者即使前期手术已处理肛瘘内口，但再次手术时仍会发现内口的存在，甚至因医源性损伤而导致存在多个内口。我们分析认为，深部腔隙自身填充不全，死腔残留且容积较大，致使腔内组织分泌物逐渐积累、感染，可能是引起复发的原因之一，因此在处理瘘管较粗或空腔较大的复杂性肛瘘时，顾氏外科肛肠学组建议采用 FiLaC® 激光消融闭合术，缩小空腔，闭合瘘管，以防死腔、残腔，降低后期复发风险。FiLaC® 激光消融闭合于 2011 年被首次报道应用于肛瘘治疗，2018 年前后顾氏外科肛肠学组将其引入学科治疗应用中。

FiLaC® 是利用激光产生的光热效应破坏隐窝和瘘管，同时闭合瘘管的一种微创治疗技术，其设备头部可以 360° 发射激光，从而破坏瘘管内壁并缩小闭合空腔，因此对于存在深部瘘管、腔隙，尤其是复发性肛瘘多次手术后深部组织瘢痕明显、愈合能力较差的患者，可采用该设备联合顾氏外科特色疗法治疗，如先通过 VAAFT 探查瘘道，再使用激光消融闭合瘘管；如发现瘘管粗大，不能一期完全闭合，还需与拖线、置管或药线疗法等联合使用。另外，临床观察发现，激光消融术后初期创面干燥且管腔明显缩小，但术后一周左右时，创面渗液会逐渐增多，因此，对于这种情况仍建议联合拖线、置管或药线疗法等共同治疗。恢复期时，配合顾氏外科特色坐压疗法、负压吸引疗法等特色技术，促进创腔生长、贴合，提高临床疗效及治愈率。

（术者：易　进　整理：陶晓春）

案4　顾氏外科特色疗法联合肛瘘镜技术治疗超长经括约肌型肛瘘

任某，女，41岁。初诊日期：2022年10月10日。

主诉：肛旁结块反复肿痛溃脓8年余，加重1月。

病史概况：8年前无明显诱因出现肛旁结块，后持续胀痛，但无恶寒、发热。2014年在外院行肛周脓肿切开术治疗，术后溃口不愈，反复溢脓，量少色黄，时有肿痛。专科检查：视诊：肛门居中，截石位5点位尾骶后侧距肛缘12cm处可见一溃口，有分泌物溢出；触诊：溃口四周触之质软，自肛旁5偏6点位距肛缘5cm处可触及硬质条索通往肛内，压痛（±）；肛门指检：6点位齿线附近可及一凹陷，触痛（-），未触及硬质肿块及狭窄。

诊断：中医诊断：肛漏。西医诊断：经括约肌型肛瘘。

治疗概况：采用视频辅助下肛瘘镜探查＋瘘管剔除＋内口推移瓣缝合＋置管引流术，体位：俯卧折刀位。麻醉方式：蛛网膜下腔组织麻醉。手术步骤：肛瘘镜自5点位尾骶后溃口处探入，显示管腔内成熟纤维化瘘管组织，瘘管经臀大肌、外括约肌深部通向6点位，光源明确内口位于6点位齿线附近，换以探针探查，并贯通内外口。电刀切扩溃口，梳式拉钩暴露术野，电刀紧贴瘘管壁沿探针走形将瘘管剔除，近6点位内口时将游离瘘管反向套入肛内，连同内口完整切除。内口两侧各游离黏膜层约0.5cm，游离两侧肌肉约0.5cm，以5/8可吸收线将肌肉及黏膜错层缝合，闭合填充内口。肛瘘镜再次探查，见腔隙内组织新鲜，缝合内口处无冲洗液溢出，闭合良好。冲洗腔隙后，腔隙内留置薏状管并固定，外接负吸球引流。纱布覆盖，外用敷料固定。（附图31～38）

术后管理：

（1）2联抗生素，连续静滴5天。控便管理。

（2）每日2次换药，记录引流量，并以负吸球状态检查内口缝合情况。

（3）术后第7天时，引流量已连续3天＜5mL，拔除引流管并开始负压吸引治疗。采用墙式负压，压力值为 –40 ～ –50Kpa，以每 40 分钟吸引，20 分钟暂停为一周期，每日 8 个周期。连续负压吸引治疗 14 天。（附图 39）

（4）术后第 20 天，腔道明显浅出，局部换药以顾氏外科特色外用红油膏纱条蘸生肌散内嵌腔道并覆盖缝合内口。

（5）术后第 46 天，腔道基本填充完全，创面上皮覆盖，临床愈合。（附图 40）

按：顾氏外科肛肠学组将 VAAFT 与顾氏外科特色疗法精准融合。针对超长直行瘘管，可采用 VAAFT 探查，明确瘘管主管道、支管道或潜在腔隙及内口位置后，联合拖线及置管等疗法处理；对于深部、高位支管道及腔隙的瘘管，可配合 VAAFT 自备毛刷搔刮、单极电凝烧灼等方式处理。对于低位支管道，多配合采用拖线疗法；对于瘘管深度超过 5cm，位置较高者，除术中留置引流管，需要配合术后负压引流治疗。

本肛瘘案例是顾氏外科肛肠学组对瘘管管道及内口处理的特色总结体现。患者瘘管超长，经臀大肌及外括约肌，长度约 12cm，窦道直且粗大，遵循微创治疗理念，采用 VAAFT 探查及处理，减少组织损伤及瘢痕遗留。探查发现管道纤维化程度高、内口定位明确，因此基于功能及形态保护的核心原则，尽可能紧贴管壁自外口至括约肌间将瘘管剔除，外侧置管引流；内口处深大、纤维化明显，将内口切除后游离两侧黏膜及肌肉组织，层叠交叉填充闭合内口。最大程度减少对括约肌复合体及臀大肌损伤，保护肛门功能及形态的完整性。术后注重全程化管理，抗感染联合控便治疗，配合负压吸引及中医特色外用药物的使用。以红油膏、九一丹加速提脓祛腐期进程，并利用置管实现液化脓腐的持续、立体引流；以白玉膏、生肌散促进创面生肌敛疮，并以负压吸引刺激肉芽生长，利于创腔填塞闭合。该病例的特点在于综合使用顾氏外科特色技术联合肛瘘镜治疗，体现整体序贯治疗微创治疗理念。

（术者：王　琛　整理：陶晓春）

案 5　肛瘘镜联合激光治疗复杂性肛瘘案

张某，男，59 岁。初诊日期：2019 年 5 月 13 日。

病史概况：患者因"复杂性肛瘘术后伴创面溢液 4 个月"收治入院。患者于 2019 年 1 月行"复杂性肛瘘切开引流术"（具体不详），术后创面不愈，时有溢液，门诊拟"复杂性肛瘘"收治入院。专科检查及辅助检查：（截石位）肛门居中，9点见一手术瘢痕，伴一溃口，银丝自9点位溃口处探入，深度约10cm（附图41）。术前肛周MRI提示瘘道位于前列腺附近，提肛肌下方（附图42）。

中医诊断：肛漏。

西医诊断：高位复杂性肛瘘。

术中将VAAFT的单极电凝导丝替换为FiLaC™的激光导丝（附图43）。自外口处置入，在肛瘘镜下探查发现深部窦道无潜在分支，自顶端以14w、1470nm能量下进行激光消融闭合（图44）。随访至术后2月，肛周创面愈合良好（附图45）。术后4个月复查MRI提示影像学愈合（附图46）。

按：随着科学技术的发展，多种治疗肛瘘的新技术、新手段不断涌现。肛瘘镜技术使传统肛瘘的治疗从局部专科检查或影像学评估过渡到了从内部探寻瘘管走行并进行处理的新阶段。激光消融术也是目前国际一种新型保留括约肌的手术方式。顾氏外科主张吸收现代外科的微创技术，因此积极引入目前国际新型手段。在本例患者中首次将激光与肛瘘镜技术进行融合，将肛瘘镜的可视化与激光的环形消融闭合优势进行结合，突破了两项技术单独使用的瓶颈。本例患者的成功治疗，体现了顾氏外科不断精进、融合探索的理念。本例病例于《Techniques in Coloproctology》上发表，并被Steven D Wexner教授（美国结直肠病外科学院院士、克利夫兰医学中心外科教授、美国结直肠外科医师协会前任主席）分享。

（术者：姚一博 整理：肖长芳）

案6 拖线疗法分期治疗复杂性肛瘘伴会阴腹壁瘘

蒋某，女，43岁。初诊日期：2020年8月14日。

主诉：反复肛旁结块溃脓20年，阴阜及腹壁结块溃脓7年。

现病史：患者20年前无明显诱因出现肛旁结块，后自行破溃流脓，患者曾口服头孢类抗生素，结块胀痛可改善。7年前患者自觉阴阜胀痛，后自行破溃流脓。曾于皮肤科就诊，予外用皮硝、百多邦及口服抗生素治疗，症情未见明显改善。专科检查：耻骨联合上方腹壁处见一大小4cm×3cm结块，左侧阴阜部见一溃口，可触及条索经左侧外阴通向1点位肛缘，截石位3点位距肛缘3cm见一闭合外口；肛指：1点位齿线附近可及一凹陷，并有一条索绕左侧肛管通向 7 点位齿线上方。

中医诊断：肛瘘。

西医诊断：复杂性肛瘘伴会阴腹壁瘘。

经过概况：肛周 MR 提示 3 点位距肛缘 3cm 为陈旧性瘢痕。最长的管道自 1 点位齿线处内口经左侧外阴走行，越过耻骨联合上方，形成左下腹壁肿块及溃口。有分支管道沿 1 点位括约肌间向深部走行，并绕左侧肛管通向 7 点位齿线上 4cm（附图 47）。

手术处理：患者瘘管复杂，分支管道较长且迂曲，拟分期手术，先行会阴腹壁瘘拖线引流术。术中稀释双氧水及亚甲蓝混合液自耻骨联合上外口缓慢注入，见 1 点位齿线处溢液。故 1 点位肛缘至左侧大阴唇后方管道予切开后，刮匙搔刮清除坏死组织，两侧创缘予可吸收线袋状缝合。继发性左侧外阴及腹壁管道予分段留置拖线引流。切口间隔设置约 5cm，刮匙搔刮清除管道内坏死组织，分别留置拖线 8～10 股（附图 48）。术后第 7 天起根据分泌物的减少及瘘管管径的缩小，逐步撤除拖线。术后第 12 天完全撤除拖线（附图 49）。并在远端腹壁较大创腔内置入一次性吸痰管，外接中心负压系统，每日间断负压吸引 4 小时，持续负压治疗 6 天后患者出院。患者术后 5 周外阴及腹壁创面基本愈合，1 点位左侧大阴唇后方遗留一溃口。

2021 年 2 月 1 日：第 2 次手术。专科检查：腹壁创面愈合良好，截石位 1 点位左侧大阴唇后方遗留一溃口，可触及条索向 1 点位肛内延伸。1 点位齿线处可触及凹陷内口，有分支管道沿 1 点位括约肌间向深部走行，并绕左侧肛管通向 7 点位齿线上 4cm（附图 50）。

手术处理：术中经肛切开 1 点位内口和深部括约肌间管道。沿分支管道走行剔除 1～7 点位括约肌间半马蹄形瘘管。并予可吸收线间断缝合关闭 1～7 点位括约肌间创面。1 点位内口下方至左侧大阴唇后方管道予刮匙彻底搔刮清除坏死组织，两侧创缘予可吸收线袋状缝合。换药时每日甲硝唑栓纳肛，1 点位内口处及左侧大阴唇后方管道，予红油膏纱条嵌入化腐清创。术后 4 周患者创面完全愈合（附图 51）。且肛门自制功能良好，无失禁发生。随访 6 个月愈合良好，2 年无复发（附图 52）。

按：尽管目前有 LIFT、VAAFT、FiLaC 等多种括约肌保留术，但复杂性肛瘘的治疗仍具有挑战性。该病例由腺源性肛瘘进展至腹壁窦道比较罕见，在诊断和治疗上都具有较大的难度。由于该病例早期疏于诊治，后期腹壁症状易和皮肤痈疖感染混淆，导致瘘管逐渐复杂化，不仅有半马蹄括约肌间肛瘘，更有会阴腹壁瘘，处理起来非常棘手。充分引流括约肌外远端病灶是治疗的基础。该病例由于继发的瘘管细长且弯曲，分段放置丝线，既可顾护正常皮肉、缩小创面，又可达到有效引流、避免局部过早闭合的效果。并且丝线具有可调节性和可治疗性的优势。通过调整丝线的股数，随病程撤除丝线，可促进远端瘘管顺利缩小直至闭合。拖动丝线既可以观察管道内的分泌物，又可以将治疗的药物附着于丝线上并带入管道内。待管道内分泌物充分排出，再结合负压吸引、垫棉压迫疗法，促进肉芽填充及创腔黏合。

清除内口，彻底处理括约肌间感染是治疗的关键。采用经肛括约肌间切开术（transanal opening of intersphincteric space，TROPIS），可有效处理括约肌间感染。该术式保留外括约肌（肛门自制功能的主要肌肉），分别处理外括约肌两侧的瘘管。外括约肌内侧的瘘管（内口和括约肌间部分）经肛入路打开，外侧的瘘管予以搔刮、清除。既保证了治疗的有效性，避免残留病灶，又不破坏外括约肌，降低了肛门失禁的风险。该病例1点位内口及上方括约肌间瘘管为主管道，予以切开后袋状缝合，以利引流。1～7点位半马蹄形分支管道予清创后，间断缝合关闭创腔以缩小创面。这样既彻底处理了感染灶，又降低了对外括约肌的损伤，保障患者肛门自制功能无明显受损。

（术者：王　琛　整理：尹　璐）

案7　置管术治疗高位后马蹄形肛瘘案

张某，男性，35岁。初诊日期：2023年3月13日。

主诉：肛周硬结溢脓1年。

病史概况：患者1年前不明诱因出现肛旁疼痛肿胀，肿块自行破溃，间歇溢脓，未经治疗，近来肛旁肿块疼痛又起，于原病灶不同侧再次破溃溢脓，患者平素排便每日1行，质软成形。专科检查：（膀胱截石位）视诊：肛缘5点距肛门4cm可见一外口，9点距肛缘3cm可见一外口；触诊：6点可触及硬结、硬索通向肛门直肠环附近，有触痛；肛内3、7、11点齿线上黏膜隆起，无指套血染，肛门镜检查未见直肠下端慢性溃疡及新生物。肛周B超提示：5点、9点管道弯曲经截石位6点通向直肠环下方，部分与直肠环粘连，5点瘘管经括约肌肌间通向截石位1点皮下附近，尚未与截石位12点肛窦相通（附图53）。

诊断：中医诊断：肛漏。西医诊断：复杂性肛瘘。

手术处理：腰麻下取截石位，术野常规消毒，铺巾。探针自5点肛周溃口处探入，于截石位6点齿线上方探出，发现管道通向2点肛缘皮下，超声刀切开6点管道，探查另一支管截石位9点齿线附近，形成囊状盲端，超声刀切除管道纤维化组织，于截石位2点作辅助切口对口引流，于截石位9点留置蕈状引流管，6点与5点、5点与2点切口间留置T形橡胶管对口引流，弹力套扎器套扎瘘管边缘痔核，确保肛内直肠环下方创面充分敞开引流，充分止血，止血敷料包扎固定，术毕（附图54、附图55）。

图54术中探查发现截石位9点瘘管于直肠环下方形成囊状盲端。

图552点～5点、5点～6点管道留置橡皮管对口引流，9点位高位旷置，留置蕈型引流管引流。术后第7天，拔除引流管，创面开放换药至痊愈（附图56）。

按：曹永清教授认为在复杂性肛瘘的诊治过程中，保护肛门功能是治疗第一要点，其次就是运用各种微创治疗手段充分保持肛门形态，如采用隧道式拖线结合置管引流术、撤线施行棉压法，这样可以避免过多切除皮肤和肌肉组织、避免肛管缺损，最大限度保护了肛门直肠形态和功能。引流管和皮条是西医手术常用材料，针对不同类型的腔隙，采用不同的类型置管进行引流，每日冲洗；逐日外移，既不遗留坏死感染物质，方便冲洗，又能使肉芽组织填充而闭合减少了不必要的创伤。

《疡科选粹》："其所患痔疮绵延不愈，湿热郁久，乃穿肠透穴，败坏肌肉，消损骨髓，而为之漏焉。"病因病机多为肛痈溃后湿热余毒未清，瘀久不散，瘀热互结，热盛血败肉腐，气血壅阻，术后局部经络受阻，气血运行不畅，故多见肿痛等症，《外科大成》有云："肿者湿也，痛者火也。"故治宜清热利湿，散瘀止痛。患者溃脓黄稠，伴见舌红，苔黄腻，脉弦滑，四诊合参，证属湿热下注型。《理瀹骈文》认为"外治之理，即内治之理，外治之药，亦即内治之药，所异者，法耳"，术后以萆薢渗湿汤加减口服、坐浴清热利湿，汤剂方中萆薢清热利湿，黄芩、黄柏祛中下焦之热，赤芍、牡丹皮散瘀止痛，忍冬藤、苦参等同用共奏清热利湿之效，"邪之所凑，其气必虚。"方中加入黄芪以滋扶正祛邪之效。

曹永清教授认为复杂性肛瘘在手术治疗的同时，应清楚疾病发生、发展的来龙去脉，审因论治，也要根据肛瘘的病因、病机演变辨证论治，在治疗大法上注重扶助正气，将祛邪与扶正有机结合起来，以保护肛门功能为要，在微创手术的前提下，综合中西医治疗手段，使肛瘘局部病灶得到控制，临床症状缓解，方能有效提高患者的生活质量。

（术者：曹永清　整理：林　晖）

案8　肛周脓肿经括约肌间结扎术（LIFT）案

王某，男，40岁。初诊日期：2018年7月13日。

主诉：肛旁肿痛3日。

病史概况：患者3天前无明显诱因出现肛旁肿块疼痛难忍，抗生素可乐必妥口服，症状未见缓解反而逐渐加重，遂至我院门诊就诊，诊断为"肛周脓肿"收住入院。刻诊：肛旁肿块疼痛难忍，无发热恶寒，大便每日1次，质软成形，小便畅，纳可，寐安。既往史：既往否认内科病史，18年前于当地医院行肛周脓肿切开排脓术（具体不详）。

专科检查：（截石位）视诊：12～3点位肛缘处见一肿块，约3.5cm×2.5cm大小，色红高凸；触诊：肿块触痛明显，波动感（+），肤温偏高；肛指：肛管左前侧饱满，1点位齿线附近似压痛，未及明显肿块，指套无染血。辅助检查：尿常规、出凝血时间、肝肾功能及肿瘤指标等理化指标正常。C-反应蛋白8.69MG/L，余项正常。肛周超声：肛周浅表超声12～3点位见29mm×11mm低回声，经超声提示内口可能位于1点位，诊断"肛周脓肿"。（附图57）

中医诊断：肛痛（热毒炽盛证）。

西医诊断：肛周脓肿。

治疗方案：7月13日在腰麻下行经括约肌间结扎术（LIFT）+脓腔置管引流术。

手术步骤：患者取膀胱截石位，麻醉达效后，肛周会阴区及肛内消毒铺巾，手术刀于1点位内外括约肌间沟处做弧形切口约1.5cm，止血钳钝性分离括约肌间隙，发现1点位括约肌间处见似条索样的炎性组织，小弯止血钳分别自12和2点位括约肌间隙向1点位方向钝性分离，电刀裸化1点位炎性条索组织，止血钳沿切口方向挑起炎性组织，2-0可吸收线靠近内外括约肌侧分别结扎，手术刀自两结扎点间切断炎性条索组织，3-0可吸收线靠近内外括约肌侧分别缝扎切断残端，手术刀于脓腔波动处顶点做放射状切口，溢出黄稠脓液约20ml，留取标本送脓培养，稀释双氧水冲洗脓腔，括约肌间隙未见气泡，反复碘伏消毒后可吸收线缝扎关闭括约肌间弧形切口，脓腔处置入20

号蕈状管引流，创面无明显出血后，止血敷料嵌塞包扎，患者安返病房。（附图 58 ～ 62）

术后处理：术后每日肛肠科换药，碘伏消毒括约肌间缝合切口，注射器针筒抽吸蕈状管促进分泌物排出，甲硝唑栓纳肛，甲硝唑注射液静滴抗感染，术后 7 天拔除蕈状引流管。

随访：7 月 30 日拆除括约肌间沟处缝合线，创面缩小，无明显疼痛及分泌物。8 月 6 日患者全部愈合，肛指齿线附近无异常。随访至今患者未见脓肿复发及肛瘘发生，肛门收缩功能正常。（附图 63）

按：肛周脓肿是肛周组织间隙感染引起的化脓性疾病，手术切开排脓是主要的治疗手段，传统单纯切开排脓术未对感染源进行处理，术后极易形成肛瘘，特别是肛周深部、多间隙的肛周脓肿术后往往形成复杂性肛瘘，常需多次手术治疗，存在损伤肛门括约肌的风险，增加患者痛苦，浪费社会医疗资源。

基于肛腺感染学说和对括约肌保护的治疗理念，参考括约肌间瘘管结扎术（LIFT）的治疗思路和优势，结合顾氏外科特色脓腔处理技术，顾氏外科肛肠学组提出了基于精细解剖学的括约肌间精准结扎联合腔隙处理技术治疗肛周脓肿，此术式自括约肌间沟弧形切口入路，钝性分离寻找疑似炎性组织的条索并靠近内外括约肌两侧分别精准结扎后离断，外括约肌外侧脓腔做放射状小切口引流，钝性分离到脓腔的顶端，根据脓腔的形态放置引流管。

本例患者脓腔位于截石位 12 ～ 3 点位，术前超声提示内口 1 点位可能性大，结合术中肛内探查及括约肌间检查，发现 1 点位炎性条索为高度怀疑的走行于括约肌间的炎性管道，于此处进行精准结扎，阻断感染途径，保留全括约肌，避免肛门失禁，降低成瘘率，同时深部脓腔切开排脓后置入蕈状管，使深部间隙得到了充分的引流，减少患者痛苦，节省医疗资源，随访至今未见复发及肛瘘形成，值得临床推广应用。

（术者：董青军）

案9　拖线疗法治疗肛周坏死性筋膜炎案

李某，男，80 岁。初诊日期：2022 年 7 月 31 日。

主诉："肛旁结块红肿疼痛 10 日，加重 5 日"就诊。

病史概况：患者 10 天前无明显诱因出现肛旁结块疼痛，自述结块约鸡蛋大小，患者未予明显重视。5 日前肿块范围逐渐增大，后自行破溃流脓，疼痛加重，严重影响生活质量，至我院门诊就诊，诊断为"坏死性筋膜炎"，建议入院手术治疗。刻下：患者精神欠佳，纳差，夜寐欠安，小便通畅，大便每日一行，质软成形。既往史：患者有高血压病史 10 年，BP_{max} 160/90mmHg，口服药物治疗，自述控制尚可。有脑梗死病史 10 余年，不规律口服阿司匹林，现无肢体活动不利。专科检查：（膀胱截石位）视诊：截石位肛缘一周皮肤焮红，7 点位距离肛缘 2cm 处见一破溃，破溃处见黑色坏死组织，气味臭秽；触诊：肛周局部肤温升高；肛门指检：6 点位直肠壁饱满（附图 64）。

患者肛周局部见黑色坏死筋膜组织，考虑坏死性筋膜炎。入院后 4 小时内完善血常规 +C- 反应蛋白、肝肾功能电解质、凝血等实验室检查，以及肛周 MR 了解肛周局部感染情况，结合检查明确坏死性筋膜炎诊断。MR 显示肛周感染范围较大，波及两侧坐骨直肠窝、闭孔内肌、肛提肌及直肠后间隙，并存在积气；理化检查提示患者全身感染症状较重，并存在低蛋白血症、电解质紊乱、肾功能不全、高凝状态等。邀请麻醉科、ICU 多学科协作制定治疗方案。入院后 6 小时立即于腰麻下行"坏死性筋膜炎清创 + 拖线引流术"。术中充分清除坏死筋膜组织，并采用海派中医顾氏外科特色技术"拖线疗法"进行治疗（附图 65）。

术后转入 ICU 进行内科对症支持，治疗予抗感染、营养支持及抗凝等。局部予氧疗，每日换药，必要时床旁清创治疗。ICU 治疗 13 天后，患者全身感染症情好转，转回肛肠科继续专科治疗。治疗全程予中药方剂口服，先后予托里消毒散扶正祛邪、八珍汤气血双补，以及中医特色外治（金黄膏、白玉膏、九一丹、生肌散等）。术后 21 天创面肉芽组织鲜活，拆除全部拖线（附图 66）。术后 3 个月创面愈合，未影响肛门功能，无需重建（附图 67）。

按：顾氏外科团队在治疗肛周坏死性筋膜炎方面具有独道经验，在诊治过程中充分发挥中医药特色优势。顾氏外科第四代传人，上海市名中医陆金根教授根据坏死性筋膜炎的症状将其分为三期，初期以邪实为主，治以清热凉血解毒，顾护胃阴，方以黄连解毒汤加减；中期以邪气未退、正气衰弱为表现，治以扶正祛邪兼顾，方以托里消毒散加减；恢复期以邪退正虚为主，治以健脾胃、补气血，促使肌肉生长，方以八珍汤加减。对于本例患者中期以托里消毒散加减（黄芪 30g，生白术 12g，皂角刺 12g，关黄柏 12g，川牛膝 15g，金银花 15g，青连翘 6g，丹参 30g，茯苓 12g，当归 12g，山药 15g，白扁豆 12g，太子参 9g，陈皮 12g，石菖蒲 12g）扶正祛邪。托里消毒散主治疮疡体虚邪盛，脓成不溃，脓毒不易外达，本患者老年素体多瘀、正气不足，且抗生素属寒凉，初期大剂量应用抗生素，可导致血瘀加重，故在原方基础上加用山药、白扁豆、太子参等健脾益气，丹参活血化瘀。在恢复期患者局部创面引流通畅，肉芽鲜活时，采用八珍汤加减（当归 15g，黄芪 30g，熟地黄 15g，川芎 12g，白芍 15g，太子参 15g，白术 15g，茯苓 15g、炙甘草 9g）气血双补。在肛周坏死性筋膜炎的中医治疗方面，顾氏外科强调内外合治，初期以箍毒脱腐为主，外用金黄膏掺八二丹（七三丹）；中期以脱腐为主，生肌为次，外用红油膏掺九一丹；后期以生肌长皮收口为主，外用白玉膏掺生肌散。

在手术治疗中，如何在彻底清创的同时，保护肛周组织、减少术后重建，是肛肠科医师临床诊治的重点问题。陆金根教授带领顾氏外科团队在 1988 年首次提出"以线代刀"的治疗观念，独创"拖线疗法"治疗肛瘘。顾氏外科团队将拖线技术运用到坏死性筋膜炎的治疗，利用拖线进行持续引流，减少长切口，保护肛周的组织。在中医古籍无"坏死性筋膜炎"的中医病名，陆教授根据其发病急、进展快、创面大、预后差等特点，结合中医学"疽由筋骨阴分发"的理论，且好发于肛周会阴部位的发病部位，首次将其命名为"肛疽"，填补了学科空白。在诊疗过程中强调分期论治，内外合治，在治疗全程强调中医治疗的重要作用。

本例为坏死性筋膜炎患者，通过精准的早期诊断、及时的清创引流、内科积极支持治疗、中医药特色技术运用，使患者顺利康复，并对肛门功能未造成损伤，无需术后重建，挽救了患者的生命，减少了医疗成本，值得借鉴。

注：本案获得 2020 年上海交通大学医学院临床医学 / 口腔医学教学案例大赛二等奖。

（术者：易进　整理：肖长芳）

案 10　置管术治疗腹部会阴肛周坏死性筋膜炎案

杨某，男，45 岁。初诊日期：2022 年 06 月 30 日。

主诉：肛周结块术后创面不愈伴反复高热 1 个月余。

病史概况：患者于外院行肛周会阴部坏死性筋膜炎清创术后，反复高热，转诊于我院。入院时神志尚清，精神状态差，高热，肛缘前侧及右侧阴囊根部见手术创面，下腹见多处引流切口，肛内与前侧创面、阴囊与下腹部引流切口拖管引流中，创面引流不畅，纳可，寐差，大便未解，小便留置导尿中。舌红，苔黄，脉细数。既往史：患者既往有糖尿病病史。2020 年 5 月 30 日及 2022 年 6 月 2 日于外院行脓肿切开引流术。

中医诊断：肛疽。

西医诊断：肛周坏死性筋膜炎；2 型糖尿病。

治疗过程：术前完善各项检查，肛周 MRI：右侧会阴部、肛提肌缘、前腹壁皮下及腹壁肌层下、骶前间隙、两侧髂窝、侧后腹壁、盆壁多发脓肿，盆腔少量积液。脾稍大，心包少量积液，两侧胸腔积液伴两下肺膨胀不全（附图 68）。于腰麻下行"腹壁会阴肛周坏死性筋膜炎清创引流术 + 腹壁脓腔切开引流术"。术后予抗感染、营养支持、平衡电解质、补充白蛋白、输血等对症治疗，并予顾氏外科特色围手术期管理。患者生命体征平稳，创面腐肉较多，脓水浸淫，未见进一步组织坏死（附图 69）。舌红，苔黄腻，脉细数。辨证：湿热内蕴证。治法：益气扶正，清热解毒。处方：黄芪 30g，白术 12g，皂角刺 30g，关黄柏 9g，牛膝 12g，金银花 30g，水牛角 9g，青连翘 6g，丹参 30g，陈皮 9g，茯苓 12g，甘草 9g，白花蛇舌草 30g。7 剂。局部创面脓腐减少，引流通畅，肉芽鲜红，无明显臭秽气味。舌红，苔白腻，脉弦细。前方去水牛角、白花蛇舌草。7 剂。

术后随访两个月创面已基本愈合（附图 70）。

按：本案是典型的因肛周感染引流不畅而出现的腹壁、会阴、肛周广泛感染的坏死性筋膜炎。患者经历 3 次肛周感染引流手术，术后感染症状和范围未见明显的缓解。根据 MRI 提示两侧会阴部、肛提肌缘、前腹壁皮下及腹壁肌层下、骶前间隙、两侧髂窝、侧后腹壁、盆壁多发脓肿。患者病程时间长，脓腔范围大、位置深。术中采用顾氏外科特色分段拖管引流、分层次处理不同间隙的感染，腹壁及髂窝处对口引流，骶前间隙感染置入引流管，清除局部创面坏死组织。后期采用肛周 MRI 评估局部引流的情况，分期拆管并结合负压引流及药线疗法序贯治疗。置管术联合对口引流能避免清创手术带来的巨大组织损伤，能最大限度有效地保护组织正常形态及生理功能的完整性，又能最大限度减少后遗症。陆金根教授结合肛周坏死性筋膜炎的发病部位及临床特点，认为本病病机为本虚标实，气阴不足为本，邪毒内蕴为标。急性期以手术为主，彻底清除坏死组织，术后采用顾氏外科特色围手术期管理，促进创面祛腐生新。恢复期根据患者生命体征、临床症状及局部创面情况，分期论治，予以中药清热解毒、扶正祛邪。术后审证求因、分期辨证，利用中药口服补气血、促生肌、托疮毒。随访患者肛门直肠测压及大便失禁评分均正常，有效保护肛门功能，促进创面快速愈合，提高患者生活质量。

（术者：姚一博　沈　晓　整理：张嘉贝）

案 11　内括约肌侧切术治疗陈旧性肛裂案

邱某，女，34 岁。初诊日期：2023 年 2 月 24 日。

主诉：便后肛门出血伴疼痛半年余。

现病史：患者自述半年前因大便干燥，用力排便后出现便血，伴肛门疼痛。患者自行应用药物后症状逐渐好转。因便秘时作导致便血、疼痛反复发作。近日患者自述肛周反复有肉球外脱及自觉肛门口变小，软便也会导致肛门撕裂样疼痛，遂来门诊就诊。刻下：患者神清，精神可，纳可，小便正常，大便偏干，便后肛门疼痛明显，偶伴有出血，夜寐安。舌淡，苔薄黄，脉沉。

既往史：既往体健，无高血压、糖尿病及冠心病病史及传染病病史。无食物、药物过敏史。

专科检查（截石位）：见肛门 6 点位正中有一约梭形裂口，创面基底色淡红，触之质硬，轻度触痛。裂口两端见新生组织，大小为 0.5cm×0.5cm。肛门偏紧，仅能容纳一横指（附图 71）。

中医诊断：肛裂（阴虚津亏证）。

西医诊断：慢性肛裂。

治疗过程：患者入院后行肛裂切除术、内括约肌侧切术、肥大肛乳头及哨兵痔切除术（附图 72）。治则：滋阴润肠通便。处方：黄芪、北沙参、麦冬、天花粉、何首乌、火麻仁、瓜蒌仁、木香、生地黄、乳香、没药。

术后管理：

（1）甲硝唑栓每晚 1 次，肛塞。

（2）中药外洗方，熏洗坐浴。黄柏、苦参、虎杖、五倍子、半枝莲、皮硝等。用法：温度 40℃左右（每天 2～3 次，每次 20～30 分钟）。

（3）早起创面予九一丹祛腐生肌，待创面腐肉渐净，予生肌散生肌敛疮。

（4）嘱患者平时多使用青菜、红薯、粗粮等纤维素含量高的食物，保持足够的饮水量。

1 月后患者创面愈合。

（金　炜）

案 12　置管引流术联合生物制剂治疗克罗恩病肛瘘案

宋某，男，30 岁。初诊日期：2021 年 10 月 15 日。

主诉：肛旁肿痛不适 2 周余。

病史概况：患者于 2 周前无明显诱因自觉肛门疼痛不适，无便下鲜血，无腹痛、腹胀，无里急后重，经休息未见明显好转，至外院就诊，以"肛周脓肿"于 2021 年 10 月 11 日行"复杂性肛周脓肿切开排脓术"，术后肛门仍疼痛不适。2021 年 10 月 15 日肠镜示：结肠多发溃疡待查，病理示距肛门 50cm 处、40cm 处及回盲瓣黏膜重度急慢性炎。口服美沙拉嗪肠溶片及美沙拉嗪栓纳肛治疗后，症状仍未好转。此次患者发病以来，无明显潮热盗汗，无明显消瘦，无明显腹痛、腹胀，无明显黏液、脓血便等。既往史：平素健康状况良好，否认基础疾病。刻诊：患者神清，纳可，寐安，肛旁肿痛不适，大便每日一行，质软成形，小便畅。专科检查：（膀胱截石位）视诊：截石位肛缘 1～5 见肿块，大约 5cm×4cm；6～9 见肿块，大约 4cm×3cm，色红，高凸，7 点位肛缘外 4cm 可见一引流口，脓出不畅。触诊：肿块触痛明显，肤温略高，波动感（+）。（附图 73）肛指：肛内右侧肛直环偏软。辅助检查：外院肠镜：结肠多发溃疡待查，病理示距肛门 50cm 处、40cm 处及回盲瓣黏膜重度急、慢性炎。肛周超声：肛周浅表超声 1～6、1～12 点位见 11cm×8mm 低回声，内口位于 6 点位齿线附近，瘘管分浅深两层，脓液主要积聚在深层，肛直环平面。肠镜：克罗恩病；肛周 MRI：右侧肛旁截石位 6 点位见破损外口，6～11 点位外括约肌及括约肌外见脓腔形成，最大截面 1.1cm×0.6cm，中途向内发出分支并向上行走，在内括约肌形成窦道及马蹄型脓肿，累及范围 1～11 点位，并向前上延伸至前列腺周围，脓腔顶端距外口约 6cm，周围伴片絮及条索样渗出；左侧外括约肌外侧截石位 2～5 点位见瘘管分支（附图 74、附图 75）。结论：复杂性肛瘘伴肛周脓肿形成。肠镜病理（回盲部及结肠，活检）：肠黏膜慢性炎伴活动性及糜烂，灶区固有腺体减少、隐窝拉长、分支及隐窝炎，符合轻度活动性慢性肠炎，炎症性肠病不能除外。下腹部增强 CT：回盲部壁厚，阑尾结构不清，邻近肠管结构紊乱、分界不清并肠壁增厚强化，周围渗出及淋巴结肿大。提示炎症性肠病合并局部肠管粘连；肠系膜根部脂膜炎；复杂性肛瘘插管中，肛周脂肪间隙内积气。

中医诊断：肛漏（湿热下注证）。

西医诊断：复杂性肛瘘；克罗恩病。

手术过程：2021 年 10 月 25 日在腰麻下行复杂性肛瘘切开置管引流术，取截石位，肛肠科常规消毒铺单，充分暴露术野，肛内置入扩肛器，见 6 点位齿线附近凹陷处脓性分泌物溢出，超声刀切扩 7 点位外口，见脓性分泌物溢出，留取脓培养，手指探查见脓腔位于 6 ～ 11 点位坐骨直肠间隙及直肠后间隙空腔，于 3 点位肿块高突处做放射状切口，引流出黄色脓性分泌物，探查见 1 ～ 6 点位坐骨直肠间隙及直肠后间隙空腔，最深位于 3 点位距肛缘 8cm 肛提肌上方，为引流通畅，分别于 1 点位距肛缘 5cm 近阴囊根部、5 点位距肛缘 3cm、9 点位距肛缘 4cm 处、11 点距肛缘 5cm 近阴囊根部做放射状切口，用球头银丝检查自 5 点位探入探查脓腔，从 6 点位齿线附近自然探出，5 点位切口至内口间予留置头皮针管对口引流。探查见 1 ～ 6、6 ～ 11 点位括约肌间空腔，钝性分离脓腔间隔，1 ～ 5 点位、5 ～ 7 点位、9 ～ 11 点位切口间予橡胶引流管对口引流，自 3 点位切口置入蕈状引流管至肛提肌上方、9 点位切口置入蕈状引流管至右侧坐骨直肠间隙顶端。肛内置入扩肛器见 7、9 点位直肠下段距肛缘 3cm 息肉样增生，予以切除，5/8 可吸收缝线缝扎止血，标本送检，术毕患者安返病房。（附图 76 ～ 78）

按：克罗恩病肛瘘治疗的关键是早期诊断，充分评估，积极控制原发疾病。临床多次手术迁延不愈，肛门功能损伤，失治误治的患者不在少数，对于临床症状提示克罗恩病不能排除的患者，内镜、影像、病理、实验室检查全方面综合评价，及早诊断。

在手术干预方面，克罗恩病肛瘘与普通肛瘘在诊治上的不同主要有：①手术干预的时机，对于存在急性感染的肛周表现，如此例患者，建议立即行切开引流或联合拖线置管引流；对于肛周症状稳定的患者，在一般情况、肠道表现综合评估稳定，药物疗效确切的情况下可行确定性手术。②手术方式的选择：克罗恩病肛瘘建议以保留括约肌手术方式为主，顾氏外科特色拖线置管疗法疗效显著，结合术前专科检查、超声、MRI，明确感染深度、范围、解剖间隙，充分探查，浅层采用拖管对口引流，深部腔隙采用 T 状、蕈状引流管引流，术后根据脓腐情况选择冲洗、负压吸引等方式充分引流，促进创面愈合。③引流管的拆除：克罗恩病肛瘘引流管的拆除时机除了评估肛周疾病活动指数、创面恢复情况，亦需评估克罗恩病活动指数，在病情稳定的情况下逐步拆除，拆除前搔刮坏死组织，可联合肛瘘镜及激光瘘管闭合术等；对于基础疾病控制欠佳，肛周症状进展的患者，定期随访，可长期留置拖管引流。该患者症状好转后出院，外院进一步完善小肠镜等检查，予英夫利昔单抗静滴、肠内营养支持，症状稳定。复诊逐步拆除肛周引流管，肛周恢复良好，现患者维持英夫利昔单抗治疗中（附图79）。

（术者：姚一博 整理：丁雅卿）

案13 置管拖线术治疗马蹄型克罗恩病肛瘘案

赵某，男，26岁。初诊日期：2022年11月24日。

主诉：复杂性肛瘘术后创面不愈1月余。

病史概况：患者于2022年2月起无明显诱因出现肛旁结块，伴持续胀痛，发热最高至40℃，于瑞金医院静滴抗生素后行肛周脓肿切开引流术，术后溃口常伴少许流脓，量少色黄。2022年9月20日因术后创面未愈至我院就诊，查MRI显示：复杂性肛瘘，于2022年9月30日于我院行复杂性肛瘘切开引流术，术顺，术后建议患者行生物制剂对症治疗，患者要求出院至外院继续治疗，目前行免疫抑制剂治疗。现患者创面仍未愈，反复溃脓，为求进一步治疗，又至我院门诊就诊，由门诊拟"复杂性肛瘘、克罗恩病"收入我科。此次患者发病以来，无明显潮热盗汗，无明显消瘦，无明显腹痛腹胀，无明显黏液脓血便等。刻下：神清，纳可，寐安，创面未愈，少许分泌物溢出，大便日2行，质偏软，小便通畅。既往史：克罗恩病病史两个月余，目前服用益生菌调整肠道菌群，安素控便，免疫抑制剂治疗。否认糖尿病、心脏病、高血压病、胃病等其他内科病史。传染病史：否认肝炎、结核等传染病史。手术外伤史：2022年6月于瑞金医院行肛周脓肿切开引流术，2022年9月30日于我院行复杂性肛瘘切开引流术，术顺；否认其他手术及其他外伤病史。专科检查：（膀胱截石位）视诊：截石位肛缘5、7点位肛缘见创面未愈，少许分泌物溢出。触诊：创面瘢痕触痛（－）。肛指：6～7点位齿线上方可触及硬结。（附图80）

辅检：2022年9月23日（龙华医院）免疫检验报告：粪便钙卫蛋白定量检测382ug/g↑。2022年9月22日（龙华医院）MRI检查报告：复杂性经括约肌瘘形成。2022年9月28日（瑞金医院）肠镜：回盲瓣末端回肠溃疡。胃镜：慢性浅表性胃炎，幽门螺旋杆菌（HP）？十二指肠球炎，贲门松弛，食管裂孔疝。2022年9月29日（瑞金医院）小肠增强CT：①克罗恩病伴活动性炎症，A2、L1+L4b、B1p型，累及回盲瓣；②肝脏脂肪浸润。请结合内镜及其他检查，随访。2022 年 10 月 8 日（瑞金医院）胸部 CT：未见明显异常。

中医诊断：肛漏（湿热下注型）。

西医诊断：复杂性肛瘘；克罗恩病（A2、L1+L4b、B1p）。

患者复杂性肛瘘术后创面未愈，有克罗恩病病史。入院后完善血常规、CRP、血沉、白蛋白、粪钙卫蛋白等实验室检查及结合肛周 B 超、肛周 MR、胃肠镜、小肠 CT 等评估患者肠道及肛周局部瘘管情况，并制定治疗方案。于 2022 年 11 月 25 日在腰麻下行复杂性肛瘘切开拖线置管术。（附图 81）

术后治疗予抗感染、营养支持等。局部予甲硝唑栓＋清肠栓纳肛，每日换药。治疗全程予中药红黄饮口服，以及中医特色外治（冲和膏、白玉膏、九一丹、生肌散等）。术后 2 周拆除拖线及置管，并予以类克治疗（附图 82）。术后 6 周随访，患者创面愈合良好（附图 83）。

按：顾氏外科治疗克罗恩病肛瘘有丰富经验，一般予以局部肛瘘切开 / 拖线 / 肛瘘镜 / 激光等，加口服予以红黄饮。陆金根教授认为克罗恩病属外感、内伤两端，因外感时邪、饮食不节、情志内伤、素体脾肾不足所致，因此在多年临证经验的基础上创立红黄饮。红黄饮药物组成：红藤、败酱草、白头翁、山茱萸、生黄芪、太子参等。全方急攻缓补，内外兼施，共奏补益脾肾、清热排毒、活血化瘀之功。

另外，顾氏外科强调内外合治，克罗恩病肛瘘创面周边易漫肿难消，属于阴性或半阴半阳之证，故予以冲和膏外敷，创面初期腐脓亦难脱并伴炎性水肿，故予以外用九一丹脱腐；中期以脱腐为主、生肌为次，外用红油膏纱条；后期以生肌长肉为主，外用白玉膏加生肌散。另全程肛内使用院内制剂清肠栓，清热解毒利湿。

在手术治疗方面，克罗恩病肛瘘患者创面跟普通肛瘘患者有差异，应尽量保护肛周组织，保护肛门功能。一般低位的克罗恩病肛瘘可使用肛瘘切除或切开疗法；复杂性肛瘘或高位肛瘘，顾氏外科团队通常会使用拖线疗法，并可结合置管、药线及肛瘘镜或激光治疗等。顾氏外科团队治疗理念就是减小创面，保护肛门功能。另外术后积极配合内科治疗，包括生物制剂的治疗，积极控制肠道病变，促进创面愈合，减少复发。

患者肛瘘伴克罗恩病病史，肛周手术有肛周脓肿切开引流术 1 次，复杂性肛瘘手术 2 次，创面难愈，这次术后准备使用生物制剂联合治疗，后期需长期随访，并定时复查肠镜及肛周 MR 情况。

（蒋伟冬）

案 14　克罗恩病肛瘘合并肛周尖锐湿疣案

陈某，男，45 岁。初诊日期：2023 年 2 月 8 日。

主诉：反复肛旁结块肿痛流脓 26 年，加重 1 周。

病史概况：患者 26 年前无明显诱因下出现肛旁结块，伴持续胀痛，无恶寒、发热，于当地医院行切开引流，后肛旁结块反复溃破。2013 年确诊克罗恩病，予以长期生物制剂治疗。9 年前因肛周赘生物增生，经外院皮肤科治疗，病理提示：尖锐湿疣伴淋巴管扩张。近 1 周来，患者自觉肛旁结块胀痛不适加重，伴有贫血症状反复。刻诊：患者贫血状态，局部肛旁结块溃脓，色黄，大便日 2 行，质软成形，小便通畅。舌红，苔黄，边有齿痕，脉滑。专科检查：（膀胱截石位）肛周皮肤及肛管见多处乳头状及鸡冠状增生，色红糜烂伴有渗液，7 点位可见溃口，肛指：7 点位可触及条索样通向肛内，7 点位齿线附近可触及凹陷，触痛（＋）。（附图 84）

检查：2022 年 11 月 15 日小肠镜检查示：进入距回盲约 100cm，回肠可见数条节段性长纵行白色痕，长 5～6cm，肛门口见菜花样赘生物。结论：克罗恩病（治疗后缓解）。2022 年 11 月病理：（回肠）黏膜慢性炎，间质灶性淋巴组织增生，未见明显肉芽肿及溃疡结构。2022 年 11 月下腹部增强 MRI：肛管右后方 7 点方向条样异常信号灶，肛瘘形成可能。

中医诊断：肛漏（湿热下注证）。

西医诊断：①复杂性肛瘘；②克罗恩病；③肛周尖锐湿疣；④重度贫血。

治疗概况：麻醉达效后，截石位，常规消毒铺单，组织钳夹持 5 点位肛缘乳头状增生物，自增生下方溃口探入，自 5 点齿线附近探出，窦道沿括约肌间向前侧 1 点及 11 点位延伸；电刀切除 1、5、7、11 点位乳头状增生组织，逐层切开 5、11 点位瘘管，切除管壁；探查 11 点位肛管内息肉样增生物，予以切除并用 2 个 0 可吸收线连续缝合三针；组织钳分别夹持 8、10 点处增生组织，剪刀沿其增生走行方向剪除增生组织，电刀止血后，予可吸收线缝合创面。术毕患者安返病房，标本送检。（附图 85～88）

按：克罗恩病肛瘘是目前临床治疗中的难点，顾氏外科肛肠团队临床治疗中以手术联合生物制剂综合治疗为主。本病例中患者病程较长，肛瘘未经系统规范治疗，合并克罗恩病，使用生物制剂，免疫状态不佳伴有长期的贫血。因长期肛门部皮肤不洁或分泌物刺激、摩擦而引起皮肤慢性炎症性损害，或者可能继而感染人乳头瘤病毒所致出现肛周尖锐湿疣。患者局部流脓、瘙痒、疼痛反复发作，迁延不愈，让患者苦不堪言，肛管内增生物反复出血，严重影响患者的生活质量。

克罗恩病肛瘘合并尖锐湿疣的病例临床并不多见，治疗中的关键点在于处理原发内口，引流括约肌间感染，同时清除皮肤增生灶，保护肛门的形态和功能。内口切开后，采用两侧组织袋型缝合，有利于创面引流；肛管内侧增生组织处理注重保护切口间皮肤黏膜桥，预防术后肛门狭窄；外侧乳头状增生，设计长切口，游离皮下组织，采用快吸收缝线，减少术后瘢痕形成及不良愈合。

（术者：姚一博　整理：许沂鹏）

案 15　Delorme 术联合肛门环缩术治疗直肠脱垂案

占某，男，31 岁。初诊入院日期：2018 年 8 月 23 日。

主诉：反复肛内肿物脱出 17 年余。

病史概况：患者 17 年前无明显诱因出现便时肛内肿物脱出，脱出物为鲜红色，触之柔软，不易出血，休息后可自然回复，伴肛门坠胀，曾至当地医院就诊，予以对症处理（具体不详），治疗后症状未见好转，2018 年 5 月因肿物脱出加重，肿胀感明显，遂至外院门诊就诊，查体脱出物至 8cm 长，对症处理（具体不详）后症状未见缓解，发病至今患者症情逐渐加重，脱出物长约 12cm，色鲜红，扪之稍有弹性，不能自行回纳，需用手回复，伴腹部胀满不适，故来我院就诊，建议手术治疗，收住入院。既往史：既往高血压病史 2 年，平素血压控制良好；既往抑郁症 10 年，口服富马酸喹硫平片抗抑郁，每日中午 0.2g，晚上 0.4g。刻诊：神清，纳可，寐安，便时肛内有块物脱出，脱出物呈螺旋状，色鲜红，扪之有弹性，需用手回纳，小便畅，大便每 1 ～ 2 日一行，质软成形。舌淡、苔薄白，脉细弱。专科检查：肛门居中，嘱行解便动作后肛内有块物脱出，脱出物呈圆锥状，长约 12cm，色鲜红，无静脉曲张。触诊：脱出物柔软有弹性，无明显触痛。肛指：肛内未及硬质肿块及狭窄。Wexner 肛门失禁评分：11 分。肛管静息压（ARP）：25mmHg，肛管最大收缩压（AMCP）：56mmHg。肛周腔内 B 超：内括约肌肌层明显增厚，平均厚度 4.4 ～ 4.5mm，内括约肌层面较常人位置升高，联合纵肌同样增厚约 2.4mm，耻骨直肠肌厚度约 11mm，直肠后方下段黏膜层及黏膜下层增厚呈折叠状，静息状态下直肠后方向后突出约 22mm，怒挣状态下向后突出约 30mm，肛直角变锐利；直肠黏膜脱垂。肠镜检查示：慢性直肠炎。结肠传输试验：48 小时，升结肠近段多枚金属颗粒，小肠及结肠多发积气并轻度扩张；72 小时，传输粒子最远达横结肠远端。

中医诊断：脱肛（中气下陷证）。

西医诊断：①完全性直肠脱垂；②高血压病 2 级（高危）；③抑郁症。

手术过程：2018 年 8 月 27 日在全麻下行 "Delorme 术 + 肛门环缩术"。麻醉达效后，患者取截石位留置导尿后肛周及肛内消毒，用缝线在 2、4、6、8、10、12 点位牵拉肛缘皮肤充分暴露组织。用超声刀在齿线上 2cm 黏膜处做一环形标记后，自 12 点处齿线上 2cm 切开黏膜和黏膜下层后，钝性剥离组织至脱垂直肠顶端，术中彻底止血，搏动性出血处予以结扎处理。再次消毒后，用 2-0 慢吸收线在截石位各钟点处分别行肌层折叠缝合后，2-0 圆针将黏膜断端全层缝合。将组织回纳入肛门后，再次消毒肛周组织，用小圆刀在 12、3、6、9 点位肛缘处各做一放射状切口，用小弯钳皮下做一隧道引入 4 股 7 号线后打结固定，肛内保证可容纳患者食指宽度。各切口分别缝合一针以利愈合。术毕，查无明显活动性出血点，肛内留置斯泰可敷料及排气管，局部塔纱加压包扎。（附图 89 ～ 96）

术后管理：术后 3 天半流质饮食，静滴 2 代头孢 5 天，术后留置导尿管 2 天并行膀胱训练后拔除。术后每天换药时局部呋喃西林消毒，甲硝唑栓纳肛门，并在肛管内留置排气管 3 天。

处方：生黄芪 30g，生白术 30g，生地黄 30g，当归 30g，炒枳实 15g，桔梗 15g，制首乌 12g，柴胡 15g，升麻 15g，炙甘草 9g。每日 1 剂，持续 3 个月。

患者于术后第 4 天正常排便，经治疗于 2018 年 9 月 5 日出院。随访 3 个月：Wexner 肛门失禁评分：2 分。肛管静息压（ARP）：38mmHg，肛管最大收缩压（AMCP）：112mmHg。随访 56 个月未复发。

按：本病属中医 "脱肛" 范畴，由于患者脾胃虚弱，中气不足，气虚则大肠传送无力，固摄无权以致黏膜脱垂。顾氏外科肛肠团队采用 Delorme 术联合肛门环缩术，配合益气养阴经验方——益气开秘方内服，中西医联合治疗完全性直肠脱垂，临床疗效佳，可有效降低复发率。Delorme 术操作要点是直肠黏膜环切和肌层折叠缝合，损伤更小，且近年来临床发现，Delorme 术在儿童先天性直肠脱垂及青壮年患者中有很大的优势，但术后复发率较高，如果联合肛门环缩术后可明显降低复发率。此病例患者直肠脱垂长度达12cm，已超出 Delorme 术的适应证，考虑患者为青壮年，有抑郁症病史，不愿接受经腹手术，故从安全性角度考虑，手术方式仍采用 Delorme 术联合肛门环缩术，术后配合益气养阴经验方——益气开秘方内服，经随访56个月未复发。陆金根教授认为术中应注意以下几点：①远端环切的位置：在距齿线上2~3cm处环切远端黏膜，以保留排便感觉功能，直肠黏膜反复脱出、回纳易造成直肠炎症，应尽可能将表面糜烂伴有息肉样增生的直肠黏膜切除，减轻直肠炎症。②超声刀的运用：可以减少出血，保证术野的清晰，缩短手术时间，这样就省略了黏膜下注射肾上腺素稀释液的步骤，因为黏膜下注射如果操作不当，不仅不能将黏膜层"浮"起来，反而会造成黏膜下血肿或厚度不均匀。操作时超声刀的一头正确进入内括约肌和黏膜下层之间的层次中，并轻轻夹起，保持微向上翘起，避免过深损伤肌层和穿孔。③多点折叠缝合肌层：我们除了常规截石位12、3、6、9点位外，通常在每个象限再予以3处的折叠缝合，进针点要对称、多点，这样可以保证折叠时力量的均衡；缝线要平行于直肠壁的纵轴，把控好进针的深度，避免穿透直肠壁全层而增加肠瘘的风险。④肛门环缩层次的深度：深度保持在括约肌间沟，距离皮肤1cm处，避免过浅导致线结无法包埋在皮下而引发皮下感染。

直肠脱垂由于发病为多因素综合作用结果，手术可纠正脱垂症状，但不能纠正如大便失禁、排便困难等症状，所以术后的功能恢复也是治疗过程中的重要部分。此病例患者术后出现排便欠畅和便不尽感，给予益气养阴经验方——益气开秘方内服来改善患者术后症状。益气开秘方以益气养阴为治则，加以升麻、柴胡，全方具有补中益气、养血滋阴、升阳举陷的功效。方中重用生黄芪，升阳固表，补一身之气。生白术健脾益气、燥湿利水，枳实下气除满，通过肃降肺气以促进大肠传导能力，为臣药。佐以生地黄、首乌滋阴养血以助益气并有濡养肠道之功；当归养血和营，协助黄芪补气养血；柴胡、升麻升阳举陷，协助黄芪提升下陷之中气；炙甘草补气健脾，增强补益中气之功，为佐使药。术后给予益气开秘方加减内调，可以使脾胃气机畅顺、升降有序，同时能够重建人体松弛的直肠功能，恢复脏腑功能，减少引发直肠脱垂的部分发病因素，降低直肠脱垂的发生概率。

（术者：王 琛 整理：沈 晓）

案 16　Bascom II 术联合 VSD 治疗藏毛窦案

浦某，男，31 岁。初诊日期：2021 年 4 月 10 日。

主诉：腰骶尾部反复肿痛流脓 3 个月。

病史概况：腰骶尾部反复肿痛流脓 1 年余，先后在外院两次行切开引流术，专科检查：腰骶部大范围红肿，腰部见多个溃口，按之黄稠脓液溢出，尾骨上方见溃口。考虑该患者处于炎性感染期，建议局部金黄膏外涂，药线每日引流，待局部炎症消退病灶稳定后采取手术治疗。

反复腰骶尾部肿痛溃脓 1 年余，曾前后两次于外院行藏毛窦引流手术，后症状再次加重，遂于 2021 年 4 月至门诊就诊，查局部 MRI 示：骶部皮下瘘管形成，左侧坐骨直肠窝淋巴结可能。每日 2 号药线插入腰骶部肿痛处的溃口 8 个月后症状稳定，2022 年 1 月 12 日为求彻底治疗收住入院。入院时：腰骶尾部结块溃脓反复，量少色黄，大便每日 1～2 次，质软成形，舌红、苔黄燥，脉滑。专科检查：俯卧位，视诊：腰骶部（腰 4～骶 1）中央见类圆形大小约 10cm×6cm 结块，局部皮肤色素沉着，结块表面见 2 处溃口，少许分泌物，尾骨尖上方臀沟见小点状凹陷；触诊：肤温正常，腰骶部结块处压痛（±）；肛门指检：无明显异常（附图 97）。辅助检查：（2021 年 9 月 16 日龙华医院）骶尾部 MRI 平扫：骶尾骨后缘皮下瘘管形成；左侧坐骨直肠窝淋巴结。（2022 年 1 月 11 龙华医院）骶尾部 MRI 平扫：骶尾骨后缘瘘管伴脓肿较 2022 年 9 月 16 日片脓肿缩小；直肠左侧淋巴结。（附图 98）（2022 年 1 月 11 日龙华医院）腰骶部及肛周局部彩超：骶尾部藏毛窦。

诊断：腰骶部藏毛窦。

诊治方案：患者于 2022 年 1 月 13 日在全麻下行藏毛窦切除臀沟抬高缝合重建术。麻醉达效后，患者采取俯卧折刀位，宽胶布贴于臀部两侧牵拉暴露病灶，探针探查病灶长 16cm、宽 6cm，按照术前标记切除范围（附图 99）切除病灶，根据 MRI 提示将病灶分为腰部、骶尾部两部分处理，腰部区域沿病灶边缘剔除坏死及纤维化组织，保留溃口间的正常组织桥；骶尾部沿病灶边缘切除，电刀沿骶骨筋膜和皮下组织间隙游离上下两层，稀释碘伏反复冲洗，可吸收线关闭骶骨筋膜表面组织抬高臀沟，放置负压引流管，缝合游离中间组织瓣，最后褥式缝合关闭皮肤，纱布包扎，术后剖开病理组织见大量毛发。术后注重规范化的管理（粪便、饮食、体位、引流等），早期留置导尿、忌坐位蹲位、逐渐开放饮食、早期减少粪便，营养支持预防感染治疗，每日无菌换药，后期结合 VSD 负压吸引装置促进创面愈合。（附图100～102）

按：患者曾有两次藏毛窦手术史，术后反复出现结块溃脓的症状，门诊初诊时患者局部 MRI 证实局部炎症组织浸润脓肿积聚，藏毛窦急性炎症期引流为基本原则，采用顾氏外科特色的龙华医院自制药线局部引流，金黄膏清热解毒、消肿止痛散结外敷，门诊治疗随访 8 个月后局部脓肿明显好转，炎症组织消退为手术创造了良好时机。入院后完善各项术前检查，排除手术禁忌，制定个性化治疗方案，患者藏毛窦病变范围广，窦道由腰 5 向下延伸至尾骨尖长约 18cm，腰部病灶范围宽约 4cm，多处溃口间互相贯通，可供选择的手术有：①单纯切除患者愈合率高，但组织损伤太大、愈合周期长；②菱形皮瓣转移技术局部组织缺损范围太大，一期愈合概率较低，术后容易缝合组织裂开。经多次讨论可考虑多种技术结合的手术方案，BascomⅡ切除骶尾部较为单纯的窦道部分，同时进行臀沟抬高；腰部的病灶较宽，病灶溃口间存在正常的组织，采取沿溃口剔除窦道，保留溃口间正常组织桥；后期联合VSD 负压技术刺激敞开创面的肉芽组织生长，加速创面愈合。随访 1 年未见复发。此例患者治疗的成功离不开手术时机的掌握、术式的选择、切口的设计、精细的手术操作、术后的管理换药。如此复杂的复发性的腰骶尾部藏毛窦在并未切除过多正常组织的前提下消除了窦道，结合 BascomⅡ 手术抬高臀沟、偏中线缝合是从病因学着手治疗疾病，一期缝合也加速了创面愈合，并且术后结合 VSD 负压吸引进一步促进创面快速愈合。结果证实，该方案具有局部创伤小、术后恢复快、局部美观、患者快速回归正常工作生活、患者满意度极高等优点。

（术者：董青军　整理：郝爽）

案 17　绑缚疗法治疗直肠前突排便困难案

贺某，女，29 岁。初诊日期：2019 年 3 月 28 日。

主诉：排便困难近 3 年，产后症情加重。

病史概况：排便困难近 3 年，产后症情加重。排便 3～4 日一行，排出困难，便质干硬，需手助排便，偶有腹胀腹痛。伴口干乏力，经行夹瘀。舌红，苔薄而干，边有齿痕，脉细。肛指检查：直肠前壁有一卵圆形突向阴道的薄弱区。

中医诊断：便秘病。

西医诊断：直肠前突；混合型便秘。

治疗：入院完善检查，结肠传输试验：80% 以上的标记物在 72 小时内无法传输至直肠。排粪造影：坐位和蹲位力排时前突深度分别为 2.87cm、2.67cm。2019 年 4 月 2 日行经肛直肠前突绑缚术，取俯卧折刀位，充分暴露直肠前壁（附图 103），左手食指于阴道内保护，于直肠下端前突顶部用 2～0 可吸收线 8 字缝合固定一针，同线沿前突部轴线自上而下至齿线附近，缝合从一侧缘外 0.5cm 进针，跨前突部位，至另一侧缘外 0.5cm 出针，深度达黏膜下层及部分肌层（附图 104）。辨证：气阴亏损，气滞血瘀。治法：益气养阴，活血化瘀。予以益气开秘方辨证加减口服。

处方：生黄芪 45g，生白术 45g，生地黄 45g，玄参 30g，麦冬 15g，南沙参 15g，北沙参 15g，当归 30g，枳实 30g，厚朴 15g，莱菔子 30g，全瓜蒌 27g，桔梗 15g，火麻仁 30g，桃仁 12g，红花 12g，丹参 30g，甘草 9g。共14 剂。

术后第 3 天（4 月 5 日），患者排便，便质稍硬，呈条状，无排便不尽感。

术后第 7 天（4 月 9 日），排便间隔天数递减为 2 日 1 行，便质软，矢气较前明显增多。肛指检查：直肠下段前侧创面平整，前突不明显，指套无染血。患者出院后继续口服中药，出院后两周（4 月 23 日）后复诊，述每日排便 1 次，质软成形，量中，肛指检查：无前突体征。

按：陆金根教授认为便秘根本病因在于"气虚或气滞"及"阴虚或血瘀"。"气为血之帅，血为气之母。"妇人产后气血阴液难复，致使机体处于气虚阴亏血少的状态。气虚无力则滞，血行不畅则瘀。加之顺产用力努挣，损伤盆底肌肉、韧带及筋膜，局部直肠阴道隔变薄，排便时直肠前壁及阴道后壁易发生前突，形成形态结构之"虚"象。本案患者同时存在排便出口梗阻和结肠传输缓慢，治疗上将中医外科绑缚法与中药内服相结合，运用中医绑缚疗法理论，经肛门将前突的直肠前壁纵行绑缚。术中左手辅助将阴道后壁向直肠方向顶起，明确绑缚层次，防止损伤阴道。缝合深度必须达到直肠前壁肌层，才能起到加固薄弱前突的效果。同时口服益气开秘方内外合治。经治疗患者直肠前突体征消失，排便正常，临床疗效显著。

（术者：梁宏涛 整理：孙琰婷）

案 18　经会阴直肠阴道瘘管结扎术治疗直肠阴道瘘案

张某，女，32 岁。初诊日期：2022 年 8 月 15 日。

主诉：反复阴道漏液、漏气 1 年，加重 1 个月。

病史概况：患者 2017 年 8 月行剖腹产手术，术中因阴道产伤曾行修补术治疗。1 个月前症状加重，阴道内时有气体及少量分泌物溢出。刻诊：患者神清，纳可，寐尚安，阴道内漏液漏气，大便日 1 行，质软成形，小便通畅。舌淡，苔薄，边有齿痕，脉细滑。检查：2022 年 7 月 21 日肛周彩超：直肠阴道隔处见 17mm×2.1mm 管道状高回声，肛门注入超声造影剂后，可见造影剂从直肠通向阴道，经直肠腔内超声显示内口位于 12 点位，距肛门 27mm，位于会阴体上方，阴道方向位于阴道 6 点位，距阴道外口 27mm。其余点位肛管直肠周围内、外括约肌肌纹理清晰，延续性好，回声未见异常，肌间隙及外括约肌外侧周围未见潜在腔隙及液性回声区。直肠下段黏膜层及黏膜下层未见增厚。2022 年 8 月 16 日肠镜：回肠末端炎；肛门口结节样微隆。2022 年 8 月 17 日肛周 MRI 增强：直肠阴道瘘病史，距肛缘 1.9cm 约截石位 12 点见肛管轮廓欠规整，与前方阴道壁粘连，并见局部少许极低信号影，增强后见局部不均匀强化；余两侧肛旁未见明显异常信号影。

诊断：直肠阴道瘘。

治疗概况：拟行经会阴直肠阴道瘘管结扎术。麻醉达效后，取截石位，消毒铺单，充分暴露术野，球头银丝探查瘘道（附图 105），自阴道后壁瘘口探入从直肠前壁凹陷处自然探出，沿会阴正中线做一经会阴弧形切口，沿会阴部切口继续向纵深拓展，应用外科牵开器协助暴露直肠阴道隔，在保持局部存在张力的情况下，于肛门缘和阴道口之间向纵深游离直肠阴道隔，游离和裸化直肠阴道瘘的瘘管，用直角钳挑起瘘管，引入引流管牵引瘘管，用血管钳分别钳夹瘘管直肠侧和阴道侧，5/8 弧圆针可吸收线分别缝扎两侧瘘管，自中线侧切断瘘管，留取部分瘘管壁送病理，结扎直肠侧瘘管，褥式缝扎阴道侧瘘管，直肠侧和阴道侧瘘管结扎点分别加强缝合，可吸收线单向连续缝合两侧肛提肌加强直肠阴道隔，反复冲洗切口，在切口右侧自旁侧留置引流，外接负压引流球，逐层缝合会阴部切口。行充气实验，确认直肠阴道管腔已闭合。术后一周，引流液减少，拆除引流管，局部见会阴左侧创面裂开，肛内无渗血，肛周局部碘伏消毒，左侧开放创面予以碘伏棉条嵌入创面引流。

1 个月后随访创面愈合。（附图 106 ～ 109）

按：直肠阴道瘘是指直肠与阴道之间有上皮化管道相交通，临床表现为从阴道漏气漏粪，或者不明原因的会阴部疼痛和阴道内出现刺鼻的恶臭味，发病率约占肛瘘的 5%。对直肠阴道瘘的患者应初步评估其可能的原因，如产科损伤、克罗恩病、肛腺感染或恶性肿瘤等，其中产科损伤是最常见的原因。影像学评估能够帮助确定瘘管的解剖结构和所涉及的组织。症状轻微的直肠阴道瘘非手术治疗可达 52% ～ 66% 的治愈率，但非保守治疗的随访时间较短。目前仍以手术治疗为主，但手术方法、入路存在较大差异，仍然缺乏高质量证据的推荐。可根据瘘管情况，手术选择推移瓣修补术、经会阴修补术、组织植入术、经阴道修补术、经腹修补术等。

本病例采用经会阴直肠阴道瘘修补术，手术入路选择了会阴，将直肠前壁及阴道后壁游离，对于瘘管采用 LIFT 术，结扎瘘管。手术方案的优势在于：患者是年轻女性，采用经会阴手术方式能够提高手术的成功率，保护肛门的功能，提高患者的术后生活质量，具有一定的临床优势。但是本病例左侧切口术后裂开，常规换药后愈合。直肠阴道瘘的治疗需根据患者的个体化差异、发病因素来选择适合的手术方式。

（术者：姚一博　整理：许沂鹏）

案 19　经骶尾入路骶前囊肿（尾肠囊肿）切除术

毛某，男，21 岁。初诊日期：2021 年 9 月 16 日。

主诉：肛门坠胀疼痛 7 天。

病史概况：患者自 7 天前肛门无明显诱因出现坠胀疼痛至今，排便每日 2 次，频有便意，但排出量少、欠畅，无便时出血及肛内块物脱出症状。肛周视诊无特殊，肛门指诊触及截石位 3 ～ 6 点位直肠下段巨大肿块，约 7cm×5cm，压痛明显，波动感（＋），直肠腔变形。先后完善直肠腔内 B 超及肛周 MRI 检查，考虑骶前囊肿可能，呈多囊状态，最大囊肿约 7.2cm×6.1cm×6.7cm，各囊肿包裹完整，最高处达骶 4 水平，压迫肠腔，与肠壁及尾骨紧邻。（附图 110、附图 111）

诊断：骶前囊肿（尾肠囊肿）。

治疗方案：采用蛛网膜下腔阻滞麻醉，体位：俯卧折刀位。手术步骤：尾骶部入路，记号笔标记 S 形切口（右前骶尾骨旁，左后向外括约肌外缘），手术刀沿标记线切开皮肤，电刀切开皮下脂肪组织至囊肿表面，小弯止血钳钝性分离进入内囊和外囊间隙（附图 112），结合电刀和超声刀进行锐性分离。术中截石位 5 点位直肠下端囊肿壁与直肠外侧壁粘连明显，骶 4～5 椎骨内侧面与囊壁粘连显著，尾骨与囊壁融合粘连。切除尾骨，咬除部分骶 5 椎骨，以小弯止血钳仔细分离内、外囊壁间隙，结合电刀和超声刀进行钝性结合、锐性分离，避免直肠壁损伤及骶前静脉丛出血，完整剥除 5 个相连囊肿。术中少许出血点以 3-0 可吸收线缝扎，创腔无明显出血后倒入稀释碘伏，肛内放置纱布未见碘伏染色，生理盐水反复冲洗，可吸收线于创腔内加固直肠壁粘连处，防止肠瘘形成，创腔内敷撒止血敷料，查无明显出血后，创腔最低点留置负吸球，可吸收线逐层缝合关闭手术切口，碘伏纱布包扎创面，留置导尿管，肛内留置减压排气管。

术后病理显示符合尾肠囊肿诊断。

术后管理：

（1）2 联抗生素，连续静滴 5 日。

（2）控便管理。

（3）每日 1 次无菌换药，记录引流量，当引流量连续 3 天＜ 5mL 时拔除引流管。

该患者为术后第 14 天拔除引流管后顺利出院（附图 113）。至术后 3 月复查肛周 MRI，创腔填充完好（附图 114）。随访至今，患者临床愈合。

按：多数尾肠囊肿患者在早期可无症状，但随着囊肿的生长，肿块可导致便秘、肿胀、脱出、运动困难、多尿，甚至感染、病变。尾肠囊肿感染后可表现出与肛周 / 盆腔脓肿或瘘管相似的体征及症状，因此存在误诊或误治的风险。因而，当尾肠囊肿不能除外时，建议进行盆腔 / 肛周 MRI 或 CT 检查，进行诊断。MRI 或 CT 检查可以显示囊肿的位置和大小，这是对囊肿进行术前评估的必要条件。

手术切除后进行完整的组织学检查是目前公认的治疗尾肠囊肿的合理方案。在术前应避免细针抽吸或术前活检，这些操作可能会引起感染等并发症，增加手术难度。完整切除可避免残留组织的恶变风险。

尾肠囊肿的手术入路方式有多种，如经肛入路、经骶入路、经腹入路和腹会阴联合入路。但即使是微创型的腹腔镜手术也可能损伤直肠和盆腔神经丛的神经，因此对"完整切除"的理念应重新定义，以避免切除过程中所带来的损伤。前期病理研究证实，尾肠囊肿的囊壁为多层形态，最外层是无分泌功能的纤维化和肌肉组织。因此，我们有理由认为，切除不带最外层囊壁的囊肿即可实现完整切除。甚至有时最外层囊壁可能黏附周围组织、骶骨和（或）直肠壁。保留最外层囊壁的"完整切除"方式甚至在一定程度上可降低骶前静脉丛出血和肠穿孔的风险。且该层囊壁无分泌功能，即无残留组织的恶变风险。

术中引流管的留置可根据切除后创腔的深度及大小定夺，我们建议为避免创腔分泌液蓄积引起的感染风险，术中留置负吸引流管，位置置于创腔最低点，以引流管内引流液连续 3 天＜ 5mL 为拔除的标准。

术后建议追踪随访患者至少 1 年，以确保临床愈合。

（术者：董青军　整理：陶晓春）

案 20　经肛腔镜下直肠肿物切除术（TEO）治疗直肠侧向发育型肿瘤案

冯某，男，70 岁。初诊日期：2020 年 12 月 23 日。

主诉：排便次数增多 10 年余，症状加重一周。

病史概况：患者由于排便次数增多就诊，药物治疗后症状未缓解。肛门指检：直肠左侧中段约齿线上 7cm 触及肿块，约占 1/3 周肠腔，质软、活动度可。直肠肿块（性质待排？）。肠镜（2020 年 12 月 30 日）发现距肛缘 9cm 直肠壁可见占据 1/2 肠腔的新生物，形态不规则，表面呈绒毛状，其余肠段无明显异常。病理（2021 年 1 月 5 日肠镜活检）显示：管状腺瘤伴中度异型增生。上腹部 CT 显示：肝脏多发囊肿，腹主动脉硬化，右肺中叶少许炎症灶。下腹部及盆腔 CT 显示：直肠壁不均匀增厚，呈团块状，最大截面约 4.4cm×4.4cm 局部肠管狭窄，周围脂肪间隙模糊，未见肿大淋巴结，直肠局部占位，恶性可能。刻诊：大便次数每日 10 余次，质稀薄，量少色黄，便后不尽感，无黏液脓血便，小便畅，纳可，寐安。既往史：既往高血压病史 10 年，最高血压 140/85mmHg，目前口服非洛地平 2.5mg，血压控制可。曾有房性早搏病史，口服药物治疗，现症状稳定。专科检查：视诊：少许结缔组织皮赘增生。触诊：增生结缔组织质韧。肛门指检：齿线上 7cm 处左侧直肠触及肿块，约占 1/3 周肠腔，质韧、活动度可，指套无染血。超声肠镜直肠左侧壁见巨大绒毛状腺瘤，呈分叶状，NBI 下表面呈乳头样改变，EUS 探查巨大实质性占位影，截面 43.4mm×40.6mm，内部呈不均匀低回声，分

布于肠壁黏膜及黏膜下层，肠壁固有肌层完整，内见粗大滋养血管。（附图115～117）

诊断：直肠肿瘤；高血压病1级；房性早搏。

治疗方案：1月18日在全麻下行经肛腔镜下直肠肿物切除术（TEO）。患者取膀胱截石位，全麻达效后，肛周会阴区及肛内消毒铺巾，置入并固定经肛的操作平台（TEO），电钩标记肿块的切除范围，组织分离钳提起牵拉肿块下极，超声刀沿标记线进行黏膜下层钝性结合锐性切开，逐渐向肿块上极拓展，将肿块整体进行黏膜下层切除，切缘周围距病灶0.5cm，标本组织完整约4.5cm×5.0cm×3.0cm大小（附图118），超声刀修剪切除创面可能残留的组织，稀释碘伏反复冲洗创面，3-0可吸收线对创面横行缝合，创面无明显出血后，留置肛管引流，止血敷料嵌塞、包扎，患者安返病房。

术后每日碘伏消毒，甲硝唑栓纳肛，半流质饮食，适当下床活动。病理结果（直肠肿物）绒毛状管状腺瘤伴低级别上皮内瘤变，部分区高级别上皮内瘤变，局部见腺体分泌旺盛、鳞状上皮样桑葚体，周围肠黏膜慢性炎性伴息肉增生，灶区伴出血，标本水平切缘局部烧灼处见腺体低级别上皮内瘤变。（附图119）

随访（2月27日）：患者大便每日2～3次，质软成形，偶有肛门坠胀，症状较术前明显好转，肛门镜下瘢痕组织平整，黏膜组织完整，未触及明显异常。建议清肠栓纳肛，每日提肛锻炼，必要时生物反馈训练改善肛门坠胀的症状。

按：直肠肿瘤逐渐增大占据肠腔刺激引起排便反射，导致患者大便次数增多、便后不尽感等症状。术前精准评估对直肠良性肿瘤或早期的恶性肿瘤具有十分重要的意义，明确病灶大小及侵犯层次直接影响着手术的决策和患者的预后。患者超声肠镜、腔内超声及盆腔CT等证实病灶侵袭黏膜及黏膜下层，固有肌层较为完整，肠镜病理：管状腺瘤伴中度异型增生，考虑良性或早期的肿瘤，结合患者及家属意愿首选局部完整切除。TEO手术适合直肠腺瘤、良好组织病理学特征的早期直肠癌（病变占肠周＜30%，直径＜3cm，高－中分化、cT1N0，无淋巴转移）、经结肠镜切除局部恶变息肉（底部\周边切缘阳性或无法评估）的扩大切除等。TEO具有手术时间短、出血量少、创伤小、恢复快、住院时间短的优点，可切除距肛门任何距离的直肠肿瘤，手术视野放大情况下切除精准以减少术后的复发，获得高质量的标本，提高标本质量，准确判断病理分期。顾氏外科强调精准的术前评估，注重"最小的创伤获得最大的收益"的外科理念，紧随时代的进步，积极、引进开展新技术，避免了创伤性切除肠管、去除病灶的破坏性手术，减少对肛门功能的影响，患者术后恢复快，随访两年未见复发。

（董青军）

案21　皮瓣技术联合肛门成形术治疗复杂性肛瘘合并坐骨结节囊肿案

翁某，男，28岁。初诊日期：2021年6月21日。

主诉：反复肛旁肿痛1年，加重10日。

病史概况：患者1年前无明显诱因出现肛旁结块肿痛不适，分别于2020年8月、2020年11月、2021年1月行高位复杂性肛瘘切开引流术（具体不详）。近10日，患者肛旁疼痛再起，拟高位复杂性肛瘘收治入院。专科检查及辅助检查：（截石位）视诊：肛门居中，6、9点各见一手术瘢痕，触诊：瘢痕触痛（+），肛指：7点位齿线附近可触及一凹陷，7点位触及一硬条索向11点位肛直环延伸。术前肛周MRI提示瘘管走形经右侧坐骨结节外侧下缘。（附图120）

中医诊断：肛漏。

西医诊断：高位复杂性肛瘘（合并坐骨结节囊肿）。

术中切开两处瘢痕组织，分离病灶至右侧坐骨结节处，见囊壁样组织（附图121a，白色箭头所指），病灶走形与MRI表现一致。根据MRI和术中表现，怀疑坐骨结节囊肿，术后病理结果支持这一诊断。在7点位齿线上方发现内口，在完整切除病灶组织后，重建臀大肌，游离皮肤瓣覆盖内口（附图121b，c，d）。术后第8天复查MRI，未见明显积液，拔除引流管（附图122）。术后2月创面愈合（附图123），随访至术后5月复查MRI提示影像学愈合。（附图124）

按：复杂性肛瘘是临床疑难病。反复不愈合的因素要考虑内口、腔隙、管道等主要因素。而本案多次手术引流及内口处理，症状反复。结合患者的病史及术前、术后肛周核磁共振的检查提示复杂性肛瘘合并坐骨结节囊肿。如何选择合适的手术方式，并在治愈疾病的同时保护肛门功能是本例患者的治疗核心问题。

顾氏外科团队一直主张保护肛门及微创疗法的探索。顾氏外科第四代传人陆金根教授认为除了传统的探针、肛指检查之外，还应该结合现代诊断技术，如超声、MRI 等，提高诊断的准确性及明确病灶的走形。对于本例患者，由于经历多次手术，局部组织结构改变，通过术前的 MRI 明确病灶走形，术后利用 MRI 进行深部病灶引流的评估，为手术入路、手术方式及术后恢复提供了客观依据。同时坐骨结节处病灶由于反复引流，周围组织粘连、炎症感染，术中尽可能剥离切除囊肿，是能够治愈的关键所在。

本案采用皮瓣技术，尽可能剥离坐骨结节处残留囊壁组织，利用臀大肌带蒂皮瓣覆盖，肛门成型。手术多种技术联合，完整切除病灶，同时保护肛门功能与形态，体现了顾氏外科团队不断吸收现代外科技术，传承与发展、创新。本例病例已于《Techniques in Coloproctology》上发表。

（术者：姚一博　整理：肖长芳）

案 22　复杂性肛瘘合并脓疱性二期梅毒疹手术医案

连某，男，39 岁。初诊日期：2022 年 7 月 4 日。

主诉：反复肛旁结块肿痛流脓 4 年。

病史概况：患者 4 年前无明显诱因出现肛旁结块，伴持续胀痛，无恶寒、发热，自行使用痔疮膏，症状较前稍缓解，仍时有反复，未重视和就诊治疗，后肛旁结块溃破，有少量黄色脓性分泌物溢出。曾至我院门诊就诊，诊断为复杂性肛瘘、化脓性汗腺炎，建议手术治疗，故于 2021 年 9 月入院拟行手术治疗，入院查血 TRUST 1∶128，TPPA（＋），患者转诊至第十人民医院和同济大学附属皮肤病医院就诊，经治疗滴度下降至 2022 年 6 月 22 日 TRUST 1∶16。故今至我院求治，为进一步治疗，由门诊拟"复杂性肛瘘、二期梅毒"收入我病区。此次患者发病以来，无明显潮热盗汗，无明显消瘦，无明显腹痛、腹胀，无明显黏液脓血便等。既往史：既住有梅毒传染病史，2021 年 9 月我院查血 TRUST 1∶128，TPPA（＋），患者至第十人民医院和同济大学附属皮肤病医院就诊，查脑脊液排除神经梅毒，后经治疗梅毒滴度下降至 2022 年 6 月 22 日 TRUST 1∶16，患者已无传染性，不影响有创检查及手术治疗。刻诊局部肛旁结块溃脓，色黄，量少，大便日 1 ~ 2 行，质软成形，小便通畅。专科检查：视诊：肛门居中，截石位 12 ~ 6 点位肛旁可见大脓疱丘疹、拳头大结节，皮损相互融合，结节中央溃疡坏死，表面溃破流脓（附图 125）；触诊：按压肛旁结块可见脓性分泌物溢出，可扪及硬质条索通向肛管后侧；肛指：肛内截石位 6 点位齿线处扪及硬结。实验室及辅助检查：血沉：107mm/h，抗梅毒螺旋体非特异性抗体（TRUST）：+++，TRUST 阳性滴度：1：32，抗梅毒螺旋体抗体：141.7COI。肛周 B 超：肛周浅表超声 1 ～ 6点位皮肤到筋膜层见大片低回声，大小约 289mm×315mm×28mm，瘘管沿5 ～ 6 点位通向肛直环水平，向前通向 12 点位；（肛周）化脓性汗腺炎伴复杂性肛瘘形成。肛周 MRI：左臀部皮下不规则团片状异常信号，T1 低信号，PDW 高信号，向上走行至距肛门约 2.6cm 处，于截石位 6 点位见内口；另见一弧形管状信号影与之相通，范围约截石位 6 ～ 12 点位；复杂性肛周脓肿，左臀部多发脓腔。肠镜检查示：全结肠未见异常改变。

中医诊断：肛漏（湿热下注证）。

西医诊断：复杂性肛瘘；脓疱性二期梅毒疹。

手术过程：2022 年 7 月 6 日在腰麻下行"复杂性肛瘘切开引流置管术 + 肛周增生物切除术 + 中药化腐清创术"。麻醉达效后，取截石位，肛肠科常规消毒铺单，充分暴露术野，扪及截石位 12 ～ 6 点位结块质地偏硬，按压内有脓性分泌物溢出，电刀切开截石位 12 点位硬结边缘皮肤，予超声刀切除硬结全层至截石位 6 点位，超声刀充分止血，并探及结块 5 点位处在外括约肌外侧缘有一瘘道经括约肌间隙在截石位 6 点位齿线处有一内口，经肛切开 6 点位内口至括约肌间隙，切除管壁组织，探及向右侧坐骨直肠间隙延伸腔隙至截石位 11 点位，刮匙搔刮病灶，置入蕈状管固定引流。改变体位右侧卧位，充分暴露左侧臀部术野，超声刀切开左侧臀部脓疱状增生物，搔刮病灶内坏死组织，切除部分质硬的炎性组织。术中超声刀充分止血，修剪切缘以利引流。查无明显出血后，肛内置入排气管、可吸收生物止血膜，红油膏纱条嵌入创面，纱布塔形加压包扎，外敷料固定，标本送检，术毕患者安返病房。（附图 126、附图 127）组织病理示：（肛周增生物）表面鳞状上皮增生，伴角化过度及角化不全，棘层肥厚，皮突延长（银屑病样），皮下血管增生、扩张，血管壁增厚、内皮细胞肿胀，伴血管周围炎；部分区表皮内陷，角质囊肿形成，囊肿周围及真皮深层大量急、慢性炎细胞浸润，可见大量成熟的浆细胞、多灶区脓肿及肉芽肿形成，肉芽组织形成，符合炎症性病变。肛门区坏死组织送检：组织表面鳞状上皮增生及假上皮瘤样增生，皮下小区纤维组织增生伴大量急慢性炎细胞浸润，可见大量成熟的浆细胞，炎性肉芽组织形成，多灶区多核巨细胞反应，微小肉芽肿形成，符合瘘管壁组织。免疫组化：P：Ki-67（15%+）、CD20（B 淋巴细胞）+、CD3（T 淋巴细胞）+、CD5（T

淋巴细胞）+、CD68（组织细胞）+、CD34（血管）+、Desmin（平滑肌）+、P40（鳞状上皮）+。

术后处理：术后抗感染静滴治疗 3 天，每天肛肠熏洗 1 号方（陆金根教授经验方）对肛门部进行熏洗，换药时局部呋喃西林消毒，甲硝唑栓纳肛门，早期红油膏纱条蘸九一丹嵌入祛腐引流，待中后期创面脓腐已脱，肉芽新鲜时予生肌散棉嵌直至创面愈合。

患者于术后第 5 天拔除覃状引流管，经治疗于 2022 年 7 月 11 日出院，嘱患者出院后垫棉压迫。术后第 47 天创面完全愈合。随访见附图 128。

按：根据本例患者冶游病史、肛周局部症状及体征、梅毒血清学结果、肛周影像检查及青霉素治疗有效等特点，诊断复杂性肛瘘合并脓疱性二期梅毒疹，病例罕见。

梅毒是由苍白螺旋体引起的一种经典的慢性性传播疾病，主要通过性接触传播，按照病程分为早期梅毒及晚期梅毒。早期梅毒包括一、二期梅毒，二期梅毒皮疹广泛，形态多样，可表现为斑疹、丘疹、丘脓疱疹及掌跖玫瑰疹等，与多种皮肤病及性病相似，临床上不易辨认。脓疱性二期梅毒疹是二期梅毒的罕见型，认为它主要发生在衰弱患者。梅毒性脓疱疹的皮损由群集的脓疱组成，这些脓疱可以是毛囊性、毛囊周围性或伴发于其他型二期梅毒疹如雅司病型、丘疹鳞屑型和溃疡型。脓疱性梅毒疹依其大小形状分为以下 4 型：①小而尖的脓疱性梅毒疹（粟粒状脓疱性梅毒疹），由弥散性小而孤立的毛周脓疱组成，对称性地分布于躯干四肢，常伴发丘疹性损害，痊愈后常留下凹陷性色素沉着区。②大而尖的脓疱性梅毒疹（痤疮样、痘疮样或钝性脓疱性梅毒疹），由伴有浸润基底的孤立大而尖的毛囊周围脓疱组成，脓疱倾向于多形性，呈脐状，类似于痘疮损害。③扁平脓疱性梅毒疹，脓疱疮样或镰疮样疹由黄色或棕色表浅脓疱组成，这些脓疱常常融合并形成痂损。④脓疱溃疡型梅毒疹，是脓疱性梅毒疹的一种较深的破坏性梅毒脓疱疹，溃疡覆盖着棕黑色痂。本病例主要表现为毛囊和毛周脓疱，相互融合成片，且感染范围与肛门相通，合并有复杂性肛瘘的形成。

顾氏外科肛肠团队秉持中医微创治疗理念，因本病例的脓疱性梅毒皮损已相互融合成片，感染范围已达整个左侧臀部，但皮损深度较浅，故术中予完整切除病变组织；术中探及肛瘘内口位于截石位 6 点位齿线处，予切开内口后探及经括约肌间隙感染上行至截石位 11 点位的深部管腔，为最大程度保护肛门功能，肛肠团队仿效传统中医外治法铜管引流术，将橡胶引流管留置于深部管腔中，待术后引流干净后拔除置管，配合垫棉压迫促进管腔的闭合。铜管引流术根据古籍记载，多应用于脓肿引流，类似疗法现代亦在肛周脓肿治疗中多见。顾氏外科肛肠团队仿效并更新之，以橡胶引流管留置于深部管腔中，橡胶引流管相比丝线有一定自身张力，可以避免管腔贴合，实现持续立体引流，确保液化脓腐组织排出。同时，置管贴合原有腔道放置，既可避免医源性肛周组织损伤，又能确保术后局部药物直达作用区域，保证药效。待引流管内液化分泌物相对干净后，拔除引流管，再配合垫棉疗法，以垫棉置于创腔底部，促使腔内脓液溢出，防止炎症扩散，并促进深部管腔闭合，达到微创治愈复杂性肛瘘的目的。同时适度的坐压有利于左侧臀部梅毒创面肉芽的生长和平整，加速创面的愈合。

术后，顾氏外科肛肠团队尤其重视中医药特色药物及疗法的运用，比如分阶段灵活应用药物、疗法，早期创面敷、撒提脓祛腐药物，加速祛腐进程；中、后期则以生肌长肉药物，敛疮收口。常用提脓祛腐药物包括八二丹、九一丹、红油膏等，可促使创面内蓄之脓毒早日排出，腐肉迅速脱落；生肌长肉药物包括白玉膏、生肌散等，具有解毒、收涩、收敛，促进新肉生长，加速愈合的功效。

（术者：姚一博　整理：沈　晓）

案23　拖线置管术治疗化脓性汗腺炎案

丁某，男，29岁。初诊日期：2022年6月30日。

主诉：因"发现肛旁结块溃脓1年余"入院。

病史概况：患者1年前突发肛旁结块溃破，溃口持续流脓。2022年3月患者至我院就诊，行专科检查可见多个溃口，有黄稠分泌物溢出，建议手术治疗。入院后予肛肠科常规换药及金黄膏外服等保守治疗后，症情缓解。近期症情复作，再次于我院就诊。刻下：胃纳可，小便调，大便日一行，质稀，夜寐安。既往史：患者否认高血压、心脏病、糖尿病等内科疾病史。否认肝炎、结核等传染病史。否认手术外伤史。否认输血史。专检：（膀胱截石位）视诊：肛周两侧臀部散在漫肿，右侧尤甚，皮肤见多个散在溃口，有黄稠脓性分泌物持续溢出，局部皮肤色素沉着，瘢痕散见。触诊：漫肿处触之饱满，触痛（＋），肤温稍高，按压后多处溃口有黄稠脓性分泌物溢出。肛门指检：齿线处6点位硬结压痛，连及右侧直肠壁隆起，最高至肛直环水平。（附图

129）

治疗过程：患者入院后完善肛周 B 超、骶尾部 MRI、小肠增强 CT、胃肠镜、下腹部盆腔 CT 等影像学检查，结合患者体征、专科检查结果，患者复杂性肛瘘继发感染、化脓性汗腺炎、克罗恩病。于腰麻下行复杂性肛瘘继感切开置管拖线拖管引流 + 化脓性汗腺炎切开拖线引流术。术中充分探查瘘道走向，扩大瘘道口，清除瘘道内坏死组织；沿瘢痕走向围绕肛门做放射状小切口，彻底松解瘢痕粘连且互相贯穿，切除部分瘢痕组织，采用顾氏外科特色技术拖线疗法、拖管疗法、置管疗法进行治疗（附图 130）。

术后予以抗感染、营养支持、改善循环等对症治疗。结合细菌培养选择敏感抗生素及抗厌氧菌药物。每日肛肠科常规换药，术后第 6 天拆除拖管 4 根；术后第 7 天复查肛周 MRI 以明确深部腔隙引流通畅；术后第 8 天拔除置管，6 点位深部腔隙予吸痰管负压吸引；后逐步拆除剩余拖线，术后第 12 天拆除所有拖线，嘱患者垫棉疗法以利创面闭合。患者患有复杂性肛瘘继发感染、化脓性汗腺炎，并伴有克罗恩病，经查阅相关资料，生物制剂抗 TNF-α 制剂用于克罗恩病 / 伴肛瘘形成、化脓性汗腺炎具有良好的疗效，故排除用药禁忌后，于术后第 11 天予抗 TNF-α 制剂英夫利昔单抗 400mg 静脉输注治疗。术后辨证使用中药。中药内服：先后予托里消毒散扶正祛邪，八珍汤气血双补。中医特色外治：根据创面情况，予外用金黄膏、红油膏、白玉膏、八二丹、九一丹、生肌散等，局部中药熏洗，并结合顾氏外科特色疗法负压疗法、垫棉疗法等。术后第 18 天出院。术后 8 周创面愈合，未影响肛门功能。（附图 131）

按：肛周化脓性汗腺炎是指肛门周围皮肤内汗腺感染后，在皮内和皮下组织反复发作，广泛蔓延，形成范围较广的慢性炎症、小脓肿、复杂性窦道和瘘管的疾病。本病属中医学"串臀瘘""蜂窝炎"等范畴，多因外感六淫，过食膏粱厚味，内郁湿热火毒，致邪毒壅积皮肤之间，营卫不和，热腐肉烂，化脓成瘘，故《灵枢·痈疽》载："营气不从，逆于肉里，乃生痈肿。"本病好发于 20 ～ 40 岁青壮年，肥胖多汗伴痤疮者多发，病程较长，发病缓慢，易反复发作。本病反复感染后在皮下形成复杂的窦道和瘘管，加之炎症及脓液反复刺激，病变部位皮肤变为褐色，日久部分组织瘢痕化。该病大多需要多次手术，且治疗难度大，创伤较大，术后皮肤缺损瘢痕面积大，易影响肛门功能。采取一般性瘘管切除、挂线和切开引流难以奏效的患者，主张采用病变组织和皮下组织的广泛切除，延期植皮，且有一定的复发性。

手术清创、瘢痕松解、创面充分引流是治疗本病的关键。在该患者的手术治疗中，需同时兼顾两种较复杂的疾病。如何在彻底清创的同时，保护肛周组织，减少术后重建的需要，是肛肠科医师临床诊治的重点问题。顾氏外科团队将拖线技术运用到肛周化脓性汗腺炎及复杂性窦瘘疾病的治疗，利用拖线进行持续引流，减少长切口，保护肛周的组织；并同时结合顾氏外科其他特色疗法置管疗法、负压疗法，帮助深部腔隙的引流；后期结合垫棉疗法以促进创面的闭合。

顾氏外科团队在诊治该病过程中充分发挥中医药特色优势。中药内服：根据中医辨证，本病总属本虚标实之证，患者久病体虚，证为正虚邪恋、气虚血瘀，治宜扶正补虚，托毒外出，方用托里消毒散加减。恢复期以邪退正虚为主，治以健脾胃、补气血、促肌生，方以八珍汤加减。托里消毒散加减（黄芪 30g，生白术 12g，皂角刺 12g，关黄柏 12g，川牛膝 15g，金银花 15g，青连翘 6g，丹参 30g，茯苓 12g，当归 12g，山药 15g，白扁豆 12g，太子参 9g，陈皮 12g，石菖蒲 12g），八珍汤加减（当归 15g，黄芪 30g，熟地 15g，川芎 12g，白芍 15g，太子参 15g，白术 15g，茯苓 15g，炙甘草 9g）气血双补。对肛周化脓性汗腺炎的中医治疗，顾氏外科强调内外合治，初期以箍毒脱腐为主，外用金黄膏掺八二丹，1～2 次/日；中期以脱腐为主、生肌为次，外用红油膏掺九一丹，1～2 次/日；后期以生肌长皮收口为主，外用白玉膏掺生肌散，1～2 次/日。

该病患者同时患有复杂性肛瘘继感、化脓性汗腺炎，并伴有克罗恩病，局部病灶范围较大，手术创伤较大。经查阅相关资料，生物制剂抗 TNF-α 制剂用于克罗恩病伴肛瘘形成、化脓性汗腺炎，具有良好的疗效，故为同时治疗局部病灶及肠道炎症，在手术及中医药治疗的同时，使用抗 TNF-α 制剂英夫利昔单抗治疗，以提高疗效，减少复发。

本患者同时患有复杂性肛瘘继发感染、化脓性汗腺炎，并伴有克罗恩病，通过精准早期诊断、及时清创引流、中医内外结合用药、中医药特色技术运用，合理使用生物制剂、抗生素及必要的营养支持等治疗，疗效确切，临床值得推广。

（术者：王　琛　整理：王佳雯）

案24　置管拖线术联合金黄膏治疗泛发性肛周脓肿案

张某，男，34岁。初诊日期：2023年1月26日。

主诉：肛周脓肿术后肛旁肿痛发热7天。

病史概况：肛旁块物疼痛剧烈，伴发热，刻下体温38.3℃。大便1日未行，小便不畅，夜寐欠佳。舌红，苔黄，脉数。专科检查：（截石位）视诊：1～6点、6～10点位肛周漫肿，皮色正常，肤温略高。触诊：6点位可触及结块，大小约6.2cm×6.2cm，轻微波动感，压痛明显。肛门指检：肛内5～6点位触及黏膜饱满，压痛（＋）。（附图132）

中医诊断：肛痈术后。

西医诊断：泛发性肛周脓肿术后。

治疗经过：入院完善检查，在麻醉下行泛发性肛周脓肿切开引流拖线置管术。术后体温平，每日换药2次，予红油膏纱条嵌入创面提脓祛腐。创周皮肤颜色基本正常，压痛不明显，唯余肿未消。予红油膏纱条嵌入各创面引流，余肿未消之处金黄膏外敷，将金黄膏均匀涂抹于纱布上，厚度约2mm，每日更换2次。术后5天后，患者左侧臀部皮肤色红，肤温较高，按压后见暗褐色脓液自创面流出，予肿块远端做弧形切口，引流脓液约10mL，局部留置环形引流管，使引流通畅，继用金黄膏外敷。术后第10～14天分批拆除全部拖线、引流管及深部置管；创周余肿未消，继用金黄膏薄涂外敷。术后25天创面无明显分泌物，肉芽新鲜平整，上皮爬生良好，创周余肿已消，换药予生肌散棉嵌各创面。术后30天，创面愈合。（附图133～135）

按：陆金根教授认为本病病机本质为肛周局部气血阻滞，郁而化热，热胜肉腐成脓，热毒流窜，成泛发性脓肿，当以"开户逐贼"，立即手术治疗。本案患者属高位马蹄型脓肿，范围广且深，通过拖线、拖管、置管等微创术式，在引流通畅的前提下，保留更多组织。加之该患者曾使用抗生素等苦寒之物治疗多日，导致创周热毒凝结，余肿难消。《外科证治全生集》曰："世人但知一概清火以解毒，殊不知毒即是寒，解寒而毒自化，清火而毒愈凝。然毒之化必由脓，脓之来必由气血，气血之化，必由温也。"故局部采用金黄膏外敷，以截其余毒，消散余肿。方中天花粉、黄柏、大黄性皆苦寒，清热泻火，折其热势；姜黄、白芷、厚朴、苍术、陈皮、天南星性皆辛温，辛以散结，温以通滞；甘草性甘平，调和诸药。组方寒热并用，且辛温的药味大于苦寒之药，发散行气，散邪于表，给邪以出路。金黄膏可在脓肿初起时外敷，使其消散于无形；若毒已结聚，可使疮形缩小，早日成脓溃破；对溃后余肿未消者、肿而有结块者，可消肿散结。

（术者：梁宏涛　整理：胡　濛）

案 25　拖线疗法治疗婴幼儿复杂性肛瘘案

丁某，男，8 个月。初诊日期：2023 年 2 月 6 日。

主诉：反复肛周肿痛破溃流脓 6 月余。

病史概况：患儿肛旁局部红肿破溃，见少量色黄分泌物溢出，喜哭喜闹，胃纳差，大便 2 次 / 日，质地偏稀。舌红，苔薄黄，指纹浮显，色红位于风关。专科检查：（截石位）视诊：截石位肛缘 1、3、9 点位分别见 3 个硬结，色红，高突皮肤，表面破溃。触诊：相应点位分别可及硬质条索通向肛内，无明显压痛。

诊断：婴幼儿复杂性肛瘘。治疗：入院完善检查，肛周超声：（截石位）1 点位见 16mm×3.5mm 混合性回声，3、9 ～ 10 点位分别见 8.4mm×2.5mm、13mm×3.3mm 低回声，内口位于相应的 1、3、9 点位齿线附近（附图 136）。2023 年 2 月 7 日行婴幼儿复杂性肛瘘切开拖线术。球头银丝探查 1、3、9 点位主瘘管后逐层切开；1、3 点位瘘管相通，留置拖线；10 点位探及一分支，行辅助切口，9、10 点位之间拖线引流。术后肛肠科常规换药，红油膏纱条嵌入创面提脓祛腐（附图 137）。辨证：脾阳虚弱。治法：健脾温阳清化。联合参苓健脾饮辨证加减，内外合治。处方：太子参 6g，炒白术 9g，茯苓 9g，怀山药 6g，白扁豆 6g，炮姜 3g，金银花 6g，黄芩 6g，炙甘草 6g。共 7 剂。

术后第 7 天（2 月 14 日）：创面肉芽生长良好，色泽红活新鲜，大便 1 次 / 日，质地较前成形，治则方药不变。换药时拆除拖线，予生肌散棉条嵌入创面生肌长肉。（附图 138）

术后第 3 周（2 月 28 日）：创面上皮爬生，基本愈合，予白玉膏外涂软化瘢痕。嘱家长观察患儿大便情况，避免腹泻。（附图 139）

按：陆金根教授根据婴幼儿肛瘘疾病的发展变化提出分期辨治的诊治模式：早期脓肿未成，主张清热消肿；成脓后，需确保邪有出路；瘘管已成者，以手术治疗为主；术后强调完善管理，促进创面愈合。本案患儿肛瘘病情复杂且反复，宜尽早手术处理，术中采用拖线疗法针对存在多处瘘管分支的情况，以保护肛门括约肌功能。术后换药时可将祛腐生肌药通过丝线来回拖拉引入瘘管内，使脓腐化脱，新肌生长。同时结合小儿五脏"脾常不足"的特点，以四君子汤为基础方，创立参苓健脾饮，根据患儿术后创面和排便情况，辨证加减。方中太子参、炒白术健脾益气，茯苓健脾渗湿，怀山药温补脾肾，白扁豆化湿和中，炮姜温中和胃，金银花清热解毒，黄芩清热燥湿，炙甘草补脾和胃。诸药合用，共奏补益脾胃、温阳助运、清热利湿之效，促进患儿术后肛门功能恢复，加速创面愈合。

（术者：陆金根　整理：梁宏涛　孙琰婷）

附　图

一、第三章顾氏外科肛肠特色病种

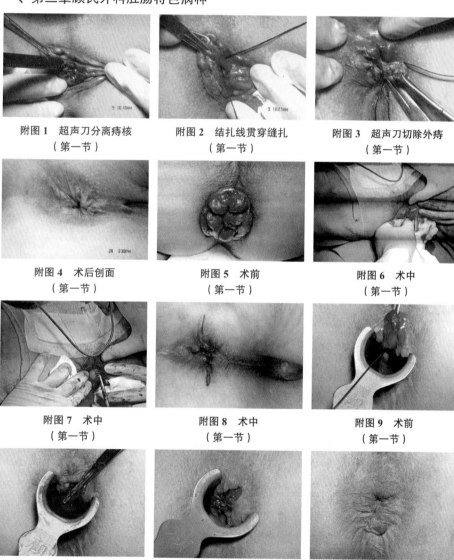

附图 1　超声刀分离痔核
（第一节）

附图 2　结扎线贯穿缝扎
（第一节）

附图 3　超声刀切除外痔
（第一节）

附图 4　术后创面
（第一节）

附图 5　术前
（第一节）

附图 6　术中
（第一节）

附图 7　术中
（第一节）

附图 8　术中
（第一节）

附图 9　术前
（第一节）

附图 10　术中
（第一节）

附图 11　术中
（第一节）

附图 12　术后
（第一节）

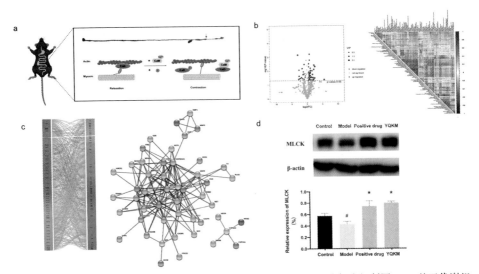

a：钙调蛋白结合蛋白 Caldesmon 介导益气开秘方调控肠道平滑肌收缩舒张机制图；b：基于代谢组学发现经益气开秘方干预后的差异代谢物；c：借助网络药理学分析益气开秘方治疗便秘的"分子 – 靶点"桑基图及蛋白互作分析；d：益气开秘方对慢传输型便秘小鼠结肠 MLCK 表达影响。

附图 13　益气开秘方相关研究结果

（第三节）

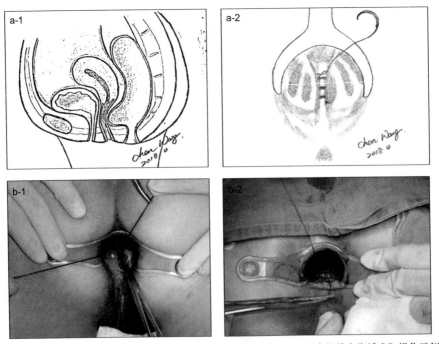

a–1：直肠前突示意图；a–2："直肠前突绑缚术"示意图；b–1、b–2："直肠前突绑缚术"操作示例。

附图 14　顾氏外科特色"直肠前突绑缚术"

（第四节）

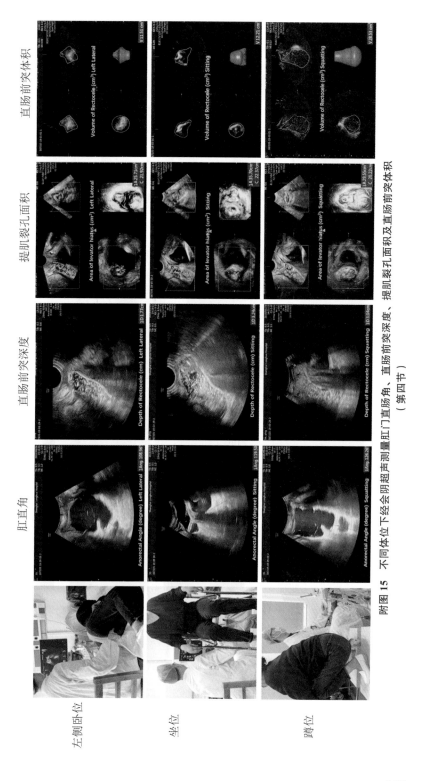

附图 15　不同体位下经会阴超声测量肛门直肠角、直肠前突深度、提肌裂孔面积及直肠前突体积
（第四节）

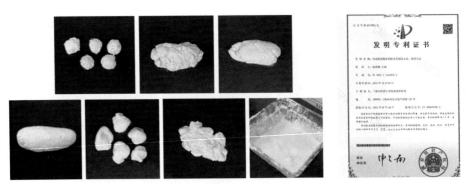

附图16　不同体位下经会阴超声测量肛门直肠角、直肠前突深度、提肌裂孔面积及直肠前突体积
（第四节）

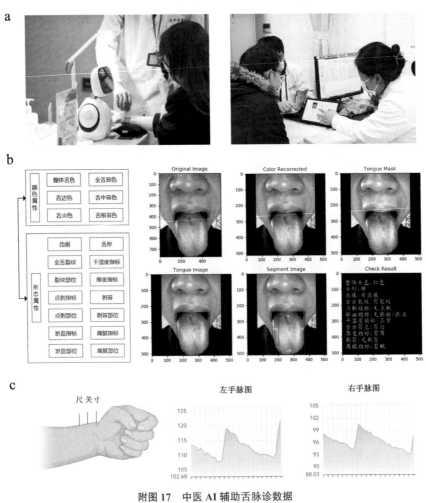

附图17　中医 AI 辅助舌脉诊数据
（第四节）

二、第四章顾氏外科肛肠特色医案

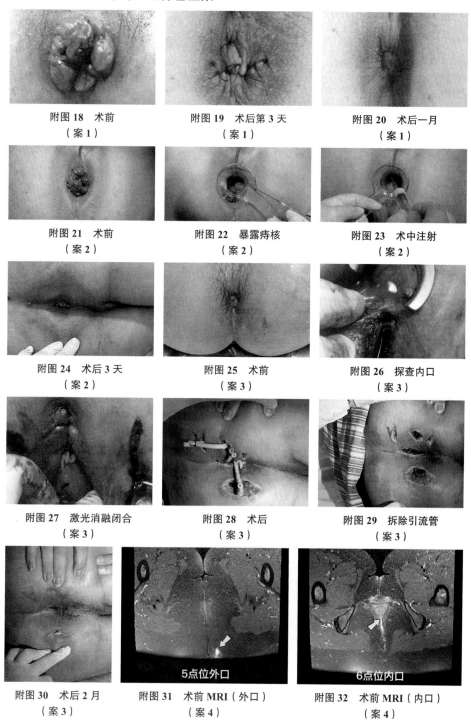

附图 18　术前
（案 1）

附图 19　术后第 3 天
（案 1）

附图 20　术后一月
（案 1）

附图 21　术前
（案 2）

附图 22　暴露痔核
（案 2）

附图 23　术中注射
（案 2）

附图 24　术后 3 天
（案 2）

附图 25　术前
（案 3）

附图 26　探查内口
（案 3）

附图 27　激光消融闭合
（案 3）

附图 28　术后
（案 3）

附图 29　拆除引流管
（案 3）

附图 30　术后 2 月
（案 3）

附图 31　术前 MRI（外口）
（案 4）

附图 32　术前 MRI（内口）
（案 4）

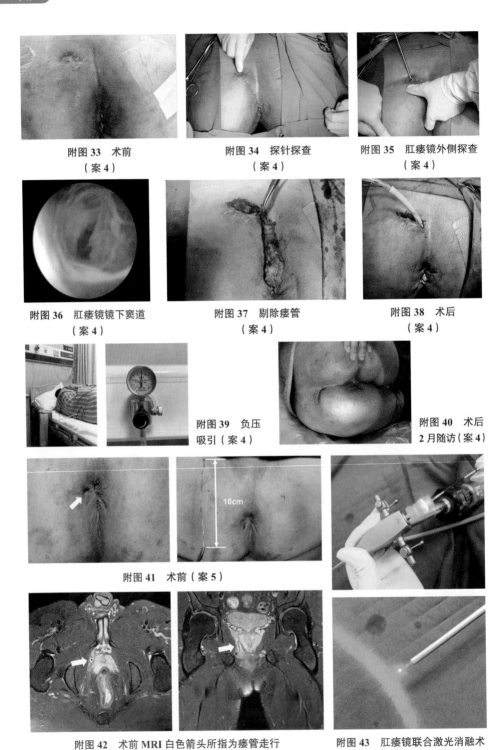

附图 33　术前
（案 4）

附图 34　探针探查
（案 4）

附图 35　肛瘘镜外侧探查
（案 4）

附图 36　肛瘘镜镜下窦道
（案 4）

附图 37　剔除瘘管
（案 4）

附图 38　术后
（案 4）

附图 39　负压
吸引（案 4）

附图 40　术后
2 月随访（案 4）

附图 41　术前（案 5）

附图 42　术前 MRI 白色箭头所指为瘘管走行
（案 5）

附图 43　肛瘘镜联合激光消融术
（案 5）

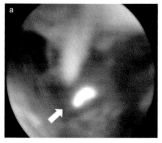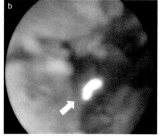

a：激光消融前；b：激光消融后瘘管管径明显缩小，白色箭头：激光导丝。

附图 44 肛瘘镜下激光消融瘘管（案 5）

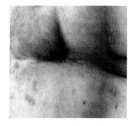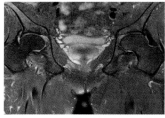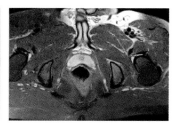

附图 45 术后随访（案 5）　　　　　　**附图 46 术后 MRI（案 5）**

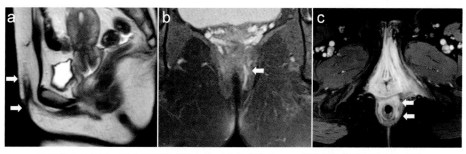

a：耻骨联合上方溃口及左下腹壁炎性包块（白色箭头）；b：瘘管在括约肌间隙向上延伸 4cm
（白色箭头）；c：内口位于 1 点位齿线并向左侧括约肌间隙延伸（白色箭头）。

附图 47 术前肛周 MRI 显示瘘管走行（案 5）

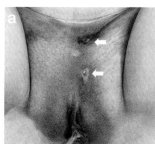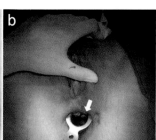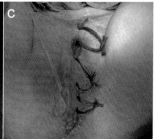

a：术前见耻骨联合上方溃口及腹壁包块（白色箭头）；b：1 点位齿线见溢液（白色箭头）；
c：拖线分段引流会阴及腹壁瘘管。

附图 48 术中（案 6）

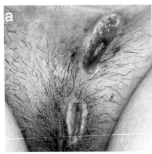
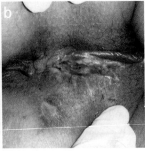
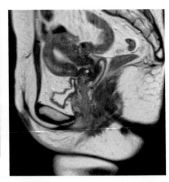

a：术后第 12 天去除所有拖线；b：术后 3 周随访会阴伤口。

附图 49　术后 12 天（案 6）

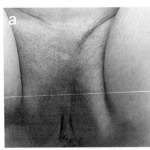
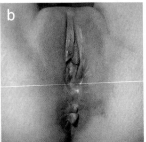

a：术后 5 周腹壁创面愈合；b：术后 5 周外阴创面基本愈合。

附图 50　二次手术（案 6）

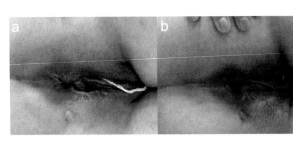

a：第 2 次术后 2 周随访会阴创面；b：第 2 次术后 4 周创面愈合。　**附图 52　随访 6 个月肛周 MRI 愈**

附图 51　术后随访（案 6）　　　　　　　**合良好（案 6）**

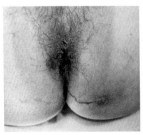
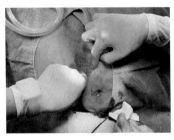
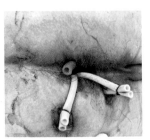

附图 53　肛周 B 超　　　　**附图 54　术中 1**　　　　**附图 55　术中 2**

（案 7）　　　　　　　　**（案 7）**　　　　　　　**（案 7）**

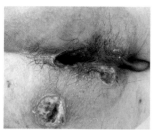

附图 56　术后第 7 天
（案 7）

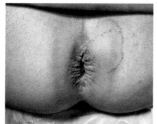

附图 57　肛周脓肿局部表现
（案 8）

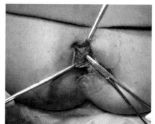

附图 58　分离括约肌间组织
（案 8）

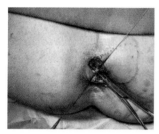

附图 59　结扎肌间炎性管道
（案 8）

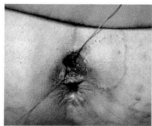

附图 60　离断炎性管道
（案 8）

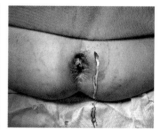

附图 61　切开脓腔引流
（案 8）

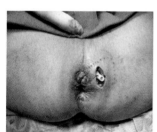

附图 62　脓腔置管
（案 8）

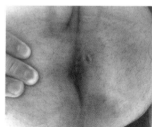

附图 63　术后 23 天随访
（案 8）

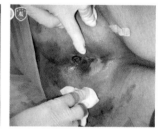

附图 64　肛周局部专科检查
（案 9）

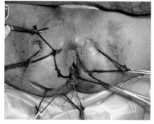

附图 65　顾氏外科特色"拖线
疗法"
（案 9）

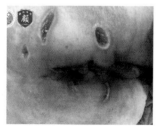

附图 66　术后 21 天
（案 9）

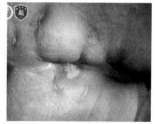

附图 67　术后 3 月创面愈合
（案 9）

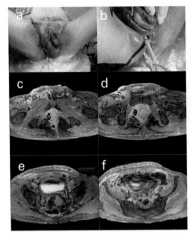

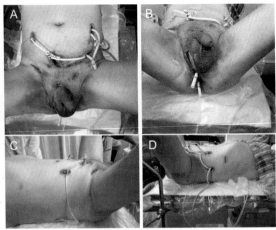

a, b: 肛周、腹部局部引流情况；c, d, e, f: MRI 提示右肛提肌下缘及骶前间隙及扫及前下腹壁皮下及肌层下、髂窝脓肿形成。

附图 68　术前肛周 MRI 及局部
（案 10）

附图 69　术后肛周、会阴部和腹壁局部引流情况
（案 10）

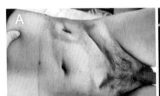

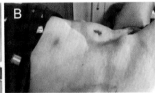

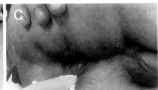

附图 70　随访 2 个月，创面愈合
（案 10）

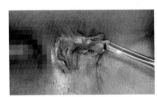

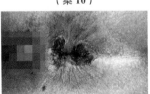

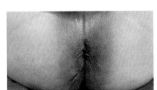

附图 71　专科检查　　　　附图 72　手术治疗　　　　附图 73　术前
（案 11）　　　　　　　　（案 11）　　　　　　　　（案 12）

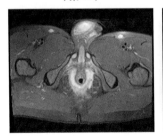

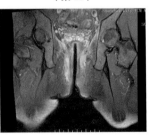

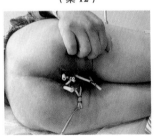

附图 74　术前 MRI 横截面　　附图 75　术前 MRI 冠状位　　附图 76　术后
（案 12）　　　　　　　　　（案 12）　　　　　　　　　（案 12）

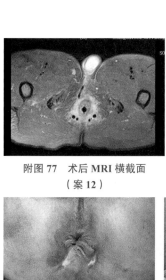

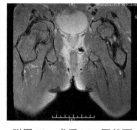

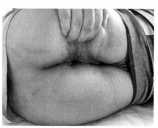

附图 77　术后 MRI 横截面
（案 12）

附图 78　术后 MR 冠状面
（案 12）

附图 79　术后 2 月随访
（案 12）

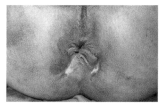

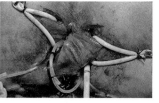

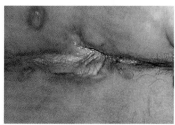
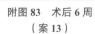

附图 80　肛周局部专科检查
（术前案 13）

附图 81　术中
（案 13）

附图 82　拆除拖线及置管
（术后 2 周案13）

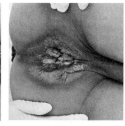

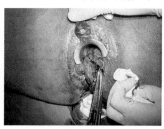

附图 83　术后 6 周
（案 13）

附图 84　术前
（案 14）

附图 85　术中
（案 14）

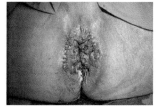

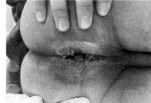

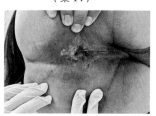

附图 86　术后
（案 14）

附图 87　术后 1 月随访
（案 14）

附图 88　术后 2 月随访
（案 14）

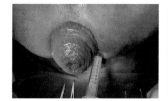

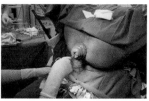

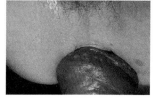

附图 89　术中 1
（案 15）

附图 90　术中 2
（案 15）

附图 91　术中 3
（案 15）

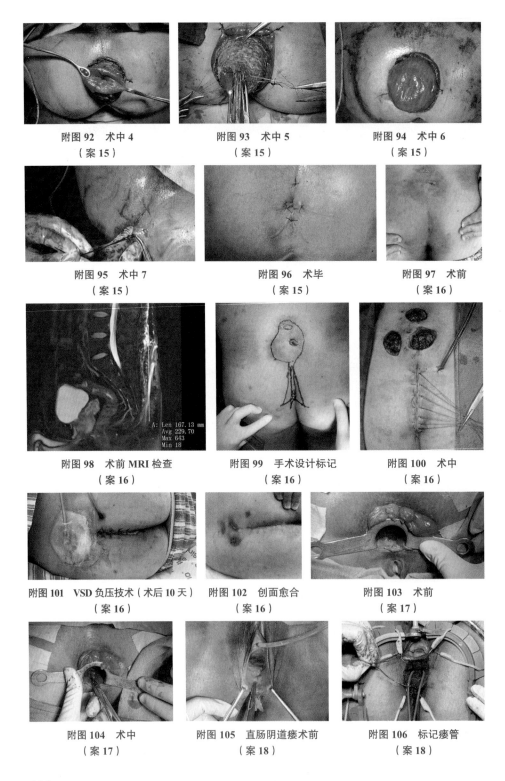

附图 92　术中 4
（案 15）

附图 93　术中 5
（案 15）

附图 94　术中 6
（案 15）

附图 95　术中 7
（案 15）

附图 96　术毕
（案 15）

附图 97　术前
（案 16）

附图 98　术前 MRI 检查
（案 16）

附图 99　手术设计标记
（案 16）

附图 100　术中
（案 16）

附图 101　VSD 负压技术（术后 10 天）
（案 16）

附图 102　创面愈合
（案 16）

附图 103　术前
（案 17）

附图 104　术中
（案 17）

附图 105　直肠阴道瘘术前
（案 18）

附图 106　标记瘘管
（案 18）

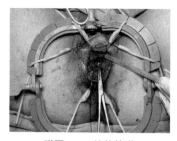

附图 107　结扎管道
（案 18）

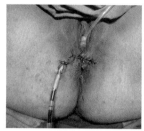

附图 108　关闭切口，
留置引流管
（案 18）

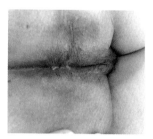

附图 109　随访
（案 18）

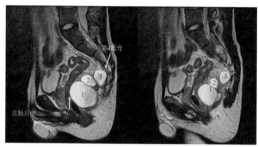

A. 矢状位　　　　B. 横截面
附图 110　术前 MRI 矢状位
（案 19）

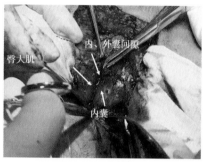

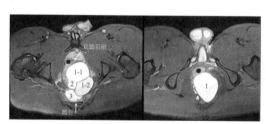

附图 111　术前 MRI 横断面
（案 19）

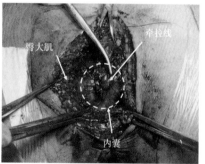

附图 112　术中解剖
（案 19）

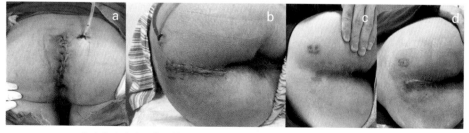

术后当天（a），术后第 14 天（b），术后第 28 天（c），术后 3 月（d）
附图 113　术后
（案 19）

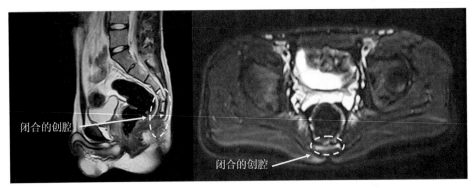

附图 114 术后 3 月肛周 MRI
（案 19）

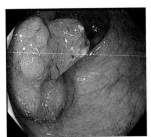

附图 115 内镜下表现
（案 20）

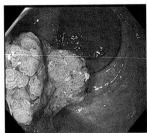

附图 116 内镜 NBI 下表现
（案 20）

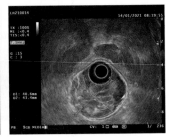

附图 117 超声内镜表现
（案 20）

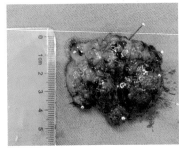

附图 118 标本
（案 20）

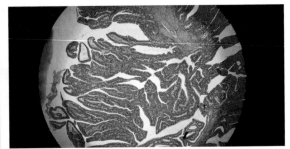

附图 119 病理染色切片
（案 20）

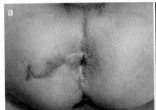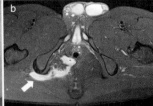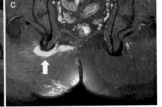

a：术前肛周局部情况；b-c：术前 MRI，白色箭头提示瘘管走形。
附图 120 术前
（案 21）

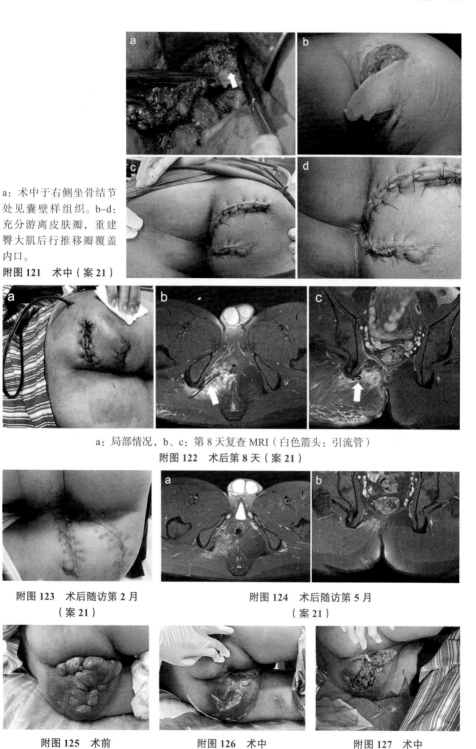

a：术中于右侧坐骨结节处见囊壁样组织。b–d：充分游离皮肤瓣，重建臀大肌后行推移瓣覆盖内口。

附图 121　术中（案 21）

a：局部情况，b、c：第 8 天复查 MRI（白色箭头：引流管）

附图 122　术后第 8 天（案 21）

附图 123　术后随访第 2 月
（案 21）

附图 124　术后随访第 5 月
（案 21）

附图 125　术前
（案 22）

附图 126　术中
（案 22）

附图 127　术中
（案 22）

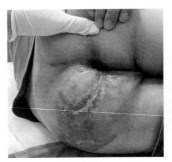
附图 128 术后 6 月随访
（案 22）

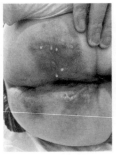
附图 129 肛周局部专
科检查
（案 23）

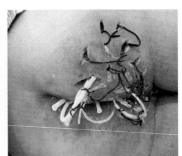
附图 130 术中采用顾氏外科特色
"拖线疗法"
（案 23）

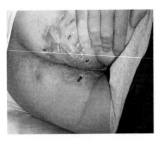
附图 131 术后 8 周随访
（案 23）

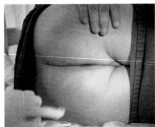
附图 132 术前
（案 24）

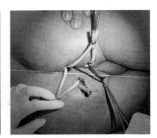
附图 133 术后第 5 天
（案 24）

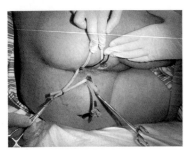
附图 134 术后第 5 天扩创
（案 24）

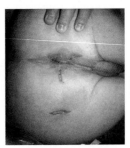
附图 135 愈合
（案 24）

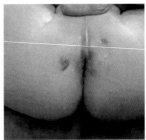
附图 136 术前
（案 25）

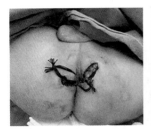
附图 137 术后
（案 25）

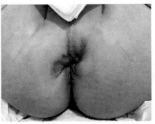
附图 138 术后 7 天
（案 25）

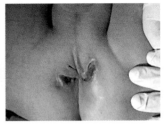
附图 139 术后 21 天
（案 25）